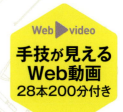

手技が見える
Web動画
28本200分付き

生殖外科のすべて

妊孕性温存を目指した
婦人科内視鏡手術と
不妊診療

編著
東邦大学医学部産科婦人科学講座
主任教授
森田峰人

福島県立医科大学医学部産科婦人科学講座/
ふくしま子ども・女性医療支援センター 講師
太田邦明

MCメディカ出版

刊行にあたって

　近年、女性が自立し職を持ち、社会で活躍するようになった。さらに2016年4月に女性活躍推進法が施行されたように、現在の日本では女性への制度的なバックアップもあり、今後さらなる女性の社会進出が期待されている。しかし、女性の社会進出は平均出産年齢を上昇させる原因となり、不妊治療現場に大きな影響を与えていることは否めない。さらに、女性特有の疾患である子宮筋腫や子宮内膜症は出産年齢が遅れることによって罹患率が上がるため、社会進出、晩婚化に伴い挙児希望が遅れることで自らの生殖機能が低下しているだけでなく、既に何かしらの女性生殖器疾患を患っていることが多い。

　一方で、手術を行うことによってさらに生殖機能ロスを引き起こし不可逆性不妊へと至ることも懸念されるために、不妊症に伴う手術である「生殖外科」は現在の不妊診療にとって、その適応や手技が非常に重要となる。さらに近年の内視鏡治療の技術革新は目覚しいものがあり、日々進化している。現在の不妊治療の進歩と内視鏡治療の技術革新が的確に融合される治療が今後の不妊診療の成績を向上させる可能性は十分に考えられ、その分野を担う生殖外科医の育成は急務である。

　これまで不妊治療や内視鏡治療に関する単独の成書は多く出版されてきた。さらに日本産科婦人科学会の会員数が約17,000人とされており、日本生殖医学会の会員数は約5,000人、日本産科婦人科内視鏡学会の会員数は約4,000人と、既に産婦人科医の1/3～1/4近くが両学会に所属していることになる。生殖医学分野と内視鏡分野の両方を兼ね備える医師が多くいることも予測されるが、その両方を兼ね備える「生殖外科」に関する成書はこれまで見ることはなかった。

　今回、生殖医学や内視鏡の分野で仕事をしている私たちが本書を企画した。本書は、これまで見ることのなかった生殖外科における初めての成書となり、生殖外科医として活躍している医師、これから生殖外科医を目指す医師のバイブルとなると自負している。

2018年4月　初夏の台湾にて

森田峰人・太田邦明

生殖外科のすべて

妊孕性温存を目指した
婦人科内視鏡手術と
不妊診療

Contents

刊行にあたって		iii
執筆者一覧		vii
Web動画の視聴方法		ix

第1章　生殖外科総論

1 生殖外科とは		2
2 生殖外科の歴史		4
3 腹腔鏡下手術に必要な基本手技		11

第2章　生殖外科の適応と手術の実際

1 子宮筋腫		48
▶web動画 腹腔鏡下子宮筋腫核出術		

② 子宮筋腫〜子宮粘膜下筋腫を中心に〜 ……………………… 58

　▶web動画 子宮鏡下子宮筋腫切除術

③ 子宮内膜症 …………………………………………… 70

　▶web動画 腹腔鏡下子宮内膜症性嚢胞摘出術　腹腔鏡下ダグラス窩閉塞開放術

④ 子宮腺筋症 …………………………………………… 88

　▶web動画 子宮腺筋症病巣除去術

⑤ 卵管病変 ……………………………………………… 99

　▶web動画 腹腔鏡下卵管形成術　卵管鏡下卵管形成術　経腟腹腔鏡

⑥ 多嚢胞性卵巣症候群 …………………………………119

　▶web動画 腹腔鏡下卵巣多孔術　経腟腹腔鏡下卵巣多孔術

⑦ 先天性子宮形態異常 …………………………………129

　▶web動画 子宮鏡下子宮形成術

⑧ 帝王切開瘢痕症候群……………………………………137

　▶web動画 子宮鏡下帝王切開瘢痕部焼灼術　腹腔鏡下帝王切開瘢痕症候群修復術

⑨ 生殖外科と生殖補助医療 ……………………………152

⑩ 異所性妊娠 ……………………………………………161

　▶web動画 腹腔鏡下卵管切開術　腹腔鏡下卵管切除術

⑪ 日帰り内視鏡下手術 …………………………………172

　▶web動画 腹腔鏡下卵巣嚢胞摘出術　腹腔鏡下卵管形成術　卵管鏡下卵管疎通術

⑫ 生殖外科と悪性腫瘍〜子宮頸癌を中心に〜 …………181

　▶web動画 ロボット支援腹腔鏡下広汎子宮頸部摘出術

⑬ がん・生殖医療 ………………………………………194

　▶web動画 腹腔鏡下卵巣採取・凍結術

第3章 これからの生殖外科

1. 生殖外科医の育成①：生殖外科と内視鏡技術認定医 ……… 206
2. 生殖外科医の育成②：生殖外科と生殖医療専門医 ……… 214
3. 生殖外科と医療保険 ……… 220
4. 生殖外科の未来 ……… 226

Mini Memo

「電気メス（パワーソース、エナジーデバイス）」……… 85
「生殖外科と子宮移植（再生医療）」……… 89
「生殖外科と基礎研究」……… 95
「生殖外科と生殖免疫」……… 118
「生殖外科と遺伝性疾患」……… 155
「生殖外科と不妊治療の終焉」……… 160
「生殖補助医療と異所性妊娠」……… 170
「生殖外科と美容創部管理」……… 171
「生殖外科と薬物療法」……… 192
「生殖外科と妊孕性温存」……… 204

索引 ……… 232
編者紹介 ……… 237

執筆者一覧

編集

東邦大学医学部産科婦人科学講座 主任教授 **森田峰人**

福島県立医科大学医学部産科婦人科学講座／ふくしま子ども・女性医療支援センター 講師 **太田邦明**

執筆

1章1 東邦大学医学部産科婦人科学講座 主任教授 **森田峰人**

1章2 国際医療福祉大学大学院 教授／山王病院 院長 **堤　治**
杉山産婦人科丸の内 副院長 **堤　亮**
エス・セットクリニック 院長 **佐藤和雄**

1章3 久我山病院産婦人科 婦人科医長 **山本泰弘**

2章1 東邦大学医学部産科婦人科学講座 主任教授 **森田峰人**

2章2 順天堂大学医学部附属順天堂東京江東高齢者医療センター婦人科 科長、先任准教授 **齊藤寿一郎**

2章3 順天堂大学医学部附属浦安病院産婦人科 先任准教授／リプロダクションセンター長 **菊地　盤**

2章4 東京大学医学部附属病院女性診療科・産科 講師 **廣田　泰**

2章5 兵庫医科大学産科婦人科学講座 講師 **福井淳史**

2章6 弘前大学医学部産科婦人科学教室 講師 **福原理恵**、主任教授 **横山良仁**
兵庫医科大学産科婦人科学講座 講師 **福井淳史**

2章7 日本医科大学産婦人科学教室 助教 **小野修一**、教授 **竹下俊行**

2章 8	長浜赤十字病院産婦人科 副部長 **山中章義** 滋賀医科大学医学部産科学婦人科学講座 講師 **辻　俊一郎**、准教授 **木村文則**、教授 **村上　節** 富山県立中央病院産婦人科 部長 **谷村　悟**
2章 9	東邦大学医学部産科婦人科学講座 教授 **片桐由起子**
2章 10	福島県立医科大学医学部産科婦人科学講座／ふくしま子ども・女性医療支援センター 講師 **太田邦明** 慶應義塾大学医学部産婦人科学教室 助教 **佐藤健二**
2章 11	杉山産婦人科丸の内 副院長 **堤　亮**、院長 **栗林　靖**、副院長 **許山浩司**、 副院長 **杉山里英、井上正人**　杉山産婦人科丸の内、杉山産婦人科新宿 **薄井千絵** 杉山産婦人科新宿 難治性不妊診療部長／内視鏡診療部長 **黒田恵司**、院長 **中川浩次** 杉山産婦人科 理事長 **杉山力一**　国際医療福祉大学大学院 教授／山王病院 院長 **堤　治**
2章 12	倉敷成人病センター産科婦人科 主任部長 **太田啓明**、院長 **安藤正明**
2章 13	聖マリアンナ医科大学産婦人科学 講師 **髙江正道**、教授 **鈴木　直**
3章 1	京都府立医科大学産婦人科学教室 准教授 **楠木　泉**、教授 **北脇　城**
3章 2	東京大学大学院医学系研究科産婦人科学 教授 **大須賀　穣**
3章 3	帝京大学医学部附属溝口病院産婦人科 教授 **西井　修**
3章 4	慶應義塾大学 名誉教授 **吉村㤗典**
Mini Memo	「電気メス（パワーソース、エナジーデバイス）」**菊地　盤** 「生殖外科と子宮移植（再生医療）」「生殖外科と基礎研究」**廣田　泰** 「生殖外科と生殖免疫」**福井淳史** 「生殖外科と遺伝性疾患」「生殖外科と不妊治療の終焉」**片桐由起子** 「生殖補助医療と異所性妊娠」**太田邦明** 「生殖外科と美容創部管理」国際医療福祉大学 教授／山王メディカルセンター 女性医療センター長 **太田博明** 「生殖外科と薬物療法」倉敷平成病院婦人科 部長 **太田郁子** 「生殖外科と妊孕性温存」**髙江正道、鈴木　直**

▶web動画 Web動画の視聴方法

WEBサイトで各項目に関連した手術動画が視聴できます。
PC（Windows / Macintosh）、
iPad / iPhone、Android端末からご覧いただけます。

1 メディカ出版ホームページにアクセスしてください。
https://www.medica.co.jp/

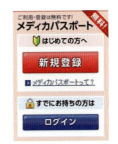

2 ログインします。
※メディカパスポートを取得されていない方は、「はじめての方へ / 新規登録」（登録無料）からお進みください。

3 『生殖外科のすべて　妊孕性温存を目指した婦人科内視鏡手術と不妊診療』の紹介ページ（https://www.medica.co.jp/catalog/book/7334）を開き、右記のバナーをクリックします（URLを入力していただくか、キーワード検索で商品名を検索し、本書紹介ページを開いてください）。

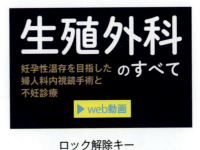

ロック解除キー

4 「動画ライブラリ」ページに移動します。見たい動画の「ロック解除キー入力」ボタンを押すと、ロック解除キーの入力画面が出ます。
右の銀色の部分を削ると、ロック解除キーが出てきます。入力画面にロック解除キーを入力して、送信ボタンを押してください。本書の動画コンテンツのロックが解除されます（ロック解除キーボタンはログイン時のみ表示されます）。

※WEBサイトのロック解除キーは本書発行日（最新のもの）より3年間有効です。
　有効期間終了後、本サービスは読者に通知なく休止もしくは廃止する場合があります。

第**1**章

生殖外科
総論

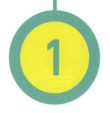

生殖外科とは

生殖外科が妊孕性改善に果たす役割

　生殖外科は、不妊治療のみならず、妊孕性温存のための幅広い外科治療の総称である。よって、現在および将来の不妊原因や妊孕性の妨げになる疾患の改善ならびに除去がその応用範囲となる。不妊原因の種類や頻度に関しては多くの報告があるが、2003年に日本受精着床学会が行った不妊治療患者におけるアンケート調査では、卵巣因子が20.5％、卵管因子が20.4％、子宮因子が17.6％、免疫因子が5.2％、男性因子が32.7％となっており、男性因子を除く約7割には女性側の不妊原因が存在することになる。

　これら不妊原因の中で生殖外科の適応になるものとして、卵管病変、子宮腔内病変、子宮筋腫、子宮内膜症、先天性子宮形態異常などがある。卵管障害では、卵管形成術（癒着剥離術、卵管采形成術、卵管開口術）を行うことで多くが妊孕性を回復することができる。子宮腔内病変では、子宮粘膜下筋腫、子宮内膜ポリープ、子宮腔癒着症、先天性子宮形態異常などの不妊症への関与が指摘されており、これらに対する外科的治療で妊孕性の改善が期待できる。子宮筋腫では、子宮筋腫核出術の不妊治療に関する意義は現状では確立していないが、子宮筋腫のみの原因不明不妊症例に対して子宮筋腫核出術が有用である可能性がある。子宮内膜症は、生殖年齢女性の約10％に認められ、月経痛、慢性骨盤痛などの疼痛症状を主症状とする疾患であり、さらに、30～50％が不妊を合併し、また、不妊女性の20～50％に子宮内膜症が認められることから、妊孕性を低下させる疾患であり、病巣の除去による妊孕性改善が期待できる。先天性子宮形態異常では中隔子宮が主な手術対象となり、他に原因のない不妊や反復流産患者に中隔切除が考慮される。

　これらの疾患に対する妊孕性温存のための手術適応は、現在拡大の一途をたどっており、内視鏡下手術を中心とした生殖外科学の発展に負うことが大きい。現在では、婦人科領域における内視鏡下手術は、ほとんどすべての良性疾患の治療に用いられている。内視鏡下手術の普及に伴い生殖外科領域においてもその低侵襲化が求められており、低侵襲手術としての内視鏡下手術は、生殖外科においても中心的役割を果たしている。

女性のライフサイクルを考慮した妊孕性温存療法

近年、女性が自立して職を持ち、社会で活躍するようになった。一方、女性の平均婚姻年齢は2015年には31.1歳となり、1975年の25.2歳と比べ、上昇の一途をたどっている。この二つの要因が不妊治療現場に大きな影響を与えていることは否めない。女性のライフサイクルは、乳・幼・小児期、思春期、性成熟期、更年期、老年期と明確に区別され、ホルモン状態が大きく変化し、エストロゲンの消長に伴って、さまざまな病気が発生する。女性特有の疾患である子宮筋腫や子宮内膜症は出産年齢が遅れることによって罹患率が上がるため、社会進出や晩婚化に伴い挙児希望年齢が上昇することで自らの生殖機能が低下するだけでなく、同時に何らかの女性生殖器疾患を持っていることが多くなる。ライフサイクルの変化に伴い、性成熟期にある女性がさまざまな産婦人科領域の疾患に罹患するようになってきており、その中でも、子宮内膜症、子宮筋腫、子宮腺筋症、卵巣腫瘍、子宮頸癌、子宮体癌、卵巣癌などはその後の妊孕能にも影響を与える疾患である。晩婚化のため、挙児希望の段階でこれらの疾患に遭遇したり、発見されたりすることが増加してきている。したがって、現在および将来に挙児希望のある女性の治療にあたっては、常にその疾患の根治性と妊孕性温存の両者に配慮した対応が必要となる。

未婚女性や挙児希望のある女性において、特に女性生殖器に対する手術は、可能な限り妊孕性温存を最優先に考えるべきであるが、手術介入は各個人の状況に大きく影響されるため、疾患の存在＝手術という一律の対応ではなく、個別の対応が必要となる。手術療法は現在、腹腔鏡を中心とした内視鏡下手術がスタンダードとなってきている。そこで行われる手術の最適な時期は妊娠を希望する時期であるが、その状況でない場合にも、薬物療法などで対応できる疾患の場合には、病態の進行を遅らせ、改善しておくことも必要である。しかしながら、過多月経、月経困難症、圧迫症状などの自覚症状が強い場合は、妊娠を希望する時期に合わせることではなく、早急な手術が必要となり、個々のライフサイクルを考慮した妊孕性温存療法が求められる。

一方で、手術介入を行うことは、手術侵襲によってさらに生殖機能ロスを引き起こし、不可逆性不妊に至ることも懸念されるため、不妊や将来の妊孕性温存を目的に行われる手術である生殖外科は、その適応や手技が非常に重要となる。さらに近年の内視鏡治療の発展は目覚しく、日々進化しており、現在の不妊治療の発展と内視鏡治療の発展が的確に融合された生殖外科には、今後の不妊診療の成績を向上させる可能性を十分に期待できる。

現代の女性を取り巻く社会情勢と女性のライフサイクルの乖離の問題を可能な限り解決するためにも、今後ますますその重要性が認識され、個人のニーズに合わせて最適な治療を提示するための生殖外科が必要である。

森田峰人

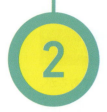

2 生殖外科の歴史

はじめに

　生殖外科は生殖機能を維持・回復するための外科的治療で、他の外科領域に比べると歴史は新しいと言えよう。卵管性不妊に対するマイクロサージャリーから子宮鏡をはじめとする内視鏡の導入、その後の発展は生殖補助医療の普及とあいまって、この数十年で飛躍的に進歩を遂げた。それを支えてきた日本生殖外科学会（旧 産婦人科マイクロサージャリー学会）と日本産科婦人科内視鏡学会が2007年に統合され生殖外科の発展を支え、現在会員数3,800名の産婦人科領域有数の学会へと成長してきた。ここでは、生殖外科の誕生の歴史と日本産科婦人科内視鏡学会のあゆみを振り返る。

生殖外科の誕生

　文献を紐解くと、欧米で生殖外科の端緒やその後の展開を知ることができる（表2-1）[1]。遡ること約150年前、Pantaleoniは1869年に子宮腔内を検査し、子宮鏡（hysteroscopy）開発の始祖となった。その後、Kellingは1901年に犬の腹腔を内視鏡で観察し、腹腔鏡の土台を作った。その後、臨床への応用が進み、1943年には子宮鏡の最初の教科書がNormentにより出版された。1958年にはFrangenheimが骨盤鏡（culdoscopy）、子宮

表2-1 内視鏡の歴史

Pantaleoni, G（英）	1869年	子宮腔内を検査、子宮鏡（hysteroscopy）の開発
Kelling, G（独）	1901年	犬の腹腔を内視鏡で観察、検査への応用を示唆
Norment, WB（米）	1943年	子宮鏡の教科書
Palmer, ED（米）	1950年	消化管出血に内視鏡検査と止血
Frangenheim, H（独）	1958年	骨盤鏡（culdoscopy）、子宮鏡の教科書
Gomel, V（加）	1977年	Laparoscopy as the method of choice
Semm, K（独）	1981年	内視鏡下に虫垂切除
Reich, H（米）	1989年	腹腔鏡下子宮全摘術

鏡に関する教科書を出版した。生殖医療やマイクロサージャリーでも知られる Gomel は、1977 年に腹腔鏡の重要性を指摘した[2]。その後しばしば来日し、日本の生殖外科への貢献も大きい。キール大学の Semm は 1981 年に内視鏡下に虫垂切除を行い、婦人科疾患への応用を開始し、腹腔鏡下手術の先鞭をつけ、日本からも多くの医師が留学した[3, 4]。腹腔鏡下子宮全摘術は 1989 年に Reich により初めて実施され[5]、広く世界で実施されることになった。1990 年代には来日して腹腔鏡下手術のデモを行い、日本国内における普及に功績を残したものも少なくない。

国内においても、1970 年前後には既に culdoscopy や子宮鏡の導入が生殖領域で開始され、採卵への応用も試みられていた（図2-1）。1973 年 6 月 24 日には、札幌において、「骨盤内視鏡のつどい」が故 山本 浩先生の司会で開催され、27 名が参加した。

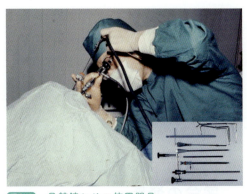

図2-1 骨盤鏡とその使用器具
久保春海先生（東邦大学）による骨盤鏡下採卵操作（1972 年）

その折、故 林 基之東邦大学教授がコルポスコープを除くすべての産婦人科内視鏡を対象とする「産婦人科内視鏡研究会」の発足を提案し、故 杉本 修大阪医科大学教授を会長に選出した。この 27 名による会合が、日本の生殖外科、日本産科婦人科内視鏡学会の源流と言うことができよう。

日本産科婦人科内視鏡学会のあゆみ

1 発 足

先に述べた「骨盤内視鏡のつどい」を受けて産婦人科内視鏡研究会（発起人：林、山本、杉本）が発足し、杉本会長のもと、第 1 回研究会が可世木辰夫会長により 1973 年 10 月に名古屋にて開催された。その後 1984 年、第 22 回研究会で坂元正一会長（東京）が研究会の発展に伴い名称変更を提案し、研究会から学会に名称変更して日本産科婦人科内視鏡学会（Japan Society of Gynecologic and Obstetric Endoscopy；JSGOE）となった。2007 年には生殖外科学会と統合し、2013 年 4 月 1 日には一般社団法人となり、体制を充実させ現在に至っている。

学会会長は、長年にわたり杉本 修先生が務められた。ちなみに、その功績を称え杉本賞が創設され、内視鏡の進歩発展に寄与した者が表彰されている。学会の理事長制移行に伴い、初代岩田嘉行先生（1997～1999 年）

が就任した。その後、第2代佐藤和雄先生（1999～2003年）、第3代星合昊先生（2003～2007年）、第4代堤治（2007～2011年）、第5代吉村泰典先生（2011～2015年）に引き継がれ、現在第6代となる竹下俊行会長（2015年～）のもと発展を続けている。

2 内視鏡下手術保険収載と学会の発展

外科的医療全般に、患者のQOLに重点を置く低侵襲治療化の中で内視鏡下手術は大きな発展を遂げ、日本でも腹腔鏡下胆嚢摘出術がいち早く保険適用となり、爆発的に普及が始まった。産婦人科領域でも、診断・検査が主目的であった内視鏡から「内視鏡下手術」への発展の機運が高まった。その過程でさまざまな婦人科手術を腹腔鏡下に実施する施設が現れたが、保険収載前の手術については、厚生労働省の調査・指導により返金がなされる事態も生じていた。しかし、1994年に保険収載されると、内視鏡下手術の実施は年々拡大し、学会会員数も600名ほどを推移していたものが、急増していった（図2-2）。

内視鏡下手術の安全な普及を図るために学会は教育活動を重要視し、その事業の一つとして実技研修会を計画した。これは器具・器材・術前術後のケアや合併症防止のための基本手技などの総論、疾患別の各論や手技、動物トレーニング説明と実技トレーニングを行うものである。ジョンソン・エンド・ジョンソン（須賀川）、オートスーチャー（現 コヴィディエン ジャパン）（富士宮）の協力を得て、幼若ブタの動物モデルを使用したトレーニングを中心に開始し、第1回は1996

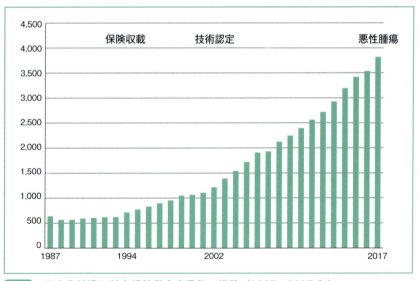

図2-2　日本産科婦人科内視鏡学会会員数の推移（1987～2017年）
会員数は600名を推移していたが、内視鏡下手術保険収載、技術認定制度導入を機に増加し、近年では悪性腫瘍手術保険収載も加わり、さらに増加の一途をたどっている。

年に富士宮で実施された（図2-3）。幼若ブタの子宮・卵巣などは未熟で婦人科腹腔鏡下手術のトレーニングには適さず、排卵誘発剤（PMS）を投与して婦人科専用のシミュレーションモデルを開発した[6,7]。ゴナドトロピン処置により卵巣は腫大し、エストロゲンレベルは上昇し、子宮も肥大し、止血、切開、切断などの基本操作のみならず、多嚢胞性卵巣症候群（polycystic ovary syndrome；PCOS）や異所性妊娠保存術式のシミュレーションを可能とした。その後、システムの改良や新しい工夫が引き継がれ、現在も学会教育事業の一つとして行われている。

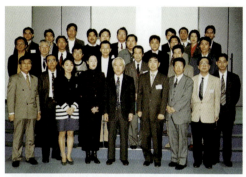

図2-3　第1回実技研修会集合写真
1996年11月に富士宮市にて開催。中央が佐藤理事長、その右が堤教育担当常務理事

3 技術認定制度の導入とその意義

　内視鏡下手術は閉鎖された空間で繊細な周辺機器を用いて行う手術であり、機器に対する十分な知識はもちろん、高度な技術が求められる。日本産科婦人科内視鏡学会技術認定制度は、産婦人科領域における内視鏡下手術に携わる医師の技術と知識を評価し、内視鏡下手術を安全かつ円滑に施行する者を認定し、わが国の産婦人科領域における内視鏡下手術の発展と普及を促し、さらには国民の健康維持に寄与することを目的として佐藤理事長のもとで計画がスタートし、2002年に星合理事長時代に発足した[8]。現在の認定制度の実際は本書3章1に詳しいが[9]、発足までに多くの議論がなされており、技術認定委員長かつ担当常務理事として当時問題となった点を以下に紹介する。

　技術認定申請資格では、腹腔鏡の場合、術者として100例以上の手術の経験を有することとした。他の内視鏡外科領域に比べて多数の症例経験を要求していると言える。例数の限られた施設では100例を術者として経験するには期間を要し、短期間では困難との意見もあった。やや高いハードルとなったが大多数の会員の理解を得られたと考え現在に続いている。ただし、子宮鏡の場合は50件とした。一番議論のあったところは、筆頭演者として5題以上の内視鏡に関する学会発表があることおよび、少なくとも1編は筆頭著者である論文発表5編である。技術の認定に学会や論文などの業績は不要であるという意見も少なくない。一方、術者として高い見識を有し、内視鏡の発展や後進の教育にも尽力できるエキスパートとして活躍する者を認定すべきであり、業績を重視すべきであるという意見もあり、断行した。日本産科婦人科内視鏡学会の学会における発表や関連論文投稿数などの伸びを見ると、学会活性化に認定制度お

よび認定に必須とされている業績の意義があったと考えることができよう。ビデオ審査も当時としては画期的であったが、独立して実施される2名の審査委員の審査基準が問題になることが予測された。採点方法は改訂を加え、コンセンサスミーティングの実施、合否が割れた場合あるいは一方でも判定保留の場合は技術認定委員会による判定が行われている。

日本内視鏡外科学会技術認定制度における認定と日本産科婦人科内視鏡学会の技術認定との関係について歴史的に振り返ると、産婦人科が先行し、内視鏡外科が遅れて発足した。両者の話し合いにより、日本産科婦人科内視鏡学会の技術認定取得者で日本内視鏡外科学会会員は技術認定を申請した場合、日本内視鏡外科学会技術認定制度規則・施行細則に従い審査を受けることができ、書類審査で要件を満たせば認定を受けることができる。新たなビデオ審査は行わない。すなわち本会技術認定者は日本内視鏡外科学会の技術認定を受ける資格を有することになり、現在に至っている。

4 学会の発展と各種事業

生殖外科の黎明期、導入期においては、欧米から学ぶことが多く、その影響を受けた。関連国際学会との連携も本学会発展に重要な役割を果たしてきた。特に、International Society of Gynecologic Endoscopy (ISGE)、American Association of Gynecologic Laparoscopists (AAGL)、Asia Pacific Association of Gynecologic Endoscopy and Minimally Invasive Therapy (APAGE) の大会には国内から多くの学会員が参加し、学会賞を獲得するなどの成果も挙げた。近年、国際化の中で日本の評価は高まり、国際学会主催の機会も増加した（表2-2）。2007年にはISGEおよびAPAGE両学会が星合昊会長のもと大阪で開催された。2011年にはAAGLおよびAPAGE両学会が堤治会長により開催された。2017年、国内では3回目になるAPAGE大会が岡山で安藤正明会長のもと日本産科婦人科内視鏡学会と同時開催

表2-2 日本産科婦人科内視鏡学会のあゆみ

2002 年	『産婦人科内視鏡下手術スキルアップ』刊行
2007 年	国際婦人科内視鏡学会（ISGE）、第 8 回 APAGE 学会主催
2010 年	『産婦人科内視鏡下手術スキルアップ 改訂第 2 版』刊行
2011 年	AAGL、第 12 回 APAGE 学会主催
2013 年	一般社団法人化 『産婦人科内視鏡手術ガイドライン 第 2 版』刊行
2014 年	認定研修施設制度開始 症例登録システム（JOE-D）開始
2017 年	第 18 回 APAGE 学会主催

されたことも記憶に新しい。

内視鏡下手術の安全な普及のために、学会が果たしてきた役割は多岐にわたっている。学術委員会（故 野澤志朗委員長）は、内視鏡下手術の安全な普及を目指し日本産科婦人科内視鏡学会編集『産婦人科内視鏡下手術スキルアップ』をメジカルビュー社から出版した（2002年）。さらに2010年には、『産婦人科内視鏡下手術スキルアップ 改訂第2版』が吉村泰典学術委員長のもとで出版された。本書は、技術についてはもちろん、トレーニングや技術認定についての解説なども加わり、産婦人科領域で内視鏡下手術を行うすべての医師必携の書籍であった。

ガイドライン委員会は各種術式や疾患の取り扱いについて、学会としてのガイドラインをまとめる作業を続けてきた。最初の「日本産科婦人科内視鏡学会ガイドライン」は石塚文平委員長により2006年に作成され、2013年には櫻木範明委員長により「産婦人科内視鏡手術ガイドライン2013年版（第2版）」として金原出版より発刊された。国内において各科が悪性腫瘍の内視鏡下手術に取り組み、婦人科領域では欧米はもちろん近隣諸国でも婦人科悪性腫瘍の内視鏡下手術は進んでいたが、わが国の婦人科領域への導入は遅れをとっていた。本ガイドラインでは、国内外のエビデンスに基づき腹腔鏡下手術が開腹手術に劣ることなく悪性腫瘍に対しても行えることについて評価を行った。

社会保険担当は外科系学会社会保険委員会連合を担当し、現在保険収載されていない技術の新設要望なども行う。長年の懸案であった悪性腫瘍への適用について、西井 修担当常務理事らの努力が実を結び、限定的ではあるが、2014年には子宮体癌、2018年には子宮頸癌に対する腹腔鏡下手術が保険収載された。この背景には日本産科婦人科学会、日本婦人科腫瘍学会などとの連携に加え、上記ガイドラインの整備など学会のさまざまな努力が背景にあったと思われる。

症例の登録は従来から学会の主要な業務の一つであったが、2014年より認定研修施設および技術認定制度と連携した「症例登録システム（JOE-D）」が開始された。表2-3に示すように2014年は346施設より56,233例、2015年は402施設より67,059例が登録された[10]。認定研修施設、技術認定制度とも連携し、前者からは96%以上、技術認定在籍施設からは70%程度の登録があり、今後ますます症例の登録数、登録の割合は増加すると期待できる。合併症はおよそ3.1%に見られ、決して少なくないことを明記する必要がある。尿管損傷、膀胱損傷など重大な合併症は

表2-3 症例登録と合併症調査

年	施設数	提出数（有効数）	合併症（%）	尿管損傷（%）	膀胱損傷（%）
2014	346	58,083（56,233）	1,751（3.11）	35（0.07）	17（0.04）
2015	402	69,308（67,059）	2,110（3.15）	28（0.05）	22（0.04）

症例全体から見ると 0.1％以下であるが、尿管損傷は子宮全摘、悪性腫瘍手術で、それぞれ 0.17％、0.25％で、膀胱損傷は子宮全摘、悪性腫瘍手術でそれぞれ 0.10％、0.29％であった。難度が高い手術では、合併症の頻度が高くなることを認識し、より安全な手術を心掛ける必要がある。またインフォームド・コンセント取得においても具体的数値を挙げて説明する必要があると思われる。

おわりに

　産科婦人科は医師不足や訴訟問題など、昨今さまざまな問題が提起されている。しかし元来診療科としてやりがいがあり、学問的にも興味深い領域であることは間違いない。そのサブスペシャリティの中でも内視鏡下手術を中心とした生殖外科は魅力的であり、歴史を振り返って、将来の展望は明るいと考えられる。産科婦人科医の必修技術になる日も近いことが予測される。学生や初期研修医にもアピールし、さらに発展していく生殖外科により多くの人材が集まり、ますます発展普及していくことを期待する。

　学会の歴史や現在果たしている責務について述べた。学会とは学問の場であるが、医学系の学会、特に本会には学理追求のみならず、社会性が要求されると考えられる。技術認定制度を確立し、ホームページに掲載していることも一例であるが、その他国民の健康の維持、増進のために社会に向けて何ができるか検討し、発信していくことも大事であろう。

引用・参考文献

1) Sciarra JJ. Endoscopy in Gynecology: Past, present, and future. J Minim Invasive Gynecol. 13 (5), 2006, 367-9.
2) Gomel V. Salpingostomy be laparoscopy. J Reprod Med. 18 (5), 1977, 265-8.
3) Semm K, Mettler L. Technical progress in pelvic surgery via operative laparoscopy. Am J Obstet Gynecol. 138 (2), 1980, 121-7.
4) Mettler L, et al. The past, present and future of minimally invasive endoscopy in gynecology: a review and speculative outlook. Minim Invasive Ther Allied Technol. 22 (4), 2013, 210-26.
5) Reich H. Laparoscopic hysterectomy. Surg Laparosc Endosc. 2 (1), 1992, 85-8.
6) 堤治，武谷雄二．卵巣刺激幼若豚のよる婦人科腹腔鏡下手術トレーニングシステム開発．日本産科婦人科内視鏡学会誌．11 (1), 1996, 156-9.
7) 堤治．産婦人科内視鏡サージカルトレーニング：1) 腹腔鏡．日本産科婦人科学会雑誌．日本産科婦人科内視鏡学会誌．55 (9), 2003, N193-6.
8) 日本産科婦人科内視鏡学会技術認定委員会．日本産科婦人科内視鏡学会技術認定制度．日本産科婦人科内視鏡学会誌．21 (1), 2005, 258-74.
9) 楠木泉，北脇城．"生殖外科と内視鏡技術認定医"．生殖外科のすべて．大阪，メディカ出版，2018, 206-13.
10) 日本産科婦人科内視鏡学会調査普及委員会．症例登録および合併症調査の結果報告．日本産科婦人科内視鏡学会誌．33 (1), 2017, 24-39.

堤　治、堤　亮、佐藤和雄

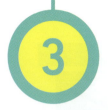

3 腹腔鏡下手術に必要な基本手技

はじめに

　昨今、腹腔鏡下手術は広く普及し、高難度な症例にも適応されることが増えてきている。しかし、各手術は基本的な手技の積み重ねであり、基本に習熟しておくことは、手術の完遂性の向上、ひいては周術期合併症を減らし、腹腔鏡下手術の低侵襲性をより高めることにつながる。

　本項では疾患に対する手術手技の各論ではなく、ほぼすべての手術手技において共通となる腹腔鏡下手術の基本手技・知識について解説する。

手術時の体位

　産婦人科手術は、仰臥位もしくはそれに加えて開脚、切石位（砕石位）のいずれかの体位で行われることが多いだろう。旧来、切石位ではふくらはぎのみを支えるタイプの支脚器が用いられていたが、近年では組織圧迫による末梢神経損傷を回避する観点から、下腿から足先までを固定するブーツ型の支脚器を用いる施設が増えている（表3-1）。しかし、切石位が4時間を超えると末梢神経損傷のほか、コンパートメント症候群などの合併症の増加傾向が報告されている。そこで合併症回避のため術中の定期的な切石位の解除などが求められており、留意が必要である[1]。

　さらに骨盤内手術では、消化管の重さを用いて頭側に誘導することで視野を確保しやすくし、加えて術者の姿勢の負担を低減させるため、術中は頭低位をとることが多い。頭低位をとった際に頭側への患者の移動を防ぐために肩当てを使用することもある。しかし、肩当てによる圧迫も末梢神経損傷のリスクがあり、可能な限り使用を控えるよう推奨されている[2]。ベッドのローテーションなどによる患者の移動を防ぐには、低反発マットレスや陰圧式固定具を使用して体圧の分散と固定を図る方法が安全で有効とされている。

　また頭低位をとることだけでも、眼球内圧上昇を来すことが知られている[3]。正確な機序は不明であるが、長時間かつ強い頭低位の状態に伴い、視力障害という手術手技とは一件無関係であるが重篤な合併症を生じる点にも留意する[4]。特に緑内障患者では眼圧上昇は問題となるため、頭低位での長時間手術が

表3-1　産婦人科腹腔鏡下手術で用いられる手術体位		
仰臥位（開脚）	**切石位（砕石位）**	**ブーツ型支脚器**
メリット • 良肢位に最も近い • セッティングが容易	• 腟式操作が容易	• 腟式操作が容易 • ふくらはぎ部分への圧が軽減できる • 関節の屈曲を細かく調整できる
デメリット • 頭低位で位置がずれる可能性がある • 腟式操作に制約がある • 踵部にも圧がかかりやすく褥瘡のリスクがある	• セッティングがやや煩雑 • 仙骨部とふくらはぎに圧が集中しやすく、褥瘡・末梢神経損傷のリスクがある • 関節の過度の屈曲により血流障害を生じるリスクがある	• セッティングがやや煩雑 • 誤ったセッティングでは血流障害・末梢神経損傷のリスクがある • 長時間手術ではコンパートメント症候群発症のリスクが指摘されている
体位設定のポイント 体位保持には低反発マットレスや、身体全体を固定する陰圧式固定具の使用が望ましい。	体位設定後に膝窩および足背動脈の拍動を触診で確認する。	ブーツの折れ曲がった部分に、しっかりと踵を収め固定する。股関節の外転は45度以内、患者正面から見て、反対側の肩・膝・踵が一直線になる状態が望ましい。股関節の屈曲は90度以内、膝関節は伸ばしきらず120度程度の屈曲をとる。

予想される場合には、事前に問診で確認しておいたほうがよいだろう。

このように何気ない手術体位一つとっても種々のリスクがある。合併症回避の観点から は、産婦人科腹腔鏡下手術として画一的な体位設定・固定を行うのではなく、手術の内容に応じた手術体位を設定するべきである。

エントリー

昨今の産婦人科領域における腹腔鏡下手術は CO_2 ガス気腹法で行われることが多い[5]。腹腔内を CO_2 ガスで気腹して腹壁を挙上し、ワーキングスペースを確保するためのルートとなる第1ポートを挿入する手技（1st entry）は、腹腔鏡下手術では最も重要だと言える。

エントリーの手技を大きく分類すると、腹膜までの開放を直視下に行うオープン法とそうではないクローズ法とに分けられる。メタ解析によると、オープン法はクローズ法に比べて失敗率が減るものの、消化管や血管損傷などの合併症の発生についての優位性は明確でないとされている[6]。まず安全な1st entryを実施するには、各術者それぞれが通常行う

生殖外科総論

第1章

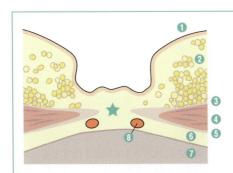

① 皮膚
② 皮下脂肪層
③ 腹直筋筋膜前鞘
④ 腹直筋
⑤ 腹直筋筋膜後鞘
⑥ 腹膜前脂肪層
⑦ 腹膜
⑧ 臍動脈（側臍靭帯）
★ 筋膜欠損部

図3-1 臍部の解剖（水平断）

臍部では腹直筋筋膜前鞘と後鞘が癒合しており、臍動脈・臍静脈が通過していた中央部に数mmの筋膜の欠損部が存在する。筋膜欠損部では、皮膚・皮下脂肪層・腹膜前脂肪層・腹膜の層のみで腹腔内に達する。

3 腹腔鏡下手術に必要な基本手技

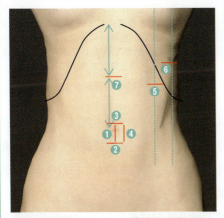

① 臍部縦切開　　② 臍輪下横切開
③ 臍輪上横切開　④ 臍左正中切開
⑤ Palmer's point　⑥ 左第9肋間
⑦ Lee-Huang point

図3-2 代表的なエントリーポイント

旧来は臍の構造を破壊するべきではないとの考え方から、臍輪の上下②③もしくは左側④を切開してエントリーを作成していた。近年では臍部の解剖に対する理解が深まり、筋膜欠損部を積極的に利用する臍底部縦切開①も用いられるようになった。下腹部手術既往症例では、腹壁と消化管などの癒着のため臍部からのエントリーでは臓器損傷が懸念された。それに対して、癒着が少ないと考えられる上腹部でのエントリーが考案された。腋窩中線上の肋骨下3cmのPalmer's point⑤、前腋窩線上の第9肋間穿刺⑥、剣状突起と臍の中間のLee-Huang point⑦が知られている。これらの方法では腹壁下にある消化管は胃であり、穿刺による損傷が発生しづらく、安全性に優れているとされる。

手技にしっかり習熟することが重要である。しかし、他の手技を知っておくことで、いつもの手技での1st entryが困難となった場合に開腹移行を回避し、腹腔鏡下手術を完遂することができる。

1　1st entryの位置と臍の解剖

　臍部は腹直筋筋膜の前鞘および後鞘が癒合し、その中央に筋膜の欠損部が存在する解剖学的にユニークな部位である（図3-1）。臍部は解剖学的構造により腹壁が最も薄い部位であり、腹腔内へのアプローチが容易である。よって1st entryは臍の近傍に作成されることが多い。しかし肥満症例では、腹膜前脂肪層が厚かったり臍ヘルニアを合併していることも多く、腹腔内への到達が困難な場合が少なからずある。また、既往手術などによる腹腔内癒着が想定される場合は、臍部以外の部位に1st entryを作成することもある（図3-2）[7〜10]。

13

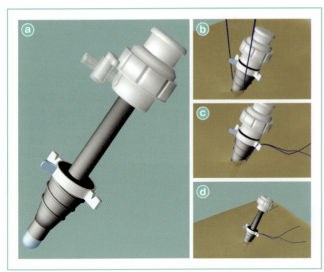

図3-3 Hasson 型トロカー
腹腔内に挿入しても組織を損傷するリスクの少ない鈍な先端を持つトロカーと、腹壁の創部からの脱気を予防しカニューラを任意の深さで固定する円錐形の部品が特徴である（ⓐ）。トロカーとカニューラを小開腹創部から腹腔内に十分挿入し（ⓑ）、固定器を腹壁（筋膜）にかけた縫合糸で固定し（ⓒ）、内筒を抜去して適度な挿入深度でカニューラを固定する（ⓓ）。

2 オープン法とクローズ法

先にも述べたように、1st entry は皮膚切開ののちに腹膜まで切開を進め、いわゆる小開腹を行ってからトロカーを挿入するオープン法と、皮膚切開の後は半ば盲目的にトロカーを挿入するクローズ法とに大別される。

意外に思われるかもしれないが、歴史的に腹腔鏡下手術の 1st entry は、盲目的な気腹操作下に行うクローズ法から始まっている。挿入の失敗を減らすべく、小開腹を元にトロカーを設置する手技を 1971 年に Hasson が報告した[11]（図3-3）。

オープン法は原法である Hasson の手技が基本となっており、小開腹を置き、そこに固定装置の付いたトロカーを固定する。腹壁を支持する器具を利用して気腹を行わずに腹腔鏡下手術を行う「gasless laparoscopy」「吊り上げ法」の 1st entry はオープン法で行われる。また、オープン法の創部、つまり小開腹創にプラットホームを設置して複数本の鉗子を挿入可能としたものが、いわゆる単孔式手術である。

クローズ法では事前に Veress 針で気腹を作成した上でトロカーを挿入する方法が基本である。Veress 針は、挙上した腹壁に対して斜めに穿刺する。Veress 針はスプリングで押し出される内筒により針の部分から臓器を保護する設計となっており、膜状組織を穿破した際のバネのスナップ音を強調するアクセサリが付いているものが多い（図3-4）。その発展系として、Veress 針に沿わせるようにスリーブを通し、そこにトロカーを挿入する radial expansion sleeve トロカーが開発された。また無気腹の状態からカメラでトロカーの先進部を確認しながら挿入するオプティカル法もクローズ法に分類される（図3-5）。

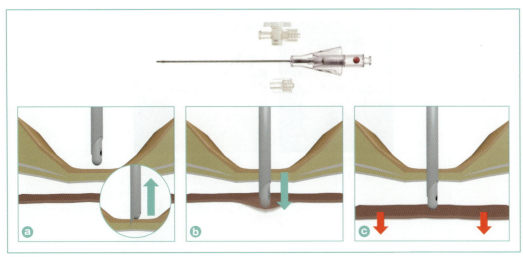

図3-4 Veress 針
ⓐ Veress 針は 2mm 程度の穿刺針状の外筒と、スプリングで先端に押し出されているルアーロックと連結した鈍な内筒からなる。
ⓑ 先端が腹壁を貫通したら、先端が鈍な内筒が飛び出して鋭利な外筒から腹腔内臓器の損傷を避けるようになっている。
ⓒ 内筒のルアーロックを開放すると腹壁挙上により陰圧となっている腹腔内に空気が入り、腹壁と腹腔内臓器との間にスペースが確保される。

[エチコン製ディスポーザブル Veress 針の UV120、写真提供：ジョンソン・エンド・ジョンソン]

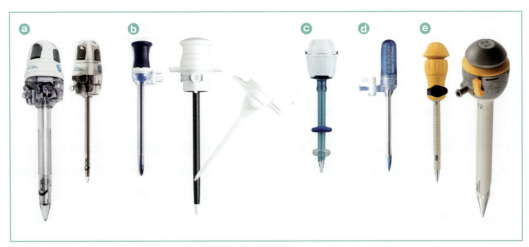

図3-5 ブレードレストロカー・リユーザブルトロカーのいろいろ
各社からさまざまなトロカーが発売されている。先端形状、カニューラ部分の弁構造、ヘッドの大きさ、腹壁との固定法などでそれぞれ差別化を図っている。リユーザブルトロカーも、完全にリユーザブルではなく、弁部分などは消耗品と考え洗浄の容易な部分のみを再使用可能とした「リポーザブル」なトロカーが主流となっている。

[写真提供：ⓐジョンソン・エンド・ジョンソン、ⓑコヴィディエンジャパン、ⓒアプライドメディカル（オリンパス社扱い）、ⓓ八光、ⓔサージカルイノベーション（アムコ社扱い）]

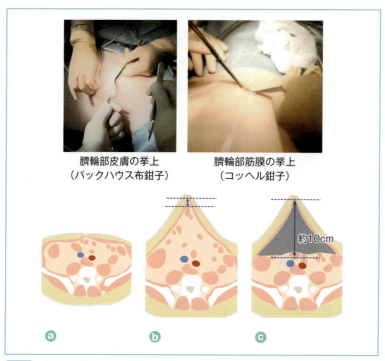

図3-6 腹壁の挙上

臍輪部の皮膚、もしくは筋膜を十分に挙上することで、腹壁下の消化管、後腹膜の大血管と腹壁の距離を確保することが可能となる。臍輪の挙上には、バックハウス布鉗子や、コッヘル鉗子、アリス鉗子、筋膜にかけた縫合糸などが用いられることが多い。臍輪部を挙上することで、腹膜直下の臓器とも若干の距離が確保できる（ⓐⓑ）。
臍部の皮膚切開のみでも腹腔内に達することがあるので、臍底部の切開では腹壁を挙上して皮膚切開を加えた方が安全である。挙上した腹壁に小孔が形成されると、陰圧の腹腔内に空気が入り消化管などは腹壁から離れ、腹壁の腹膜面から大血管のある後腹膜までおおよそ10cm程度の距離が確保可能となる（ⓒ）。

いずれの方法であっても、デバイスが腹膜を貫通するまでの間、腹壁穿刺部位を十分に挙上することが最も大切である。穿刺部位の皮膚や筋膜を把持して挙上することで、腹壁と、消化管や大血管などの構造物との間隔を確保でき、穿刺に伴う重大合併症の軽減が期待できる[12, 13]（図3-6）。

操作用ポートの挿入

1 ポートポジション

1st entry が終了したら、操作に伴う腹腔内の損傷の有無について検索したのち、操作用のポートを挿入する。腹腔鏡の鉗子操作を両手で行う際に最も適した配置は、ポートと鉗子の距離が20cm程度で、2本の鉗子の軸が60～90度をなす状態とされている[14]（図3-7）。これをコアキシャルポジションと呼び、ドライボックスでのトレーニングでは最良の操作性が得られるこのポジションで操作することが多いだろう。産婦人科の腹腔鏡下手術は骨盤内全体の広い範囲での操作が必要であるのが特徴である。それに対応するため、操作用のポートの配置としてダイヤモンド型、パラレル型が考案された（図3-8）。

2 ポートの挿入

操作ポート挿入にあたってのポイントは、腹壁の血管を損傷せず、ポートが腹壁に垂直にしっかり固定されていることである（図3-9）。腹壁の血管損傷は腹壁の血管走行に留意することで回避可能である（図3-10）。やせ型の患者であれば腹腔内から下腹壁動静脈が視認可能であり、腹腔内からの光で腹壁を透見することで浅腹壁動静脈も視認でき

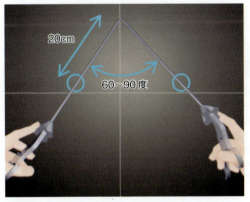

図3-7 コアキシャルポジション
ポートと操作対象はおおよそ20cm程度の距離で、左右の鉗子の角度は60～90度程度が最も操作性が高い。この三角形を triangle-of-success とも呼ぶ。

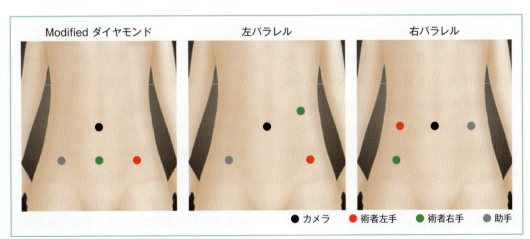

図3-8 代表的なポートポジション

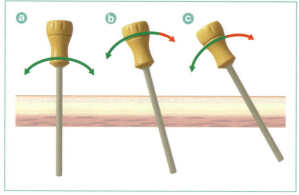

図3-9 ポートの穿刺状態の善し悪し

ⓐ ポートの可動性を制限する部位は、腹壁皮膚、そして筋膜である。それぞれの切開創を広げれば可動性の制限は解除されるが、腹壁への固定性が損なわれる結果となる。最低限の皮膚、筋膜の損傷でポートを挿入し、可動性を最大限に高めるには腹壁を最短距離で穿刺することが重要である。

ⓑⓒ ポートが傾いて設置されると、傾きに拮抗する方向に加える力（赤矢印）が必要となり、可動性が損なわれることとなる。

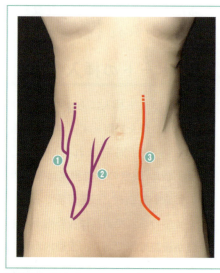
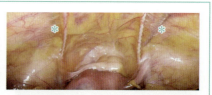

腹壁の血管（動脈・静脈）は外腸骨血管系から分枝し、動静脈がおおよそ併走する。腹直筋の腹膜側を鼠径管の腹側で分岐した下腹壁動脈（❸）が走行し、皮膚側を浅腹壁動脈（❷）が走行する。下腹壁動脈は腹腔内から腹膜を透見して走行を確認することが可能である（＊）。浅腹壁動脈と同レベルから分枝した浅腸骨回旋動脈（❶）は外腹斜筋の皮膚側を走行し、一部は外腹斜筋を穿通してきた深腸骨回旋動脈の枝などと吻合して走行する。

図3-10 操作用のポート挿入にあたり注意すべき下腹壁の血管走行と腹腔内からの所見

る。一方で、ある程度以上の腹壁の厚さがあるといずれの方法も無効なので、ポートの挿入後・抜去時の出血に注意して観察する。

操作ポートの挿入では、皮膚切開ののち、トロカーを挿入してゆく。ブレードレストロカーの先端は、鈍的に組織をかき分けるような形状に設計されている。そのため、適切に扱えば細かい血管損傷も起こしにくい。一方で、リユーザブルトロカーの場合は円錐状の内筒を使用して鋭的に組織を切開しながら挿入されるものもあり、腹壁の血管損傷には留意が必要である（図3-11）。

腹壁へのポートの固定は、ポートと腹壁の各層との摩擦抵抗に依存している。そのうち術者がコントロール可能な部分は皮膚切開の大きさのみである。ポート外径の直径と同一の大きさで皮膚切開を行う。術後の整容性を考慮して皮膚切開は皮膚割線に一致させ、表

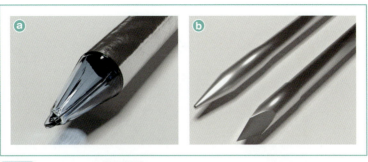

図3-11 トロカーの先端形状
（aブレードレストロカー、bリユーザブルトロカー）

最近のブレードレストロカーの先端は、ただ鈍なだけではなく円錐型に加えて組織をかき分ける凸な部分が付いている。回転により組織の線維走行を切断せずにかき分けるため、組織の閉鎖が早くヘルニアの発生が少ないとされている。リユーザブルトロカーの先端は、鋭的に組織を切開しながら挿入される三角錐型と、ブレードレストロカーのように先端の抵抗で組織をかき分けてゆくペンシルポイント型などがある。挿入時の抵抗は、切開して入る三角錐型が最も少なく、鈍的に組織をかきわけて入るブレードレストロカーやペンシルポイント型では抵抗が高い。挿入抵抗が高いとポートが斜めに挿入され、操作性の低下を招きやすい。

皮と真皮を一太刀で切開するよう心掛ける。

ポートは腹壁の筋膜に垂直に挿入されていることが理想である。垂直を意識して、しっかりと切開創に先端を押し当てて挿入してゆく。現在流通しているブレードレストロカーのほとんどは、その先端形状の凸凹を利用して腹壁の各層を選り分けるようにして先進する。よって、ペアン鉗子などで事前に筋膜を穿破する必要はない。腹壁の筋膜・筋層にはそれぞれの線維走行があるので、それを効率的に選り分けられるようにトロカーには90度以上の回転を与えるとよい。

腹膜のtentingがひどくなるとトロカーの挿入が困難なので、腹壁筋膜後鞘の穿破を確認したら速やかにトロカーを回転させて押し込み、トロカーの先端で腹膜を穿破する。腹膜を穿破したら不意に深く穿刺されたトロカーで臓器損傷を起こさないように、トロカーの先端を腹腔内で最もスペースのある部分に向けて外筒までしっかりと挿入する。腹膜のtentingが強く穿破できない場合は、すでに挿入されたポートから補助鉗子を入れて腹膜ごと腹壁を支持してサポートするのも有用である。挿入の操作は必ず腹腔内からスコープで観察しながら行う（図3-12）。

3 ポートの抜去

すべての手術操作が終了し、腹腔内を確認した後、挿入したポートを抜去する。この操作はエントリーと同様に、腹腔鏡下手術の安全を確保するために重要な操作である。操作の要点は、ポート抜去部の止血が得られていることと、術後のポートサイトヘルニアを予防することである。気腹圧により静脈性出血

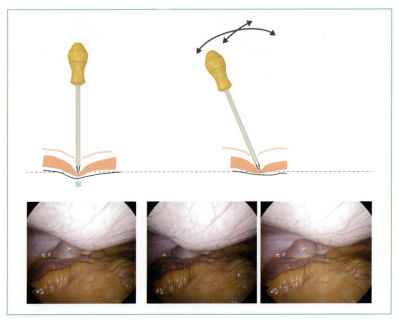

図3-12 操作用のポート挿入

ポートは腹壁に斜めに挿入されてしまうと操作性に影響が及ぶので、腹壁を最短距離で貫通させる必要がある。そのためには皮膚切開したところから筋膜に対して穿破しない程度にトロカーをしっかり押しつける。その状態で腹腔内から観察しながら、腹壁に対して前後方向、左右方向にトロカーを倒すと腹膜の突出状態が変化する。腹壁に対して最も突出した状態（＊）で挿入すれば、理想的な角度かつ最短距離でポートを挿入することが可能である。

が抑制されていることも多く、抜去後数回、場合によっては1〜2分の時間をかけてポート抜去部の出血を観察することが肝要である。観察中に出血が認められた場合はパワーソースによる止血、もしくは縫合による止血を行う[15]。

ポートサイトヘルニアの予防として、ポート径10mm以上では腹膜や筋膜の縫合閉鎖が推奨されている[16]。5mmポートの閉鎖は必須とされていない。しかし5mm径のポートであっても術後ポートサイトヘルニアの症例報告が散見されており、腹壁の厚さや筋膜の損傷具合などを考慮して症例に応じた対応

が求められる[17]。

腹膜・筋膜の縫合には、ある程度の大きさの創部であれば開腹に準じた直視下での縫合が可能である。しかし、10mm程度の狭い創部では強弯針を使用したり、縫合用の補助デバイスを用いることで確実な閉鎖が可能である[18]。また、腹膜の閉鎖だけであれば、腹腔内で腹膜をバイポーラでシーリングして閉鎖できる（図3-13）。最後に抜去するカメラポートを閉鎖する前に、腹腔内のCO_2ガスを十分に除去する。さらに、オープン法ではなくクローズ法でのエントリーの場合は、抜去時にポート内腔から観察し、大網や消化管

生殖外科総論 第 1 章

3 腹腔鏡下手術に必要な基本手技

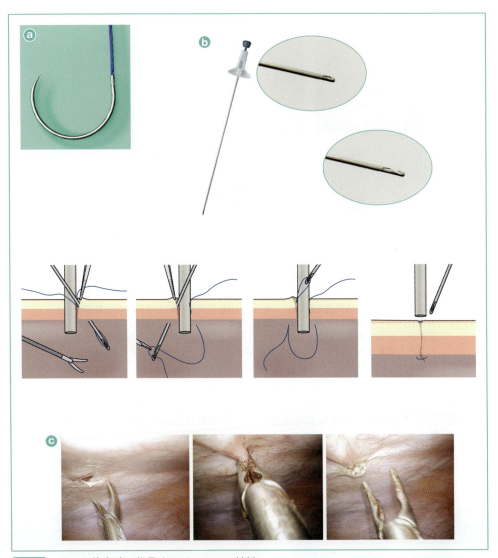

図3-13 ポート抜去時に使用するデバイス・材料
ⓐ 5/8強彎針は深く狭い切開創の中でも運針が可能な特徴がある針で、10mm以上のポート創閉鎖に用いられることが多い。
ⓑ 腹壁を穿刺して筋膜・腹膜縫合を補助するデバイス：糸を把持してポートの創部から腹膜・筋膜を穿刺し、腹腔内からの鉗子のアシストの元で別の場所に穿刺し糸を引き出して腹膜・筋膜を縫合する。10mm未満のポート創でも閉鎖が可能である。
［写真提供：エンドクローズ、コヴィディエンジャパン］
ⓒ バイポーラ鉗子で腹膜を挟鉗してシーリングして閉鎖することで、術後早期のヘルニア嵌頓は予防することもできる。

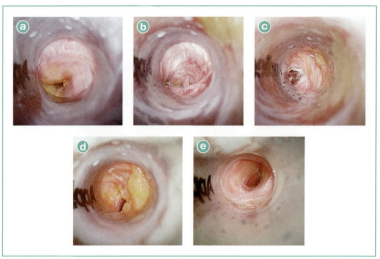

図3-14 ダイレクト法での臍部ポート抜去時の所見

スコープで内腔から確認しつつ、腹腔内からゆっくりとポートのカニューラを抜去してゆく。腹腔内は気腹を解除し、十分に CO_2 ガスを抜いた状態なので腹膜下にあまりスペースはない（ⓐ）。筋膜後鞘部分まで抜去したところで、ここに大網などの迷入がなく腹膜が閉鎖し、出血がないことを確認する（ⓑ）。筋膜前鞘まで抜去したら筋層からの出血がないことを確認する（ⓒ）。その後は皮下組織（ⓓ）、真皮層（ⓔ）からの出血がないことを確認しつつ抜去する。

が創内に進入してきてヘルニアを生じていないかを確認するとよい（図3-14）。

最後に創部感染を予防するため、創閉鎖処置の前に創部を加圧生理食塩水で十分に洗浄することを推奨する。

鉗子の選択

1970年代に腹腔鏡下手術が登場してから現在まで、多くの鉗子が開発され（一部は消滅し）、現在では多数の鉗子が販売されている（表3-2）。鉗子の構造は操作を行う先端部分（チップ）とシャフト、術者が握るハンドルに分かれている。ディスポーザブル製品に多い分解不可能な一体型のものもあれば、分解して洗浄可能なものもある。分解可能なリユーザブルの鉗子を使用する際は、使用前に

まず、組み付けが正しく行われ正常に稼働するかを確認する。

鉗子の運動はポートの挿入された腹壁を支点とするため、術者はこの運動に習熟する必要があり、それが腹腔鏡下手術の難度を上げてきたとも言える（図3-15）。

開閉運動の代表的な動作である組織の把持では、手元での力加減よりも強い力で操作されていることがある[19]。よって開閉操作では

表3-2 産婦人科腹腔鏡下手術で使用される代表的な操作鉗子

名称	メッツェンバウム鋏鉗子	片刃鋏鉗子	メリーランド剥離鉗子	メリーランド剥離鉗子（ダイヤモンド）	ダックビル把持鉗子
先端イメージ					
先端形状	鋭	鈍	鋭	鋭	鈍
把持力	—	—	△	○	○
把持による組織傷害性	非常に高い	非常に高い	高い	低い	低い
名称	有窓把持鉗子	CROCE-OLMI把持鉗子	アリス把持鉗子	タナキュラム鉗子	生検鉗子
先端イメージ					
先端形状	鈍	鈍	鋭	鋭	鈍
把持力	○	○	◎	◎	◎
把持による組織傷害性	低い	低い	高い	非常に高い	高い

注：「把持による組織傷害性」の評価は、把持する力加減に依存するため把持面の処理などによる一般的な特性として解釈していただきたい。
［写真提供：ビー・ブラウンエースクラップ］

術者の想定以上に組織の挫滅や断裂を起こしかねないことに留意してほしい。また、非常にシンプルな動作である前後運動も術者の力が直接及ぶため、特にポートからの鉗子の出し入れの際には留意する。穿刺針は言わずもがなであるが、メリーランド鉗子やメッツェンバウム鋏鉗子は先端がペンシルポイント状であり、不用意な前後運動により組織損傷を生じてしまう可能性がある。先端が鋭な鉗子類（特にメッツェンバウム鋏鉗子）は、日本産科婦人科内視鏡学会の技術認定審査でもポートからの出し入れを視野内で確認しながら行うことが安全性確保の点から推奨されている。

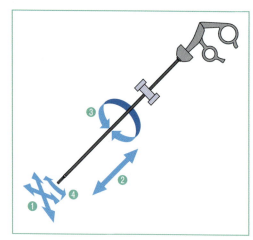

図3-15 鉗子の運動要素

扇状運動❶では鉗子の先端はトロカー孔を支点としての動きであり、術者の手の動きに対して点対称となる。前後運動❷は術者の力加減が直接伝わり、唯一完全に直線的な動作が可能である。先端が鋭な鉗子の前後運動は、不用意に組織に接触すると損傷することがあるので留意する。鉗子の手元運動のうち、回転運動❸と鉗子の開閉動作❹がある。回転運動は小さな運動は手の回内・回外運動を用い、大きな回転運動には鉗子のローテーションノブを用いると効率的である。鉗子の開閉動作は想像以上に先端に力が加わるので、特に先端が小さい鉗子では把持操作の際に強く力を入れないように注意する。

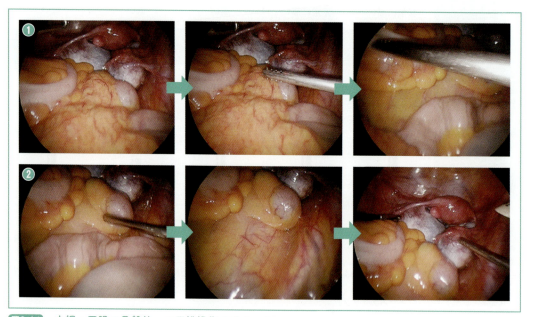

図3-16 大網・回腸の骨盤外への圧排操作のポイント

頭低位をとったのちに、骨盤内に落ち込んで来ている回腸を頭側に圧排する。
❶まず回腸の腹側に乗っている大網を横行結腸側に移動する。最も骨盤内に落ち込んでいる大網の先端を頭側に圧排する。大網を無傷性鉗子で把持してもよいが、不用意な損傷を回避するのであれば、鉗子の扇状運動で圧排する。
❷続いて、回盲部とTritz靱帯のラインを軸にして回腸を起こすように頭側に圧排する。回盲部が患者の右側にあるので、右側からの鉗子操作であれば腸間膜などを把持しなくても効率的に圧排操作で回腸を頭側に誘導可能である。

第1章 生殖外科総論

③ 腹腔鏡下手術に必要な基本手技

ワーキングスペースの確保

1st entry で腹腔内にカメラを挿入できれば、腹腔鏡がまず成立する。腹腔鏡下手術では、腹腔内という限られたスペースを利用するため視野の確保が大切である。視野の確保の基本は、視野内から移動可能なものは適切に視野外に移動する、もしくはワーキングスペースの外側に移動することである。そのために、臓器の重さを利用して移動するための体位の変換、もしくは臓器の圧排操作を行う。ここでは、ワーキングスペースの確保に関わる操作について解説する。

まず、「手術時の体位」の項でも説明したとおり、一般的に骨盤内手術では頭低位をとる。患者体位を頭低位とすることで消化管がワーキングスペースの外になる上腹部に移動しやすくなる。消化管の移動は頭低位だけでは不十分であることが多く、骨盤内にある大網と消化管（回腸）を腸骨血管を堤防とした骨盤より頭側に圧排する操作が必要である。やせ型であれば、生理的癒着のある上行結腸

表3-3 子宮マニピュレーター

ルミⅡコルポトマイザーシステム	子宮マニピュレーター子宮マニピュレータートータル	VCare® Vcare Dx™	子宮マニピュレーター（KECKSTEIN 式）
［ケン・メディカル］	［アトムメディカル］	［ジェイ エス エス］	［KARL STORZ］
● リポーザブル（ハンドル部分がリューザブル） ● 先端部分の長さ・太さの選択肢が豊富 ● ハンドル操作にて子宮の屈曲をコントロールできる	● ディスポーザブル ● ゾンデ、シリンジなどもワンパッケージ ● ハンドル操作にて子宮の屈曲をコントロールできる ● 子宮の屈曲の可動域が最も広い	● ディスポーザブル ● カップとマニピュレーターチューブが独立しているので挿入がやや容易	● リユーザブル ● カップ・先端部分を手術内容に合わせて組み合わせて使用できる

25

起始部を支点に骨盤内から大きな扇状に回腸を押し上げることで、骨盤腔内に落ち込んだ大網と回腸を頭側に圧排することが可能である。それだけで十分に圧排できない場合は、大網、回腸と順を追って圧排操作を行う必要がある[20]。消化管の圧排の際には、無傷性の把持鉗子を用いて払うように圧排する、もしくは腸間膜を把持して行う。助手を含めた複数の鉗子で乱雑にこの操作を行うと、大網や腸間膜の損傷を起こし不用意な出血を来す可能性があるので、最低限の鉗子の数で注意しながら行うとよい（図3-16）。

産婦人科腹腔鏡下手術では、経腟的に子宮内に挿入した子宮マニピュレーターを用いることが多い（表3-3）。骨盤内である程度の大きさを占める子宮も、可動性を活かして積極的に動かすことでワーキングスペースの確保や手術操作の補助が可能である[21]。

パワーソースの基礎知識

1 パワーソースの原理

腹腔鏡下手術では効率的な手術運営のために多様なパワーソースが利用される。産婦人科腹腔鏡下手術でよく利用されるパワーソースとしては、モノポーラ型電気メス、バイポーラ型電気メス、ベッセルシーリングシステム、超音波凝固切開装置がある。どのパワーソースも原則的には生体組織の熱反応により、切開・凝固・蒸散を行っている。60〜100℃の熱が組織に加わると、組織を構成する細胞は瞬時に死滅する。それに加えて、細胞内では蛋白の変性、脱水・乾燥、凝固が生じる。さらに熱が100℃を超えると、細胞中に水分があれば、それが沸騰し、細胞が破裂し、組織が蒸散もしくは断裂する。そして160℃を超えると、組織中のコラーゲンが変性し、糊のように粘性を持つ物質に変化する。最終的に200℃を超えると、グルコースが変性し、最終的に炭化する（図3-17）[22]。

つまり、手術で使用する温度範囲は80〜100℃を超えるまであれば十分であると言える。

2 電気メス

電気メスは、ジェネレーターで発生する交流電流が組織に通電する際のエネルギーを利用して熱を生じさせる。アクティブ電極に対して回収電極が相同、もしくはそれに準ずるほど近接し、非常に小さい範囲で電気回路を形成するものがバイポーラ型電気メスである。一方で、電流密度を低下させるように十分な面積のある回収電極（対極板）に、アクティブ電極から患者を通して回路を形成するものをモノポーラ型電気メスと称している（図3-18）。形成する電気回路が小さいほど低電圧でも十分な組織効果が得られるため、バイポーラ型では一般的に低電圧の連続波形を使用しており、安全なパワーソースと言える。一方で、モノポーラ型には切開モードと

生殖外科総論 第1章

3 腹腔鏡下手術に必要な基本手技

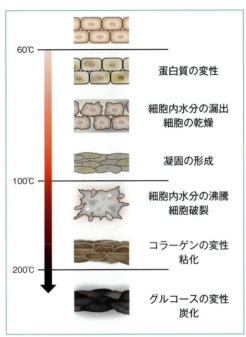

図3-17 温度と組織・細胞の変化

組織中の温度が60℃以上になると細胞は瞬時に死滅する。組織の温度により反応は異なり、100℃までの温度上昇に伴い蛋白質の変性、細胞の脱水・乾燥が起こる。組織の熱凝固は80～100℃で完成する。細胞内の脱水が完全でない状態で組織温度が100℃を超えると細胞内の水分が沸騰し、細胞が破裂する。この細胞の破裂により組織の断裂（切開）が起こる。さらに温度が上昇すると、160℃以上ではコラーゲンが変性し粘性を持ち、200℃を超えるとグルコースが炭化してしまう。

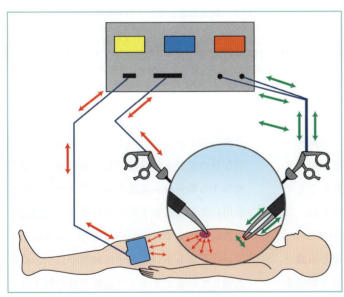

図3-18 電気メスの回路形成

モノポーラ型電気メス（赤矢印）では、アクティブ電極と回収電極（対極板）との間は患者の体内を放散した高周波電流により回路が形成される。アクティブ電極の先端部分から放散するにつれて電流密度が下がり、途中の経路に電流密度を高めるような偶発的な変形がなければ組織障害を起こすことはない。バイポーラ型電気メス（緑矢印）では、アクティブ電極と回収電極はほぼ相同で近接しており、非常に狭い範囲で回路が形成される。アクティブ電極と回収電極の間のみが作用部位となる。電気回路の形成が非常にシンプルであるため、安全性が高い。

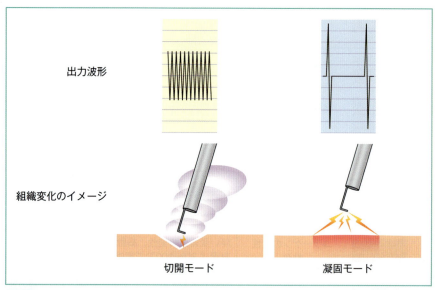

図3-19 電気メスのモード

モノポーラ型電気メスには大きく分けて、切開モード（CUT）と凝固モード（COAG）がある。切開モードでは、連続した高周波電流を組織に通電し、そこでの抵抗により生じた熱（ジュール熱）を用いて組織の切開・凝固を行う。バイポーラ型電気メスでは、この切開モードと同じく低電圧の連続波を電極間で通電している。電流密度をコントロールすることでジュール熱の発生がコントロール可能であり、連続波形の切開モードは調節性に優れている。一方で、凝固モードでは高電圧のパルス波形により、主に組織との間に生じた放電現象（アーク放電）により生じる高熱を利用して組織の凝固・炭化を行う。アーク放電による熱の発生量、放電現象の放散をコントロールすることは困難なほか、炭化した組織は非伝導体となり、その部分には影響が及ばなくなる。そのため、パルス波形の凝固モードは切開モードに比べるとその現象のコントロールが困難である。

凝固モードの2つのモードがある。切開モードでは、比較的低電圧な連続高周波を用いてアクティブ電極から組織に通電することでジュール熱を発生させる。凝固モードは、高電圧パルス状の高周波電流を用いており、ジュール熱に加えてアクティブ電極と組織との間に生じたアーク放電の高熱により組織を凝固させている（図3-19）。

電気メスの使用感は、アクティブ電極から組織への空間的・時間的な電流密度に依存する。アクティブ電極の大きさが小さいほど電流密度は上がり、電極を動かす早さが早いほど密度は下がる。一例として、組織への不必要な熱の拡散を最低限にしてモノポーラ型で切開する場合は、先端の細いアクティブ電極を用いて早く電極を動かせばよい（図3-20）。腹腔鏡下手術では、長い導電体である鉗子を使い、死角も多い。鉗子の被膜不良や、直接通電しているアクティブ電極が他の鉗子などに接触する直接結合、さらにアクティブ電極に通電する高周波電流から生じた電磁波を別の導電体（鉗子）が受け、そこからも高周波電流が生じる容量結合などの現象を考慮する必要がある。特に、モノポーラ型の凝固モー

生殖外科総論 第1章

3 腹腔鏡下手術に必要な基本手技

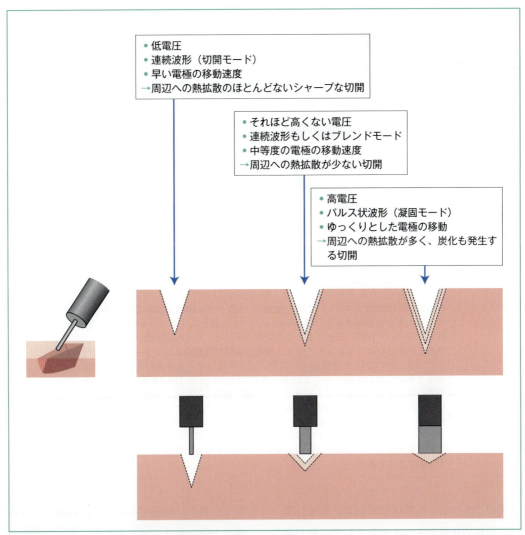

図3-20 電気メスの電流密度と切開の効率・周辺への熱損傷
電気メスの組織への影響は、空間・時間的な電流密度と波形による熱効果の違いによる。近年の外科手術では一般的にパワーソースの周囲への熱拡散に注意を払うため、切開部位の周囲への熱拡散がほとんどない低電圧で連続波形である切開モードを使用することがほとんどである。さらに、電流密度は同じ出力であっても、組織に接触する電極の面積が小さければ小さいほど高くなる。針状電極では非常に鋭利な切開ができる。一方で、面で接触するような電極では切開が起こらず、熱拡散による変性・凝固が起こるのみということもある。

ドではその特性上、容量結合が発生しやすく、直接結合の際の影響も大きくなりやすいため、使用は控えるべきである。

3 ベッセルシーリングシステム

ベッセルシーリングシステムは、アドバン

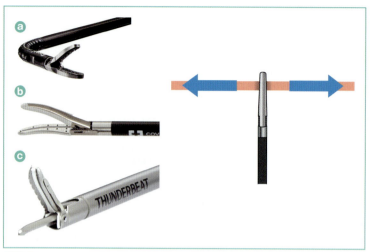

図3-21 ベッセルシーリングシステム

カッター機構を内蔵した代表的なベッセルシーリングシステム［aENSEAL：ジョンソン・エンド・ジョンソン、bLigaSure：コヴィディエンジャパン、cTHUNDERBEAT：オリンパス］。ENSEAL はカッター機構で鉗子での挟鉗を必要十分とする仕組みである。LigaSure はハンドル部分にラチェット機構を持ち、組織をしっかり挟鉗、圧挫できるようになっている。THUNDERBEAT は平行に組織を挟み込むようなジョーを持ち、超音波凝固切開装置をカッターとして利用している。ENSEAL が電極部分に温度により通電しなくなる素材を用いて組織温度を中心にコントロールしている一方で、LigaSure と THUNDERBEAT は電極間の抵抗値などによるフィードバック機構で動作している。THUNDERBEAT はカッター部分が超音波凝固切開装置で、アドバンスドバイポーラと連携して動作する。作動メカニズムの違いにより、同じベッセルシーリングシステムに分類されていても使用感に違いが出る。ベッセルシーリングシステムは、血管に対して垂直に挟鉗し、また血管には適度なテンションを与えた状態でアクティベートするのが基本である。

スドバイポーラとも呼ばれている。通電している組織の状態をモニタリングして、極力炭化を起こさないように出力を自動的に随時調整するバイポーラ型電気メスである。加えて、アクティブ電極部分も対象の組織（血管）を十分に挟鉗圧迫し、熱変性で血管内に生じるコアギュラム（血栓）によらず血管組織自体をシーリングできる構造である。また、内部にカッターが入っていて、シーリングした組織を切断できる（図3-21）。十分なシーリング性能を確保するためには、血管に対して垂直に挟鉗することと、挟鉗される組織に十分なテンションがかかっていることが望ましい。また、通電による熱変性を確かなものとするために、組織に付着した血液を除去すること、同じ場所で複数回のアクティベートを行わないことが肝要である。組織に血液が付着していると血液が比較的早期に炭化し、通電不良を起こす可能性がある。その結果、血管のシーリングが不十分となり出血のリスクが生じる。また、同じ場所で複数回アクティベートした場合も、不適切な温度上

第 1 章 生殖外科総論

3 腹腔鏡下手術に必要な基本手技

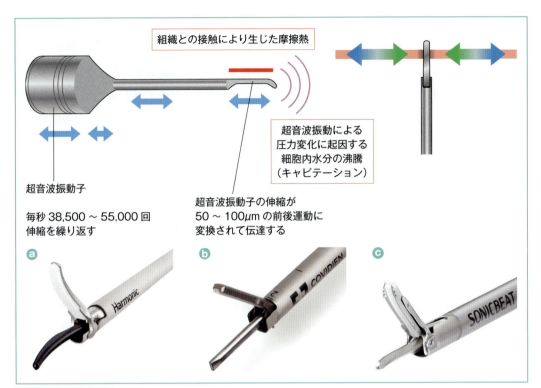

図3-22 超音波凝固切開装置

超音波凝固切開装置は超音波振動子の伸縮運動を変換したチップ部分の前後運動を利用したパワーソースである。チップ部分の前後運動と組織との間の摩擦抵抗により生じた熱で組織変化が生じる。加えてチップの先端から放散される超音波振動により対象物中の圧力が変化して低温でも水分の沸騰が生じるキャビテーション現象がある。これらの物理現象を組み合わせて組織の切開、凝固を実現している。現在は、患者に接触する部分（patient device）がディスポーザブルのシアーズタイプが主流である。各社、アクティブブレードの形状や、ティシューパッドの形状・顎の形状などに特徴を持たせ、キャビテーションの軽減や、組織の把持力の増強などを図っている。超音波凝固切開装置の能力は挟鉗した組織のテンションに左右され、組織のテンションを緩めるとシーリング能力が向上し（緑矢印）、組織のテンションを高めると切開能力、速度が向上する（青矢印）。
[ⓐジョンソン・エンド・ジョンソン、ⓑコヴィディエンジャパン、ⓒオリンパス]

昇に伴い組織の粘着が生じやすくなるので、同様に留意する。止血効果を高めたいときは、1本の血管に対して2カ所別々にシーリングを行った方が確実である。

4 超音波凝固切開装置

超音波凝固切開装置は電気メスとは動作原理を全く異としており、組織に熱を発生させる電流を流すことはない。超音波振動子（ハンドピース）に接続されたブレード（患者に接触する部分）には、超音波振動子の伸縮から発生する直線運動が伝達される。組織にブレードが接触すると、組織とブレードとの間に摩擦熱が生じ、そこに熱反応が生じる。それに加えてブレードの運動が組織に伝達すると、組織が局所的に移動し、そこで剪断（切

31

開）が生じる。結合組織のような密度の薄い組織がブレードに接触した場合は組織に振動が伝達し、組織内の圧力変化により水分が沸騰する。この現象をキャビテーションと呼ぶ。多くの超音波凝固切開装置が、MINモードとMAXモードの2つを備えている。これは振動子の振幅を小さく、もしくは大きくすることで、切開能力と凝固能力を変化させるものである。大きい振幅ではより素早い切開が可能となるが、凝固能力は小さい振幅の方が強くなる。切開時の凝固能力に応じて選択する。

超音波凝固切開装置はアクティベートされたブレードが組織に接触するだけで損傷を起こすリスクがあるので、使用の際にはブレード全体がどこに接触しているのかを確認（視認）しながら行う。また、可動性のティッシューパッドで組織を挟み込むことができるシアーズタイプのデバイスでは、組織を挟まずにブレードとティシューパッドを閉めた状態で空うちするとティシューパッドを容易に損傷してしまうので注意する。

切開時の凝固能力は挟鉗された組織のテンションが弱いほど強く、逆に切開能力はテンションが強いほど強くなる。例としては、十分に凝固しつつ切開したい場合は、挟鉗した組織のテンションを緩め、MINモードで切開するとよい。前述したベッセルシーリングシステムとは逆となるので、注意が必要である（図3-22）。

縫　合

昨今のパワーソースの能力向上により、体腔内での結紮縫合を用いずとも実施できる術式は増加している。例えば、腹腔鏡下腟式子宮全摘術ではその名の通り、腟式操作で腟断端の縫合閉鎖を行えば、体腔内での縫合結紮操作は必ずしも必要ではない。しかし、縫合結紮は出血や臓器損傷の際のリカバリーの手段として依然重要であり、縫合結紮操作は必ず習得しておくべき手技である[23]。

縫合結紮操作はひとまとめに考えられるが、運針を行う縫合と、糸を結ぶ結紮操作とは全く別の動作である。よってここでは、それぞれについての概略を解説する。

1 針・糸の選択

体腔内縫合に使用する針と糸の選択は、一般的な手術での使用に準ずる。対象となる組織の厚さ、硬さに応じて針の大きさ、糸の太さを選択する。産婦人科領域の手術では糸は0～3-0の太さのものが使用されることが多く、針の大きさも37～40mmの大きなものが多用されることが多い。しかし、卵管のような小さな組織を縫合する際には、3-0～5-0の縫合糸に12～22mmの針といったように、糸・針ともに小さいものが使用される。

腹腔鏡下手術で使用する針糸は必ず針と糸が固定されているものを使用する。体腔内で

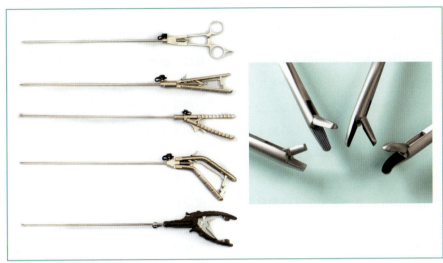

図3-23　腹腔鏡下手術用の持針器

大まかな持針器の形状はストレート型と、鉗子を持ったときに手首の負担が少ないとされるガングリップ型があり、ラチェットの機構などで各社さまざまなタイプがある。針を把持する先端部分の形状にはストレート型と弯曲型がある。把持面も地金にクロスカットを施したもの、地金にタングステンチップを貼り付けそこにクロスカットを施したもの、さらに針の弯曲を受け止めて針が持針器に対して自立するよう把持できるものがある。

針が単独で分離してしまった場合、回収が困難な場合がある[24]。針と糸の分離が可能であると針の脱落リスクを常に抱えることになるので、安全面から使用するべきではない。

2 持針器の選択

　持針器には大きく分けて形状で2種類、ストレート型とガングリップ型とがある。ガングリップ型はストレート型に比べて重量があり、垂直に近い鉗子操作が必要なダイヤモンド型のポート配置では鉗子の重量を支えなければいけないので、若干使いづらい場合がある。

　針を把持するチップの部分も、ストレートと弯曲したもの、さらに腹腔鏡下手術特有の、針の弯曲を用いて針を自立させるタイプのものがある。また、ストレートと弯曲したものには、針の把持面にタングステンチップを貼り付けているものと、地金を直接加工したものとの2種類がある。タングステンチップが貼り付けられた持針器には、36～40mmの大きな針の把持を保証しないものがあるので、使用前に必ずメーカーに確認することを推奨する（図3-23）。

　基本的にはトレーニングなどで慣れたものを使用すると、実際の手術でもスムーズな操作が可能である。

3 針の搬入・把持・運針

1）搬　入

　体腔内での運針・縫合結紮にあたり、絶対に必要な操作は針・糸の体腔内への搬入・搬

出である。わが国の産婦人科腹腔鏡下手術で頻用される針は、22mm、36（37）mm、40mmの1/2円針である。針の搬入／搬出経路として代表的なものは、ポートを介しての搬入、経腹壁的な搬入の2つである。22〜37mmの針は12mmのポートからの搬入・搬出が可能である。しかし、手術内容によっては5mmポートしか設置していない場合もあるだろう。5mmのポートで1/2弯曲針を搬入／搬出する方法として、Harry Reichの手技が有名である（図3-24）[25]。一方で、40mmの大きな針は経腹壁的な搬入が可能である。腹壁を穿刺する際にはポート挿入と同様に、腹壁血管の損傷に留意が必要である。

針の搬出にあたっては、万が一の針の脱落に備えて針が体腔外に搬出されていく経路をしっかり観察する。また、経腹壁的およびHarry Reichの手技で針の搬入／搬出した後は、その経路から出血がないこともしっかり確認しておく。

2）把持・運針

体腔内に搬入した針を持針器で把持する。

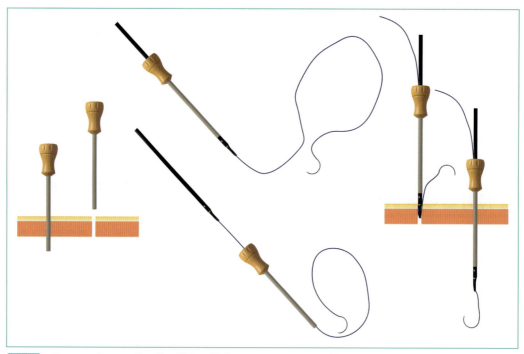

図3-24　5mmのポートからの針の搬入・搬出：Harry Reichの手技

抜去したポートの中に糸を通し、針から3〜4cmの部分の糸を鉗子もしくは持針器でしっかり把持する。鉗子もしくは持針器をポート切開創から十分に挿入すると、腹壁をやや切開しながらではあるが1/2弯曲針が搬入可能である。糸をポートの中に通しておくと、糸による腹壁の損傷を防ぐことができる。逆に、針から3〜4cmの部分の糸をしっかり把持して引き抜くことで針を搬出することも可能ある。この方法を行うには、ポートが腹壁に対して最短距離で的確に挿入されていることが必須である。また、針の通過に伴い腹壁の筋層・筋膜・皮膚が損傷し、ポートの固定が不良となりやすいので、この点にも留意が必要である。

1/2円針を把持する際には、後の運針のことも考えて、針の1/3程度の部分で把持する。糸をかしめている部分での把持は、糸のかしめが緩んで針の脱落を招く可能性があるので、操作を通じて避ける。また、針の先端部を把持すると、針の先端部の曲がりや破損により組織の通過が困難になることがあるので、これも避ける（図3-25）。

持針器での針の把持は、持針器に直角かやや鈍角に把持するのが大原則である（図3-26）。縫合する創部と持針器の軸の角度に合わせて針の角度を微調整する。体腔内に搬入した針を的確な角度で把持するには、さまざまな方法がある。実際の手術中にはさまざまな制約が生じることがあるので、トレーニングでいろいろな方法で針を把持できるようにしておくことが肝要であろう（図3-27）。把持した針は組織に対して垂直に刺し、抵抗を最低とするため1/2円針の描く円に合わせて動くように運針する（図3-28）。運針に際しては、腹壁を支点とした腹腔鏡の鉗子独特

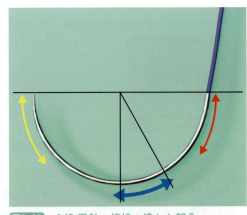

図3-25 1/2円針の把持の適した部分

日常的に最も頻用されている1/2円針を示す。腹腔鏡下手術では、必ず針と糸が一体となったものを使用する。手首を返すしっかりとした円運動の運針には、針の1/2から1/3の部分で把持するのが最適とされている。針の1/2に近くなると、浅い組織への運針や貫通結紮で用いる直線的な運針もやりやすくなる。最近は針のデバイスとしての進化も著しく、先端の1/4部分は組織の穿刺に適した繊細で柔軟な加工がなされていることが多い。この部分を持針器でしっかり把持してしまうと先端が損傷し、組織の貫通性が著しく悪化したり、針の破損を招く可能性があるので注意する。針の終端部分では糸を針の内部にかしめて固定している。この部分を持針器で強く把持すると、針の変形により針と糸の分離を起こす可能性がある。よって、針の終端部分1/4も運針の際には把持しない。またこの部分を把持して運針し針を組織に垂直に穿刺しようとすると、非常に運針しづらくなる。

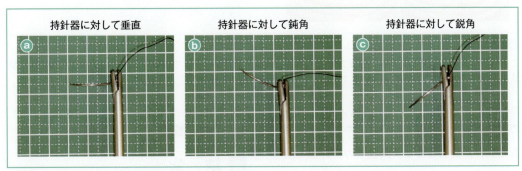

図3-26 持針器と針の把持の関係

体腔内での1/2円針を的確に回転させる運針には、持針器に対して垂直が適当とされている。しかし、カメラを通して行う実際の運針では運針の状態の視認性などの点で若干（＋45度程度まで）の鈍角で針を把持した方が運針しやすい。一方で、鋭角に把持した場合は針を回転させる運針は困難である。

ⓐ ゆるく把持した針を補助鉗子で把持し合って修正

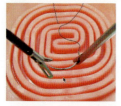

ⓑ 補助鉗子で針の先端部分を把持し、糸を持針器で把持して回転させ、適当な向きに針を修正してから把持

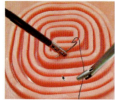 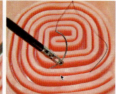 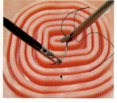

ⓒ 持針器で針の1/3、補助鉗子で先端1/3を把持して両方の鉗子を回内して修正

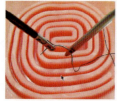 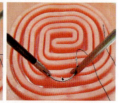

ⓓ 糸を引き針を組織の上で移動させ、針が適当な向きになったところを把持

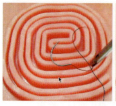 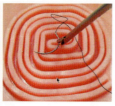

図3-27 針の把持の調整方法のいろいろ
ここに示した方法以外にもいろいろな方法があり、どれか一つということではなく、多数の方法で針の把持・調整ができるように、ドライボックスでトレーニングすることが大切である。

の運動下では、開腹での持針器の動きとは異なる動作が必要となる。開腹での持針器の動きは前腕の軸に沿った回外運動であるのに対して、腹腔鏡では鉗子を持った側の上肢全体を使って手首を円周上に返すような運動で運針する（図3-29）。

4 結 紮

体腔内での結紮の基本は、Cループ法である。Cループ法は、①2本の鉗子の操作によ

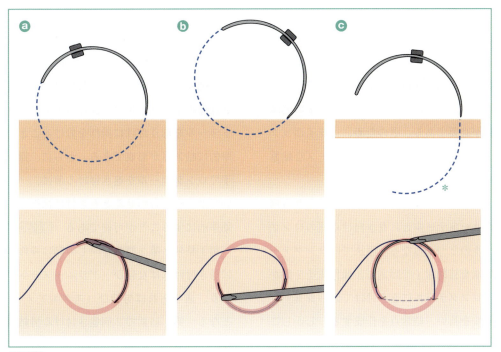

図3-28 運針の考え方

1/2円針での運針では、組織の不用意な損傷を最低限とするべく、その針の弯曲が描く円弧に沿って運針する。特に針の抜去の際には、円運動を意識して行うべきである。厚い組織を深く広く運針する場合は、持針器で針を1/3程度の場所で深く持つとよい（ⓐ）。浅い運針や薄い組織に対してやや直線的な運針を行う際には、持針器で針を1/2程度の場所で持つと正確に穿刺できる（ⓑⓒ）。薄い組織に対して直線的な運針を行う際には、組織を断裂しないように、組織に対して垂直に穿刺し、貫通させた後は針の抜去は必ず円運動で行う（＊）。

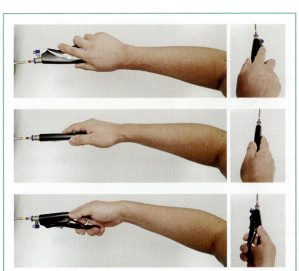

図3-29 運針の際の上肢の動き

開腹手術で持針器を使用する際のような単純な前腕の回外運動ではなく、手首を円に沿って運動するようにして運針する。そのため、前腕だけでなく、肘、上腕と、上肢全体を使用しての運動となる。ボックス内の針の動きだけではなく、エキスパートの操作全体を見て学ぶのがよい。

りループを形成し、②そこから結紮点（knot）の形成を行い、③その結紮点を固定する（tie）、という3ステップからなる。糸と鉗子の先端が立体的な位置関係を持って動くため、ループの作成には2本の鉗子の協調運動が必要である。そのため、ドライボックスでの十分なトレーニングがスムーズな結紮につながる。

Cループの構成要素は、巻き付けられる側のショートテールと、巻き付ける側のロングテールの2つからなる。原法ではロングテールの端を補助鉗子で固定し、操作鉗子を動かしてロングテールに巻き付けてからショートテールを拾い、結紮点を作成する。しかしこの方法では、ロングテールの状態で操作鉗子への巻き付けの成否にかなり影響があり、効率的な結紮点の形成が困難であった。そこで、補助鉗子を使って把持したロングテールを操作鉗子に回し付け、操作鉗子ではショートテールを拾うだけに操作を分けることで効率的に結紮点が形成できる。さらに、操作鉗子でロングテールを巻き付ける前に、一度引いてから軸を合わせると巻き付け操作をより効率的にすることが可能である（図3-30）[26]。

第1結紮と第2結紮を同じ方向に操作鉗子に巻き付ければ女結び（グラニーノット）であり、逆であれば男結び（スクエアノット）となる。第1結紮で2回巻き付ける男結びは

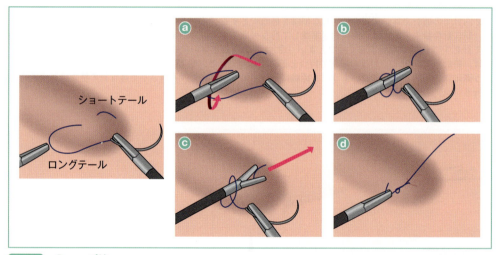

図3-30 Cループ法

ⓐ ロングテールを操作鉗子（持針器）で把持する。その際にロングテールの作るループがCの字になるので「Cループ」と呼ばれる。このCの把持したロングテールが補助鉗子の軸と平行になっていると操作が容易である。
ⓑ 操作鉗子を補助鉗子の前で回す要領でロングテールにループを作り、補助鉗子に巻き付ける。原法では、補助鉗子を回してロングテールを補助鉗子に巻き付ける動作であるが、ロングテールの操作を操作鉗子（持針器）、ショートテールを拾う操作を補助鉗子と分けた方が確実性が高い。
ⓒ 補助鉗子でショートテールを拾う。この時には操作鉗子を補助鉗子の軸に沿って手前側に動かしておくとよい。
ⓓ 両方のテールを引きハーフノットを完成させる。

第1章 生殖外科総論

3 腹腔鏡下手術に必要な基本手技

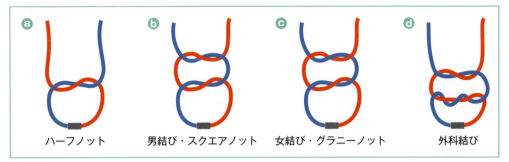

図3-31 よく使用されるノットの組み合わせ

ⓐ ループ法の目的はハーフノット（ⓐ）を作成することであり、これ単独では結紮としての意味はない。
ⓑ 1回目と反対向きのハーフノットを2回目に置いたものがスクエアノット（男結び・横結び）と言われるもので、結紮点の固定は高い。
ⓒ ハーフノットの向きが同じであるグラニーノット（女結び・縦結び）は、糸のテンションにより結紮点の固定が崩れやすいという欠点がある。それを補うため、追加で3回目のハーフノットを足す（セイラーズノット）などが必要である。
ⓓ 外科結びは1回目のハーフノットを2重にして糸の摩擦で緩みにくくしており、反対向きのハーフノットによりスクエアノットと同様の結紮点の固定ができる。1回目のハーフノットの大きさが大きいため、糸の太さに対して細い組織を結紮すると結紮点がずれやすいという欠点がある。

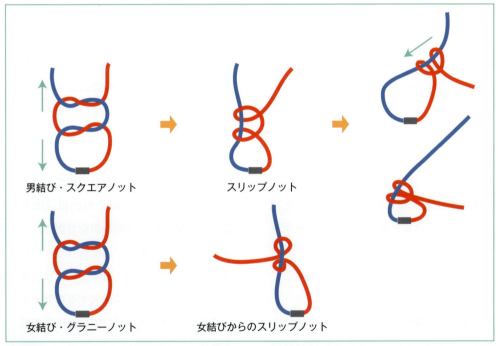

図3-32 スリップノット

最終的にしっかりと締め上げることを原則としている外科領域では、スリップノットは男結び（スクエアノット）のスリップノットを指す。男結びの片方（青）を直線化することで、その直線に沿って結紮点が移動可能となる。結紮の締め込み具合を調節していけるので、軟らかい組織の固定から血管の結紮まで、応用範囲が広い。最終的に結紮点側の糸を引き締め込むことで強固な結紮となる。あまり知られていないが、女結び（グラニーノット）もスリップノットに変換できる。こちらは結紮点側を締め込んでも強固な結紮とはならず緩みやすい。緩みを防ぐためには、ハーフノットを追加する必要がある。

39

外科結び（surgeon's knot）である（図3-31）。結紮の緩みを防ぐ方法として、第1結紮を助手に把持させるなどして第2結紮でしっかり固定するほかに、直線化したロングテールもしくはショートテールに沿って第1結紮・第2結紮点を滑らせて締め込むス

リップノットがある（図3-32）[27]。スリップノットはわが国の産婦人科腹腔鏡下手術ではかなり多用されており、また組織に応じた緊縛力を与えることが可能であるため、卵管・卵巣など軟らかい組織を縫合する際にも有用である。

止　血

　手術をする以上、止血操作は絶対にマスターしておくべき手技である。気腹下の腹腔鏡下手術では、組織からしみ出す程度の出血であれば、気腹圧により開腹手術よりも容易に自然止血が期待できる。しかし、明らかな血管の損傷による出血に対しては、速やかで的確な止血操作が必要である。出血により視野が血液で汚染されてくると、視覚的に全体が暗く感じられ、操作が困難になってくる。よって、止血操作は的確かつ迅速に行われなければならない。

　出血部位がおおよそ確認できている場合は、開腹手術と同様に鉗子で出血部位を把持・圧迫、またはガーゼやサージカルスポンジなどで圧迫することで一次止血を行う。その上で、視野を確保しつつ出血点を同定して止血操作に移る。

　実質臓器から離れておりパワーソースによる熱損傷が許容できる部位であればパワーソースを使用し、それが許容されない部位などではクリッピングや縫合結紮で止血する。

　パワーソースでの止血は、その方法・デバイスの特性による止血方法を選択する。止血

操作において最も汎用性が高いデバイスは、バイポーラ型電気メスである。バイポーラ型電気メスでは、出血点をバイポーラ鉗子で把持して一次止血した状態からの止血に加えて、出血点に流入する血管を焼灼して止血する方法のいずれでも止血が可能である。一方で、モノポーラ型電気メスを同様に使用することも可能である。その際は必ず切開モード（連続波形）を用いて通電し止血する。通電による他臓器損傷を予防するため、電気メスの鉗子が他の臓器や器具に不必要に接触していないことを視認してから通電する必要がある。よって、狭い空間での使用は困難である。一方で、超音波凝固切開装置やベッセルシーリングシステムでは出血点をパワーソースの鉗子で把持して止血することは困難である。よって、出血点に流入する血管をシーリングもしくは凝固切断して、血流を遮断して止血する（図3-33）。

　癒着剥離面などのように少量の出血が面状にしみ出しているような場合には、止血用の材料を貼付もしくは噴霧することで血液凝固により止血を図ることもできる。止血材料に

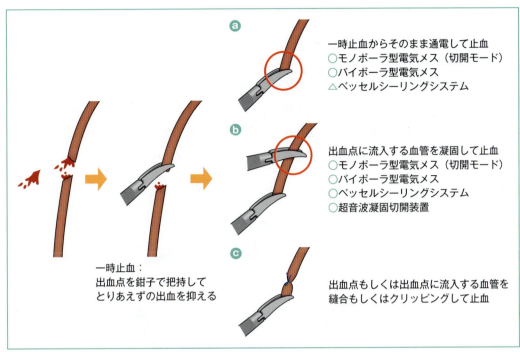

図3-33 止血の方法（一次止血からの止血・血流遮断による止血）

よる止血では、出血部位における局所的な凝血促進が止血機序の主であり、止血が確認できたら再出血予防のため、極力接触を避けるとよい。

いずれの方法であっても止血操作後には洗浄、吸引などで止血を確認し、止血が不十分であった場合には別の方法での止血を考慮して、確実な止血を行う様に留意する。

剥離

腹腔鏡下手術の拡大視効果と繊細な操作が組み合わさり、ハイビジョンカメラの登場以降に剥離操作は格段に進歩した。画質の向上による影響は、ハイビジョン腹腔鏡の登場により、開腹手術で主張されていた「腔の概念」が「膜の概念」に進歩したように、手術の概念を変えたほどである。

膜の概念を実践するために必要な剥離操作におけるポイントは、適切な組織のテンションの下での剥離、適切な深さの操作の2点である。ここではこの点について解説する。

1 組織のテンション

組織にテンションを与えることは、操作部位と剥離の向きを明確化するということでもある。

剥離の向きを明確化するため、テンションは剥離する2つの対象を引き離す方向にかける。また、剥離はそのテンションと直交するように行う。テンションのかけ方は、一般にトラクション・カウントラクションと呼ばれる2本の鉗子で組織を把持して引き合う方法、組織を鉗子で牽引しつつ組織の固定部を利用する方法、組織の重量をトラクションとして利用して鉗子・固定部をカウンタートラクションとして利用する方法がある（図3-34）。

　テンションをかける際には、剥離部位からなるべく近くを把持して、剥離部位に十分なテンションがかかっている方がよい。しか

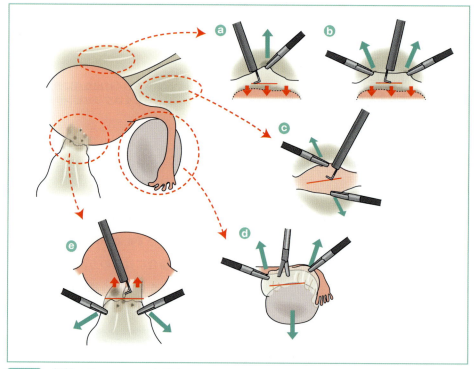

図3-34　剥離のテンションのかけ方

実際にありがちな例をとってみる。
ⓐⓑ膀胱子宮窩腹膜の切開・剥離では、腹膜の子宮側は固定されているので、1本の鉗子では剥離ラインに直交するように牽引する。2本の鉗子ではお互いにやや外側に牽引することで剥離に必要なテンションがかかっている部分が広く確保できて速やかに操作できる。
ⓒいわゆる2本の鉗子でのトラクション・カウンタートラクションになる。剥離するラインに直交するように牽引する。
ⓓ卵巣嚢腫などの摘出において、ある程度の大きさの嚢腫であればその重さをトラクションとして利用し、1本もしくは2本の鉗子で持ち上げるようにカウンタートラクションをかけることで剥離部位にテンションをかけることができる。
ⓔ癒着剥離などの際である。膜状の癒着剥離では対象物が折り畳まれていることもあるので、剥離のラインを作るため組織（この場合は大網をイメージしている）に2本の鉗子で固定部から広げるように面を作るように牽引し、剥離のラインを適切に設定する。

し、対象となる組織が血管など直接把持できない場合もある。その際は血管テープや牽引糸を用いた牽引などを考慮する。

2 剥離の深さ

剥離には適切な深さがある。剥離の対象となる層を一度に切断できるのが最も望ましい。避けるべきは深すぎる操作で、深すぎる剥離は不要な組織損傷を起こす原因となる。剥離を行う際には、その裏に何があるのかを常に意識して行う。

剥離すべき層が薄く、深すぎる剥離になってしまいそうな場合は、剥離のテンションに加えて層を浮かせる方向にも牽引して剥離部の裏にマージンを確保することで、より安全に剥離できる（図3-35）[28]。

3 剥離の方法論

剥離には、いわゆる鋭的剥離と鈍的剥離とがある。理想的には、十分にテンションのかかった膜・組織の間を適切に鋏や電気メスなどのパワーソースを利用して切り進める鋭的剥離が望ましい。しかし、すべてがそうできるわけではない。その場合は、膜や組織を叩く、押す、裂くといった、いわゆる鈍的剥離で剥離する必要がある。

鋭的剥離を行う際には、事前に組織に対してテンションをかけているので、深さに留意すれば組織損傷のリスクは最低限で済ませることができる。そのため、操作に使用する道具も「切る」ことができれば何でも使用できる。しかし、鋭的剥離で層を切離したのち、組織にかけているテンションにより引き続いて発生する「引き裂き」、つまり不用意な鈍

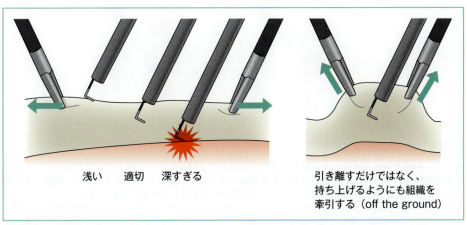

図3-35　剥離の深さと off the ground
剥離操作でも切離の深さは重要である。薄膜1枚ずつの切離は非常に安全だが、時間がかかる。一方で、鉗子の移動などで切離が深くなると、その操作の向こう側にある組織を損傷してしまう可能性がある。そこで、組織にかけるテンションを引き上げる方向にもかける（off the ground）ことで切離の深さにおいて安全マージンを確保した操作が可能となる。

的剥離には留意する必要がある。そこをコントロールするのはテンションにあり、適切なテンションの設定が重要である。

鈍的剥離は、テンションの設定が困難な状態で使用することが多い。よって、使用できる道具も限られてくる。切る道具としては、鋏鉗子や超音波凝固切開装置が妥当であり、押す道具としては、開腹のように鋏鉗子はもちろんのこと、吸引管や把持鉗子の先端などが有効である。

鈍的剥離で最も重要となるのは、剥離の動作の方向である。まず剥離を開始する「点」を決め、そこで膜／組織を引き離す方向で力をかけ、「線」で剥離する。さらに「線」を直交する方向に鉗子の扇状運動で拡大して「面」を形成する。それを繰り返し、多数の「面」を形成して、それを鋭的剥離で連続して大きな「面」として剥離を完成させる。「点」から「線」を形成する際によく、剥離される膜／組織に沿って「線」を作る手術を

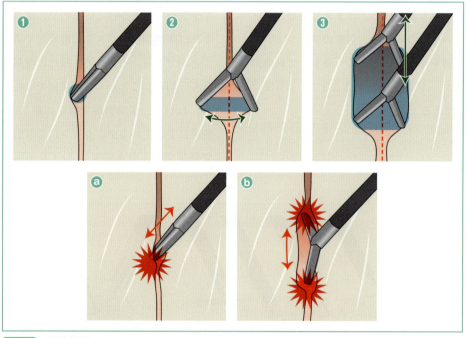

図3-36　鈍的剥離のポイント

❶まず、剥離する点を決め、その部分に適度な抵抗がある程度に鉗子を押し付けて開始点となる「剥離操作の点」をつくる。ここで鉗子の前後運動のみで掘り進むような操作をすると、剥離の対象物のみならず、操作の裏を損傷しかねないので無理な操作は控えるべきである（ⓐ）。

❷続いて、鉗子の開閉操作もしくは、2本の鉗子で剥離ラインに直交するように対象物の間を引き離して、「剥離操作の線」をつくる。ここで、剥離ラインと並行に開閉操作、引き裂きの操作をすると不用意な組織損傷や、組織間をまたぐ血管の損傷などを引き起こしかねないので留意が必要である（ⓑ）。

❸「剥離操作の線」ができたら、1本の鉗子であれば剥離ラインに沿って鉗子を平行に無理な力のかからない範囲で移動させる。2本の鉗子では剥離ラインに沿って鉗子を無理なく移動させる。この操作で、「剥離操作の線」が「剥離操作の面」となる。

見かける。これは、生殖外科で主に行われる出血のリスクが少ない手術では結果的に問題がないことが多いが、強固な癒着剥離や後腹膜腔での操作においては不用意な出血・損傷につながり得るので、あまりお薦めできない。また、鈍的剥離でも剥離の深さは重要で、「点」から「線」を形成した際に不用意に奥に入ると剥離すべき層を越える可能性があるので、欲張るのは禁物である、また「線」を不用意に大きく取ると剥離が深くなるリスクがあるので、鈍的剥離では慎重な操作を心掛ける（図3-36）[29]。

鈍的剥離は術者の経験、つまり「向こう側への理解」「解剖学的な安全マージンの理解」に、その安全性が依存している。少なくとも過剰な力をかけるような無理な操作は、損傷のリスクを増大させるため慎むべきである。

おわりに

冒頭にも述べたとおり、あらゆる手術手技は基本手技と解剖学的知識の積み重ねの上に成り立っている。手術道具が手先の小物から腹腔鏡、ロボットと変化しても原理原則には変化はない。

基本には派手さはなく、「できて当たり前」「結果が同じようであれば問題ない」と疎かにされがちである。しかし、新しいことの本質を理解し、それに習熟するためも、基本を十分に理解することが大切だと筆者は感じている。また安全のためにも、基本に忠実な手術を常に心掛けていただければと思う。

引用・参考文献

1) 公益財団法人日本医療機能評価機構医療事故防止事業部. "医療事故情報等分析作業の現況：2個別のテーマの検討状況：【2】手術中の砕石位に関連した事例". 医療事故情報収集等事業第41回報告書. 2015. http://www.med-safe.jp/pdf/report_2015_1_T002.pdf

2) 西山純一. 手術体位による合併症：末梢神経障害を中心に. 日本臨床麻酔学会誌. 37 (2), 2017, 201-9.

3) Adisa AO, et al. Intraocular Pressure Changes With Positioning During Laparoscopy. JSLS. 20 (4), 2016, pii: e2016.00078.

4) Nuzzi R, Tridico F. Ocular Complications in Laparoscopic Surgery: Review of Existing Literature and Possible Prevention and Treatment. Semin Ophthalmol. 31 (6), 2016, 584-92.

5) 明樂重夫. 内視鏡外科手術に関するアンケート調査：第13回集計結果報告‐産婦人科領域. 日本内視鏡外科学会誌. 21 (6), 2016, 759-71.

6) Ahmad G, et al. Laparoscopic entry techniques. Cochrane Database Syst Rev. 8, 2015, CD006583.

7) Taskforce for Abdominal Entry. Principles of safe laparoscopic entry. Eur J Obstet Gynecol Reprod Biol. 201, 2016, 179-88.

8) Palmer R. Safety in laparoscopy. J Reprod Med. 13 (1), 1974, 1-5.

9) 武内裕之ほか. 開腹既往例に対する腹腔鏡下手術の安全なアプローチ法：針状腹腔鏡を用いた第9肋間穿刺法. 日本内視鏡外科学会誌. 5 (3), 2000, 238-43.

10) Lee CL, et al. A new portal for gynecologic laparoscopy. J Am Assoc Gynecol Laparosc. 8 (1), 2001, 147-50.

11) Hasson HM. A modified instrument and method for laparoscopy. Am J Obstet Gynecol. 110 (6), 1971, 886-7.

12) Shamiyeh A, et al. Lifting of the umbilicus for the installation of pneumoperitoneum with the Veress needle increases the distance to the retroperitoneal and intraperitoneal structures. Surg Endosc. 23 (2), 2009, 313-7.

13) Sakamoto A, et al. Initial closed trocar entry for laparoscopic surgery: Technique, umbilical cosmesis, and patient satisfaction. Gynecology and Minimally Invasive Therapy. 6 (4), 2017, 167-72.

14) Rosser JC. et al. "Intercorporeal suturing". Advanced Therapy in Minimally Invasive Surgery. Talamini MA, ed. editors. Hamilton, BC Decker Inc,

2006, 31-9.

15) Karthik S, et al. Analysis of laparoscopic port site complications: A descriptive study. J Minim Access Surg. 9 (2), 2013, 59-64.

16) Muysoms FE, et al; European Hernia Society. European Hernia Society guidelines on the closure of abdominal wall incisions. Hernia. 19 (1), 2015, 1-24.

17) Pereira N, et al. 5-millimeter Trocar-site Hernias After Laparoscopy Requiring Surgical Repair. J Minim Invasive Gynecol. 23 (4), 2016, 505-11.

18) Sharp HT, et al. Diagnostic and Operative Laparoscopy :Fascial Closure. Philadelphia, Wolters Kluwer, 2015.

19) Westebring-van der Putten EP, et al. Effect of laparoscopic grasper force transmission ratio on grasp control. Surg Endosc. 23 (4), 2009, 818-24.

20) 伊藤雅昭, 西澤祐吏. "小腸の排除". 腹腔鏡下S状結腸切除術徹底レクチャー. 東京, 金原出版, 2015, 52-4.

21) van den Haak L, et al. Efficacy and safety of uterine manipulators in laparoscopic surgery: a review. Arch Gynecol Obstet. 292 (5), 2015, 1003-11.

22) 山本泰弘. "機器特異的な合併症 総論". OGS NOW 20 腹腔鏡・子宮鏡手術 [応用編]. 東京, メジカルビュー社, 2014, 148-59.

23) 伊藤將史. 結紮縫合. 日本産科婦人科内視鏡学会雑誌. 15 (1), 1999, 199-228.

24) Zaman S, et al. Intraoperative loss of a surgical needle: a laparoscopic dilemma. JSLS. 19 (2), 2015, pii: e2013.00401.

25) Reich H, et al. A simple method for ligating with straight and curved needles in operative laparoscopy. Obstet Gynecol. 79(1), 1992, 143-7.

26) 明樂重夫. "縫合結紮の理論と実際". 産婦人科 基礎編. 東京, ベクトルコア, 2006, 125-49 (腹腔鏡下手術スキルアップ・シリーズ).

27) 黒川良望, 金尾裕之. "トレーニングの実際 slip-knot". 内視鏡下縫合結紮手技トレーニング. 東京, 南江堂, 2016, 43-7.

28) 伊藤雅昭, 西澤祐吏. "いかに剥離するか". 腹腔鏡下S状結腸切除術徹底レクチャー. 東京, 金原出版, 2015, 23-7.

29) 北野正剛ほか. "腹腔鏡下手術における組織剥離の基本". 消化器がんに対する腹腔鏡下手術のいろは. 東京, メジカルビュー社, 2012, 72-7.

山本泰弘

第**2**章

生殖外科の適応と手術の実際

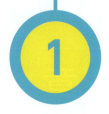

子宮筋腫

子宮筋腫と不妊症

わが国では晩婚・晩産化が進み、挙児を希望する女性が子宮筋腫を合併する頻度は高まっている。晩婚・晩産化が進んだ結果、子宮筋腫の好発年齢である30代半ば過ぎでの妊娠希望者が増え、その結果、子宮筋腫を有する不妊患者が増えることになった。しかしながら、子宮筋腫が不妊の原因として関与しているかどうかはいまだ不明確である。不妊原因にはさまざまなものが複雑に交錯しており、筋腫の存在が単独で不妊原因となっているとは限らない。よって不妊患者における筋腫への対応は、相対的な手術適応と考え、他の不妊原因が明らかでない場合に、筋腫核出術などの手術療法を選択することが望ましい。さらに、晩婚化による高年齢化による不妊であるか、子宮筋腫の問題であるかの判断は非常に困難である。

不妊症の観点からは、子宮筋腫の解剖学的位置により、その取り扱いは異なる。粘膜下筋腫では切除により妊娠率は向上するとされているが、問題は、筋層内および漿膜下子宮筋腫に対する取り扱いである。子宮内腔の変形と不妊との関係は、関連があるという報告[1,2]と関連がないという報告[3,4]とがあり、一定の見解は得られていない。しかしながら、子宮筋腫以外に不妊因子を有さない症例に対する子宮筋腫核出術が妊娠率を向上させるという報告[5,6]もあり、子宮筋腫のみの原因不明不妊症例に対しても子宮筋腫核出術は有用である可能性を示唆している。

腹腔鏡下子宮筋腫核出術

手術の目的と適応

【目的】
○妊孕性を温存する。

【適応】
○挙児希望があり、子宮筋腫が不妊症・不育症の原因と考えられる場合
○挙児希望があり、妊娠に至った際に子宮筋腫が妊娠経過にトラブルを引き起こす可能性が高い場合

生殖外科の適応と手術の実際　第2章

子宮筋腫核出術の最大の目的は妊孕性温存である。手術の適応は、子宮筋腫による過多月経、月経困難症、不妊、筋腫の増大による周囲臓器の圧迫症状などを有するものである。腹腔鏡下子宮筋腫核出術は、漿膜下筋腫、筋層内筋腫、粘膜下筋腫（粘膜面への突出度の少ないものや大きなもの）など、すべての子宮筋腫に対応できる。

筋腫核出術の適応は、①筋腫に由来すると考えられる症状のある場合、②挙児希望があり、不妊症・不育症の原因と考えられる場合、③挙児希望があり、妊娠に至った際にトラブルを引き起こす可能性の高い場合などであるが、腹腔鏡下手術は腹腔内での手術スペースを確保した上で、良好な視野のもとで安全に行われることが前提となる。その上

で、腹腔鏡下手術における明確な適応や限界に関するエビデンスはない。参考として、やや古い勧告ではあるが、米国産婦人科学会（ACOG）の勧告では5～8cmを超える筋腫、多発性の筋腫、深い筋層内筋腫の場合は、開腹術または腹腔鏡補助による筋腫核出術を推奨するとしているが[7]、最終的な見解は得られていない。腹腔鏡下の視野確保の問題から、臍下に収まる程度までが最もスムーズに手術を行い得る。これまでの報告からは10cmを超えるものでは出血量が増加するという報告が多く[8,9]、筋腫核最大径が15cmかつ5cm大の筋腫が3個までとするレビュー[10]もあるが、適応の選択は安全な運用を第一に考慮して、術者の技術レベルに合わせた選択が必要である。

症例の背景

42歳、0妊0産。主訴は挙児希望。前医より子宮筋腫の増大を指摘され、手術を勧められて来院した。夫は精巣癌のため当院リプロダクションセンターで精子凍結中である。今後、ICSIの予定があり、手術に先立ち採卵を施行した。3個の胚盤胞を凍結している。GnRHアゴニストを3カ月投与した後に腹腔鏡下手術となった。

1 腹腔内の観察 （図1-1）

手術を始めるに際し、操作の障害になる癒着があれば癒着剝離術を施行する。筋腫核の位置や大きさの関係で核出操作後に剝離操作を行う場合もある。

実際の腹腔内の観察により、筋腫核の大きさ、位置、数を再確認し、MRI検査所見

（図1-2）との比較を行い、手術操作を行う上でのシミュレーションを行う。特に、複数の筋腫核が存在する場合には、手術操作を円滑に進行させるための核出順序の検討を行ってから核出操作を開始するのが重要である。

2 血管収縮薬の局注

100倍希釈したバソプレシンや50万～100

子宮筋腫

49

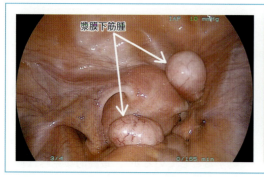
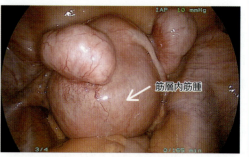

図1-1 筋腫核の大きさ、位置、数の確認

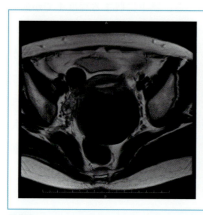
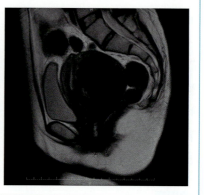

図1-2 症例のMRI所見
本症例では2個の小さな漿膜下筋腫を切除した後に、後壁筋層内筋腫の核出に移行した。

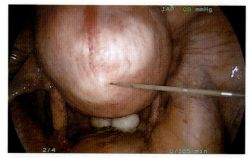

図1-3 血管収縮薬の局注
23ゲージのサクションニードルを使用して血管収縮薬を注入する。

万倍希釈したエピネフリンを、23あるいは21ゲージのロングエラスターもしくはサクションニードルを用いて注入する（図1-3）。投与量は1カ所につき10～20mLで、筋腫核の大きさによっては3～4カ所に分注する。

バソプレシンは術中出血量を減少させるが、適応外使用であり、重篤な合併症も生じることから、十分なインフォームド・コンセントを得ることが必要である。子宮筋腫核出術において出血量の軽減は最も重要であり、開腹手術においても以前から出血量軽減のために、子宮動脈駆血法やバソプレシンの局所注入法のランダム化比較試験（RCT）が行われてきた。それらの検討からは、バソプレ

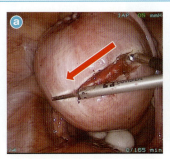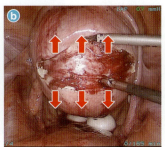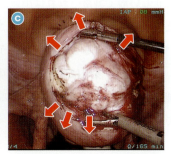

図1-4　子宮後壁の切開

シンの局所注入法は筋腫核出術における出血量を減少させることが明らかである。しかしながら、バソプレシンの局所注入による心停止、低血圧や肺水腫などの重篤な合併症の報告もある。適応外使用であることに加え、投与が禁忌である症例（心不全、喘息、妊娠高血圧症候群、片頭痛、てんかんなど）も認められることなどから、使用時の十分なインフォームド・コンセントを得ることに留意するべきである。

3 子宮壁の切開（図1-4）

子宮筋層内には弓状動脈が横走している。子宮筋層内を走行する動脈の方向を考慮して切開することが重要であり、解剖学的には子宮筋層は横方向の切開が望ましい。

モノポーラや超音波切開凝固装置などを用い、止血のためにはバイポーラを使用する。特に動脈性の出血に対してはバイポーラが最も有効である。

切開線は筋腫核の頂点を通る場所とし、筋腫核に達するまでしっかりとした切開を行う。筋腫核に達するまで切開を行うことで、その後の剥離操作を容易にする。

> **匠の技**
>
> 子宮筋層の切開とそれに引き続く筋腫核の剥離・摘出および縫合の過程において、出血量を軽減し、手術操作を向上させる工夫が必要である。子宮壁縫合において、横切開の創部を縦方向に運針する理想的なトロッカー配置はパラレル型である。しかしながら、筋腫の位置により、核出後の縫合操作がより容易に行える切開方向を選択することも重要で、縫合操作を念頭に置いた切開方向の選択が手術をスムーズに進行させる要因となる。

4 筋腫核の剥離・摘出（図1-5）

筋腫核を牽引しながら周囲組織を剥離する。筋腫核にできるだけ近くの被膜を剥がして剥離する感覚で操作を行う。カウンタートラクションを掛け、モノポーラや超音波切開装置を用いて筋腫を覆う被膜の部分に筋腫核に向かって切開を加える。この操作により筋腫核は正常子宮筋層を付けることなく核出されてくる。

正しい層で剝離されれば出血は最小限に抑えられる。動脈性の出血に対しては、適時、バイポーラによる止血操作を行う。

　凝固処置の多用は縫合不全の原因となる可能性もあり、必要最小限に留めることも重要である。

> **Point**
> 適切なカウンタートラクションが掛けられなくなった場合には、牽引や把持部位を剝離部の近くに移動させ、常に適切なトラクションが掛けられる状態にする。

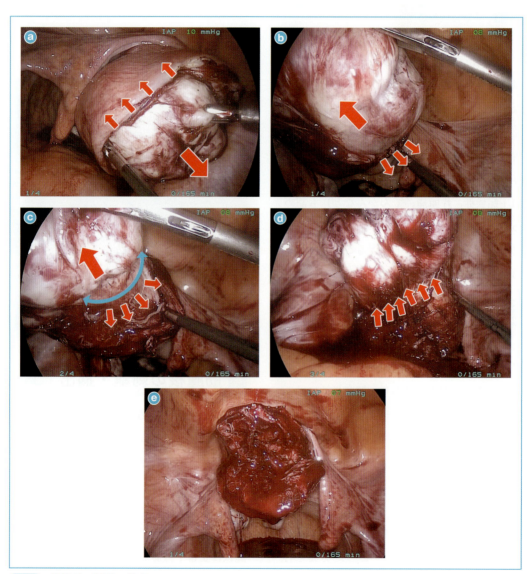

図1-5　筋腫核の剝離・摘出

生殖外科の適応と手術の実際 第2章

5 子宮壁切開創の縫合（図1-6）

1) 運針における重要な基本方針

針の湾曲を利用した鉗子の回転操作により、深い創でも死腔を残さない縫合を行う。

切開創に対して理想的な運針を行うためには、持針器に対して垂直に把持された縫合針を切開創縁に垂直に穿刺し、針の湾曲を利用した持針器の回転により運針を行う必要がある。このとき、もう一方の把持鉗子で子宮壁

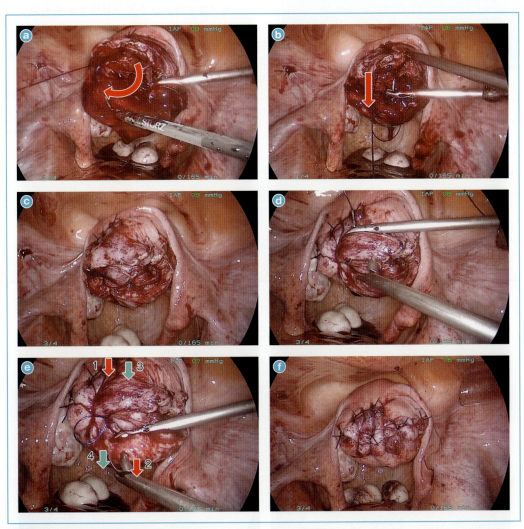

図1-6 子宮壁切開創の縫合
ⓐ針の湾曲を利用して、深くとも死腔を残さないように縫合する。
ⓑ横切開に対して縦方向に運針する。
ⓒ1層目の縫合終了。切開創底部からの出血は認めない。
ⓓ2層目の縫合。8字縫合の運針。
ⓔ1→2→3→4で8字縫合する。
ⓕ8字縫合4針で修復する。

1 子宮筋腫

53

切開創を把持し、針を理想的に穿刺できるように調整する。

> **Point**
>
> 術者の考える針の出口から針を出すために、針を組織の中でこねたりすることは理想的な運針ではなく、針の穿刺位置や針の大きさ、湾曲を考慮して運針を行うことが重要である。

2）縫合の種類

単結節縫合、Z縫合、8字縫合、連続縫合などがあり、切開創の状態や縫合部位により、良好な接着が得られる縫合を選択する。本症例では1層目はZ縫合、2層目は8字縫合を行っている。

切開創が深ければ、2～3層の縫合が必要になる。

3）縫合糸および針

モノフィラメント糸、ポリフィラメント糸などの合成吸収糸を用い、針は35mm程度の湾曲針が子宮襞の縫合時には最も扱いやすい。

6 筋腫核の細切・搬出（図1-7）

筋腫核の細切・搬出には、電動式モルセレータを用いる。

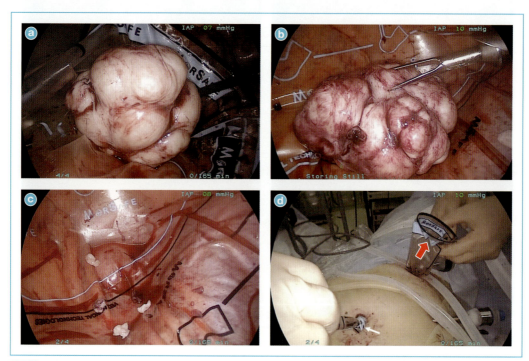

図1-7 筋腫核の細切・搬出
ⓐモルセーフ™に筋腫を移す。
ⓑ筋腫を把持してモルセレータ内に引き込む。
ⓒ細かい組織片はそのままとする。
ⓓバッグのテイルを縛り、バッグを引き抜く。

細切組織の腹腔内への飛散により、想定されていなかった癌組織、特に子宮肉腫があった場合に子宮以外の場所に播種させるリスクがある。本リスク軽減のために、バッグ内の閉鎖空間内での使用が有効であると考えられ、モルセーフ™ を用いたバッグ内での細切を行っている。

モルセレータ使用の注意点

①回転する刃が常に視野の中（できるだけ中央）にくるようにして操作する。
②視野の外では絶対に刃を回転させない。
③刃を腹腔内に押し込まず、筋腫を外に引くように操作する。
④バッグ内での細切であれば、この程度の細かい組織片はこのまま搬出できる。
⑤バッグのテイルを結び、バッグを腹腔外に搬出する。

7 腹腔内の洗浄と癒着防止処置

1）腹腔内洗浄

十分な生理食塩水による洗浄操作を行い、腹腔内に残存する凝血塊を取り除く。

2）止血確認（図1-8）

必要に応じてバイポーラ凝固や追加縫合を行う。

3）癒着防止処置（図1-9）

子宮漿の縫合部位は癒着の発生しやすい部位であり、止血の状態を確認し、癒着防止剤（インターシード®、セプラフィルム®など）を貼付する。切開創の止血に対してタコシール®を貼付する方法もある。術後出血の懸念がある場合にはドレーンを留置する。本症例ではインターシード®を貼付した。

4）手術の終了

最終的な洗浄時には、再度、子宮筋腫片の

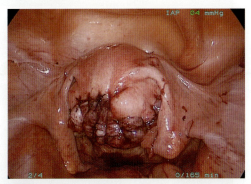

図1-8 腹腔内の洗浄
洗浄し、出血を確認する。

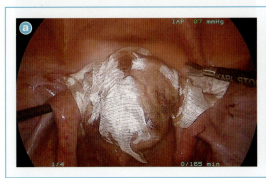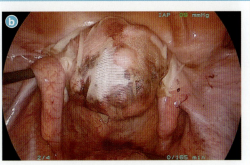

図1-9 癒着防止処置

残存がないことを確認する。

8 靱帯内筋腫の取り扱い
（図1-10）

靱帯内筋腫では、その近傍に子宮動脈や尿管が存在するため、前方からのアプローチで筋腫表面の漿膜を大きく切開し、筋層内筋腫などと同様に、筋腫核深くまで切開を入れ、確実に筋腫部分をその周囲組織から薄く剥ぐように剥離を進める。場合によっては円靱帯

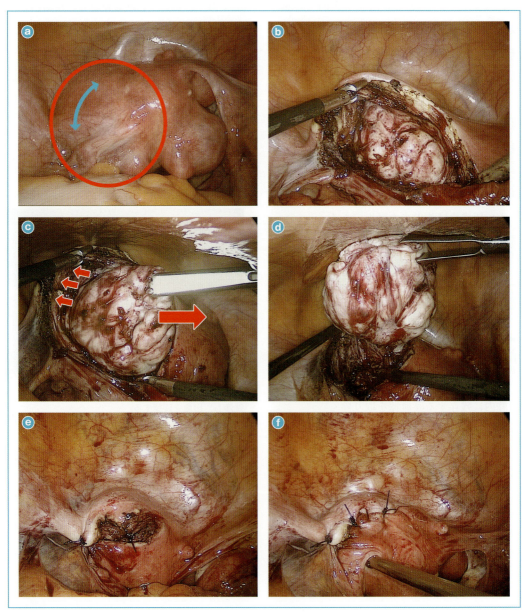

図1-10 靱帯内筋腫の剥離と縫合

生殖外科の適応と手術の実際　第2章

を切断して大きく切開創を広げ、必ず外側（骨盤側）より剝離操作を行う。子宮に近い部位からの剝離は無用な出血を増加させるのみである。

術後管理と妊娠予後

　術後約1カ月に超音波検査を行い、血腫の形成などの問題が生じていないことを確認する。当院では術後4カ月を経過した時点で妊娠を許可している。

　妊孕性改善の目的で不妊患者に対して子宮筋腫核出術が行われるが、従来の開腹手術との比較を行ったRCTは2件のみ[11,12]で、そ

の成績では開腹手術と腹腔鏡下手術の間では、生児獲得率、術後妊娠率、流産率、帝王切開率、早産率に差はなく、メタ解析で同等の効果があるとしている[13]。腹腔鏡下子宮筋腫核出術は不妊症患者の有効な選択肢である。

引用・参考文献

1) Brady PC, et al. Uterine fibroids and subfertility: an update on the role of myomectomy. Curr Opin Obstet Gynecol. 25 (3), 2013, 255-9.
2) Farhi J, et al. Effect of uterine leiomyomata on the results of in-vitro fertilization treatment. Hum Reprod. 10 (10), 1995, 2576-8.
3) Eldar-Geva T, et al. Effect of intramural, subserosal, and submucosal uterine fibroids on the outcome of assisted reproductive technology treatment. Fertil Steril. 70 (4), 1998, 687-91.
4) Fauconnier A, et al. Recurrence of leiomyomata after myomectomy. Hum Reprod Update. 6 (6), 2000, 595-602.
5) Samejima T, et al. Identifying patients who can improve fertility with myomectomy. Eur J Obstet Gynecol Reprod Biol. 185, 2015, 28-32.
6) Bulletti C, et al. The role of leiomyomas in infertility. J Am Assoc Gynecol Laparosc. 6 (4), 1999, 441-5.
7) American College of Obstetricians and Gynecologists. ACOG Practice Bulletin No. 96: Alternatives to hysterectomy in the management of leiomyomas. Obstet Gynecol. 112 (2 Pt 1), 2008, 387-400 (Reaffirmed 2016, Replaces Practice

Bulletin Number 16, May 2000 and Committee Opinion Number 293, February 2004).
8) Takeuchi H, Kuwatsuru R. The indications, surgical techniques, and limitations of laparoscopic myomectomy. JSLS. 7 (2), 2003, 89-95.
9) Sinha R, et al. Laparoscopic myomectomy: do size, number, and location of the myomas form limiting factors for laparoscopic myomectomy? J Minim Invasive Gynecol. 15 (3), 2008, 292-300.
10) Agdi M, Tulandi T. Endoscopic management of uterine fibroids. Best Pract Res Clin Obstet Gynaecol. 22 (4), 2008, 707-16.
11) Palomba S, et al. A multicenter randomized, controlled study comparing laparoscopic versus minilaparotomic myomectomy: reproductive outcomes. Fertil Steril. 88 (4), 2007, 933-41.
12) Seracchioli R, et al. Fertility and obstetric outcome after laparoscopic myomectomy of large myomata: a randomized comparison with abdominal myomectomy. Hum Reprod. 15 (12), 2000, 2663-8.
13) Metwally M, et al. Surgical treatment of fibroids for subfertility. Cochrane Database Syst Rev. 11, 2012, CD003857.

森田峰人

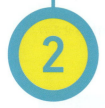

2 子宮筋腫
〜子宮粘膜下筋腫を中心に〜

子宮筋腫と不妊症

　子宮筋腫では、病変部位、サイズ、病変数によってさまざまな症状が生じ、症例によっては妊孕性や妊娠経過に影響を及ぼす。最近の晩婚・晩産化による挙児希望年齢と子宮筋腫好発年齢の一致が不妊症や不育症に大きく影響している。子宮筋腫による子宮腔内圧迫[1〜3]と血流障害によって、精子の輸送障害や受精卵の着床障害を引き起こすことが原因と推測されている。

　子宮筋腫は周産期にも影響を及ぼす。妊娠中には切迫流早産、妊娠末期の胎位異常、前置胎盤、常位胎盤早期剥離など、分娩時には陣痛異常、異常出血など、産褥期にもさまざまな障害を及ぼす可能性がある。

　子宮粘膜下筋腫、子宮内膜ポリープ、子宮腔癒着症、先天性子宮形態異常などの子宮腔内病変は不妊症への関与が指摘されている。不妊一般検査では見落としがちなこれらの病変を診断・治療することが妊孕性の向上に寄与する。

　特に子宮粘膜下筋腫は、過多月経、過長月経、不正子宮出血、重症貧血などを伴い、生殖可能年齢では不妊症や不育症を招く可能性がある[4]。子宮筋腫のない不妊症症例と比較して妊娠率、着床率は低下する[3,5]。挙児希望症例では不妊一般検査を行い、他の不妊原因がないことを確認後に切除術を行う。他の不妊原因がない症例では切除術後に体外受精の妊娠率が改善する[2,3,6]。

子宮鏡下子宮筋腫切除術

【目的】
- 子宮を温存する。
- 症状を緩和する。
- 妊孕性を向上する。

58

生殖外科の適応と手術の実際　第2章

手術の目的と適応

【適応条件】
- 過多月経、過長月経、不正子宮出血などの症状がある。
- 鉄欠乏性貧血がある。
- 子宮内腔の変形を認める。
- 挙児希望があるが、不妊期間は問わない。
- 不育症である。
- 本人に手術の希望がある。

【手術適応】
- 子宮筋腫最大径が50mm以下
- 子宮の大きさは鵞卵大以下
- 有茎性あるいは子宮内腔への突出率が30％以上
- 過多月経、不正子宮出血がある。
- 妊娠歴、不妊期間は問わない。
- 悪性病変がない。

1 手術適応と症例の選択

子宮粘膜下筋腫の診断と子宮鏡下手術の適応は、経腟超音波検査、sonohysterography（SHG）（図2-1）、子宮鏡検査（図2-2、図2-3）、MRI検査、子宮卵管造影などによる。

子宮鏡下子宮筋腫切除術は、手術侵襲が少なく子宮を温存する手術である。挙児希望のある症例に適した術式である。腹腔鏡下子宮筋腫核出術や開腹による子宮筋腫核出術と比べると、①入院期間が短く、②社会復帰が早く、③低侵襲で、④再手術が容易であり、⑤月経随伴症状の改善を認めるなど、患者の満足度も高く[7]、保存的外科的治療の第一選択である[8]。そのため積極的に子宮鏡下手術を勧

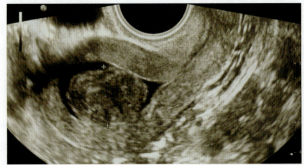

図2-1　術前検査① sonohysterography（SHG）
子宮粘膜下筋腫径 27×21mm

59

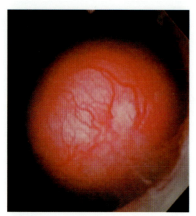
図2-2 術前検査②子宮鏡検査
子宮粘膜下筋腫全体像

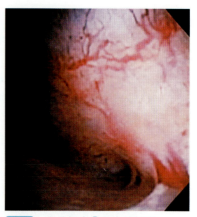
図2-3 術前検査③子宮鏡検査
子宮粘膜下筋腫基部

める。挙児希望がある場合には不妊一般検査を行い、他の不妊原因がないことを確認した後に手術を行う。

多発子宮筋腫に子宮粘膜下筋腫を認め、挙児希望がある場合や強い症状を示す場合にも、低侵襲治療として子宮粘膜下筋腫のみを切除することがある。

林らは本術式の適応を、①子宮の大きさが妊娠12週程度以下で、なおかつ子宮消息子診で12cm以下、②子宮粘膜下筋腫の最長径が6cm未満で、なおかつ子宮腔内への突出が50％より大、③子宮粘膜下筋腫の最長径が4cm以下で、なおかつ子宮腔内への突出が50％以下、④漿膜筋腫間距離（漿膜と筋腫核の最外側との間の距離）が5mm以上、⑤子宮に悪性病変のないこと、⑥腔内に下垂している子宮粘膜下筋腫では、その大きさや茎部の太さとは無関係に子宮体部の大きさから決定する、としている[9]。

林らの基準はあくまで手術適応の限界を示しており、経験豊富で優れた術者が行う場合には手術適応の拡大も許容されるが、合併症が生じることなく臨床症状の改善や妊孕性の向上などを得るには、筋腫径3cm以下でかつ子宮内腔の突出度が50％以上であることが望ましい[10]。筋腫径が5～6cm以上で子宮腔内への突出度が低い子宮粘膜下筋腫症例などでは子宮鏡下手術の実施は困難である。術者に適した症例を選択することが重要で、開腹による子宮筋腫核出術や腹腔鏡下子宮筋腫核出術を選択することもある。また、すべての子宮粘膜下筋腫が子宮鏡下手術の対象ではなく、手術を行っても月経症状や不妊症などが改善しない症例も存在する。

2 子宮鏡下手術の特徴と注意点

子宮鏡下手術は、持続灌流式レゼクトスコープにCCDカメラを接続して、TVモニタを見ながら行う。灌流液によって子宮腔内

生殖外科の適応と手術の実際　第2章

表2-1　子宮鏡下手術の特徴

- 術者が単独で行う手術である。
  →術者のみが理解・把握できる状況があり、個人への依存度が高い。
  例：子宮頸管の狭小度、腟壁の開大度、腟鏡のかかり具合
  　：レゼクトスコープの動き、到達度
  　：電極の組織への密着度
- 他者からの手術指導が難しい。
- 術野に他の臓器がない。
- 操作肢が一つで、究極の単孔式手術である。
- 縫合操作などがなく、操作手技が限られる。
- 操作器具・機器のバリエーションが少ない。
- 子宮腔内に至る子宮頸管は、狭く、時に硬く、易出血性である。
- 術野である子宮腔は狭い。
- 術野である子宮腔は子宮体部筋層の収縮と弛緩によって変形する。
- 水中毒・低ナトリウム血症、子宮穿孔など特有の合併症がある。
- レゼクトスコープや高周波電流発生装置などの手術機器の理解と操作習得が必要である。

に空間を作り、スコープ下に子宮粘膜下筋腫の摘出を行う。電極に高周波電流を通電して切開および止血を行い、子宮粘膜下筋腫と子宮筋層の間隙を剥離しつつ筋腫を一塊に切除する。切除組織は病理組織診に供する。子宮頸管の出血や低ナトリウム血症・水中毒、子宮穿孔などの合併症が生じるため留意が必要である[9~13]。

Point

同じ鏡視下手術であっても子宮鏡下手術と腹腔鏡下手術では大きく異なる。2つの術式の相違点から本術式の特徴が分かる。子宮鏡下手術の特徴を表2-1に示す。

症例の背景

36歳、2妊2産。挙児希望（2年）と過多月経を主訴に来院。GnRHアゴニスト1.88mg×4回を術前投与した。術前最大子宮筋腫径は27mmであった（初診時：前医でGnRHアゴニスト1.88mg×2回投与後）。

1 術前準備

血液一般検査、血清鉄などで鉄欠乏性貧血をチェックする。腟分泌物培養検査、子宮頸管クラミジア検査、淋菌検査を行い、子宮頸管炎および子宮腔癒着症などを防ぐ。

1）GnRHアゴニスト投与

子宮粘膜下筋腫が縮小すると視野の確保が容易となり、手術時間の短縮や子宮血管の狭小化に伴う出血量の減少、血管内への灌流液

子宮筋腫〜子宮粘膜下筋腫を中心に〜

61

流入の減少が期待できる。貧血を改善し、手術適応がより大きな子宮粘膜下筋腫へ拡大する。投与中の多量子宮出血や更年期症状、うつ症状の出現や筋層の菲薄化による子宮穿孔リスクの増大に留意する。

2）ジエノゲスト投与

ジエノゲスト術前投与によって子宮内膜が肥厚せず、視野が確保される。また、子宮粘膜下筋腫と子宮内膜の境界が明瞭となり病変部が的確に摘出できるため、正常子宮筋層と正常子宮内膜の温存に非常に有用である。正常子宮筋層の出血量の減少も期待できる。月経による手術日の変更を防ぐことができる[14]。

2 術直前の準備

1）手術機器、光学機器、記録機器などの準備

子宮鏡下手術では、レゼクトスコープ、光学系の機器と高周波電流発生装置、記録機器などを使用する。そのほかに灌流液が必要である。術者は、装置や機器の使用方法・目的を理解するとともに、操作手技を把握し、それに習熟する。装置や機器、その操作によって生じる合併症と対策を十分に理解して、緊急時には迅速に対応する。装置や機器の整備点検に留意する。手術の映像はテレビモニタに描出してDVDなどによって保存する。灌流液には生理食塩水、D-ソルビトールを使用する。

2）子宮頸管拡張

レゼクトスコープの子宮頸管内と子宮腔内へのスムーズな動きを確保するため、術前にラミセルなどを使用して子宮頸管拡張を行う。適切な拡張によりスコープのスムーズな動きを確保するとともに、筋腫片を取り出すときの子宮頸管出血を減少させる。拡張が不十分な場合にはスコープの動きに支障を来す。過度な拡張では子宮腔外へ灌流液が多く流出するため空間を保てず視野確保が困難となり、子宮穿孔などにつながる。

3 術中の視野の確保

1）灌流液

子宮腔の空間確保と鮮明な画像の獲得のため、生理食塩水やD-ソルビトールなどの灌流液を使用する。適切な子宮腔の空間確保には、灌流液の流入圧と、出血や組織などを流出させるための灌流液量が必要となる。灌流液への気泡の流入を防いで子宮腔内への気泡の停滞による手術操作の支障を来さないようにする。

子宮粘膜下筋腫は他疾患の子宮鏡下手術に比べて手術時間が長いため、灌流液を多く使用する[10]。子宮腔内サイズ、子宮腔内圧、広い子宮内膜操作面・内膜剥離面、手術時間、子宮筋腫と子宮の血管分布、高い灌流液圧などのさまざまな要因によって灌流液が血管の断端面から体内に流入し[9]、低ナトリウム血症や溶血、水中毒を起こす。過度の吸収は、術中の顔面蒼白、不安感、悪心・嘔吐、徐脈、痙攣、一過性の血圧上昇、急激な血圧低下、ショック、乏尿、肺水腫・脳浮腫、失明、昏睡、死亡などを引き起こす。そのた

め、手術が1時間以上にわたる場合は灌流液のinとoutの計測が必要となり[12, 13)]、その差が1L以上となった場合には手術の中止を勧める[10, 13)]。

2）GnRHアゴニスト術前投与

「GnRHアゴニスト投与」の項を参照。

3）ジエノゲスト術前投与

「ジエノゲスト投与」の項を参照。

4 明るい術野の確保

光源を調節して適切な明るさを保つ。術前にはホワイトバランス調節を必ず行う。

匠の技

1）子宮筋腫の構造

子宮筋腫の周囲には子宮筋腫偽カプセル（myoma pseudocapsule；MP）が存在する[15)]（図2-4）。子宮筋腫偽カプセルは子宮筋腫を取り囲むように形成する平滑筋腫と正常子宮筋層との間の連続層であり、線維-神経血管構造である肥厚したコラーゲン線維および血管リングを形成する血管網である[16)]。

電子顕微鏡像では、子宮筋腫偽カプセル細胞は正常子宮筋層と同様の平滑筋細胞の特徴を有し、平滑筋腫を圧迫する子宮筋層の一部である。そのため子宮筋腫を切除するときには、できるだけ子宮筋層を保存することを目的として子宮筋腫偽カプセルを残す必要がある[17)]。子宮筋層の瘢痕治癒は、子宮の血管新生と収縮と神経ペプチドの存在と神経線維によってなされている。子宮筋腫偽カプセルの神経線維を温存する筋腫切除術は、平滑筋瘢痕化を促進し、正常な子宮蠕動の回復を促進し、妊孕性に良好な影響を及ぼす[18)]。このため、子宮粘膜下筋腫の切除においても、子宮筋腫偽カプセルの存在に留意して、手術時に残存させる術式を行う必要がある。

2）子宮筋腫の構造を考慮して行う子宮粘膜下筋腫切除術

子宮粘膜下筋腫が子宮内腔に突出することによる子宮内膜へのダメージを軽減させるために、最初に突出部位の子宮筋腫の切除を行わずに、子宮粘膜下筋腫起始部の子宮筋腫組織と子宮筋腫偽カプセルの間の剥離から開始する。すなわち、子宮筋腫偽カプセルが正常子宮筋層側に残存するように剥離する。剥離にはレゼクトスコープの切除ループあるいは剥離専用デバイスを使用する。また、可能な限り子宮内膜組織が残るように剥離する。高周波電流の切開モードを極力使用しないため、正常子宮筋層と子宮筋腫偽カプセルへのダメージが少なく、術後の創部および子宮内膜などの修復もスムーズなると考えている。剥離層が的確であれば子宮穿孔を防ぐことができる。

GnRHアゴニスト術前投与によって子宮筋腫偽カプセル周囲の血管径は細くなる。視野の確保と出血の軽減を目的に、血管を高周波電流で焼灼・止血しつつ剥離を進める。組織へのダメージの軽減とその後の組織再生を考慮すると高周波電流にはバイポーラが好ましい。子宮粘膜下子宮筋腫周囲を剥離後に、子宮筋腫組織を切開・砕屑して取り出す。

子宮粘膜下筋腫切除を子宮筋腫偽カプセルが残るように行うことが術後の子宮機能、特に妊孕性の維持に大きく寄与する可能性がある。

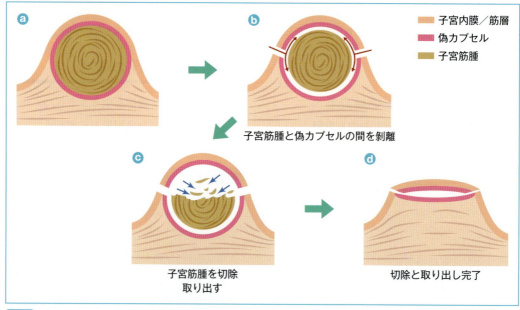

図2-4　剥離による子宮粘膜下筋腫切除術

5 子宮腟部前唇の把持、子宮頸管拡張

　子宮腟部を単鈎鉗子などで把持し牽引後、ヘガールなどの子宮頸管拡張器によって子宮頸管の拡張を行う。子宮腟部の把持によってレゼクトスコープの子宮内腔への挿入が容易になり、操作性が向上する。

6 スコープの挿入

　スコープを子宮頸管から観察しながら子宮腔内に挿入する。スコープの擦過によって生ずる出血を避ける。子宮腔内の空間を確保しつつ、子宮腔内の両側卵管口、子宮底部、子宮粘膜下筋腫の病変数、サイズ、起始部、子宮体部のローテーションの有無を確認する。

7 レゼクトスコープの操作

1）切　　開

　正常子宮筋層および正常子宮内膜組織の損傷を極力避ける。出血や子宮穿孔に留意する。通電時には切除ループが確実に視野に入る部位で操作する。子宮穿孔のリスクを避けるため、切除ループを遠位から近位に移動させつつ通電して筋腫を切除する。連続した通電では気泡が生じ視野の妨げが起こるため、通電の on と off を繰り返しながら行う。

2）止　　血

　ループ電極が確実に血管や出血点に接するように止血する。凝固モードでの止血、切開モードによる止血を行う。正常子宮筋層および正常子宮内膜組織などの損傷を極力避ける。

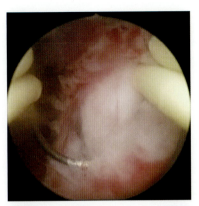

図2-5 剥離操作
子宮筋腫の表面を確認、偽カプセルの血管を焼灼し剥離を続ける。

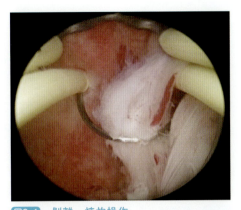

図2-6 剥離、焼灼操作
偽カプセル側（9時方向）の血管を焼灼する。

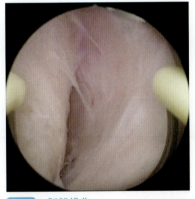

図2-7 剥離操作
3時方向の子宮内膜と子宮筋腫との間を剥離する。

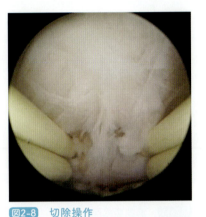

図2-8 切除操作
0時方向から子宮粘膜下筋腫の切除を開始する。筋腫と偽カプセルの剥離が進んでいるため、切除時に筋腫が激しく動く。

　子宮粘膜下筋腫では、筋腫摘出後の正常子宮筋層収縮によって剥離面の血管径が細径化するため多量の持続出血が生じにくく、血管や出血部位の積極的な止血は不要なことが多い。広い面積の子宮筋層と子宮内膜への止血・焼灼は、術後の子宮腔癒着や子宮内膜欠損を引き起こす可能性がある。

3）焼　灼
　ボール電極を使用して子宮筋腫組織を焼灼する。正常組織損傷に注意する。

4）剥離（図2-5〜図2-8）
　「匠の技」の項を参照。

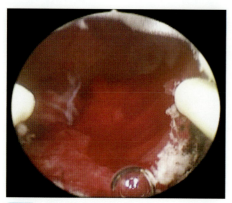

図2-9　筋腫摘出後の子宮腔内

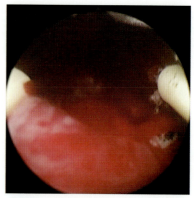

図2-10　筋腫を被覆して残存した子宮内膜組織

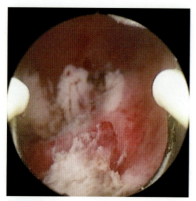

図2-11　筋腫切除部分
子宮内膜欠損部は筋腫径に比し小さい。

5）胎盤鉗子などによる組織娩出
（図2-9〜図2-11）

砕屑した筋腫組織はリン式鉗子や胎盤鉗子などを使用して子宮内腔から取り出すことで手術時間の短縮が期待される。この操作で子宮穿孔や子宮内反を招くことがある。腹部超音波により鉗子の動きや子宮漿膜面の変化をモニタする。

> **妊孕性温存の要点**
>
> 再発を防ぐために子宮筋腫の残存しない手術を心掛ける（「匠の技」の項を参照）。また、子宮内膜損傷を減少させることも大切である（「ジエノゲスト投与」の項を参照）。

8　手術時間

手術時間が長くなると、灌流液の刺激によって子宮体部が収縮と拡張を繰り返す。子宮収縮によって視野が保てず、子宮腔内の操作は困難となる。

9　合併症

1）低ナトリウム血症・水中毒

「灌流液」の項を参照。

(1) 手術時間短縮を目指す
① GnRHアゴニスト術前投与
　「GnRHアゴニスト投与」の項を参照。
② 筋腫鉗子（リン式鉗子）、胎盤鉗子を使用

(2) 灌流液のコントロール

①子宮内圧を低く維持する。平均動脈圧より低い（＜ 80mmHg）灌流液圧とする。灌流液バッグは子宮の上方約 1m 以下に設置する。

②可能であれば、5〜10 分ごとに灌流液の in と out を計測する。

③灌流液の in と out の差が多いときには、電解質のチェックを行い、異常があれば手術を中止する。

④灌流液に生理食塩水の使用ができるバイポーラレゼクトスコープを使うことで、低ナトリウム血症のリスクを軽減する。

2）子宮穿孔

子宮穿孔は、誤った器械操作、手術視野の確保が困難なとき、空間認識が困難なとき、長時間手術によって疲労が増したときに多く発生するとされる。

子宮穿孔が生じた場合や疑われる場合には、直ちに手術を中断して、腹腔鏡による腹腔内の観察等の処置を行う。状況によっては、躊躇せずに開腹することも必要である。

(1) 子宮穿孔が起こりやすい手術操作ポイント

①子宮頸管拡張器で子宮頸管を拡張するとき

②卵管角付近の手術操作を行ったとき

③筋腫漿膜間が薄いとき

④子宮筋腫を胎盤鉗子などで除去するとき

⑤スコープの死角で切除ループを作動させたとき

(2) 予防策

手術中の経腹超音波検査により子宮穿孔を予防する。以下の「Point」の項を参照。

Point

膀胱内に液体を充満させて経腹超音波検査を行い、術中のレゼクトスコープの動きと子宮粘膜下筋腫の位置関係をフォローする。経腹であってもスコープの動きと子宮粘膜下筋腫の位置を把握できる。また、胎盤鉗子などで筋腫片を娩出させるときも子宮底部を監視して子宮穿孔や子宮内反を予防する。

---

(3) 機器の習熟

使用機器の使用方法などの理解・習得、手術視野の確実な確保、長時間の手術を避けることが予防につながる。

3）出血

予防策として、「子宮頸管拡張」「術中の視野の確保」「GnRH アゴニスト投与」「ジエノゲスト投与」の項を参照。

4）子宮付属器炎・子宮内膜炎

予防策として、術中、術後に的確な抗菌薬の投与を行う。「術前の準備」の項を参照。

5）子宮内反症

正常子宮筋層から子宮筋腫の剝離が不十分な症例などで子宮腔内から強引に筋腫片の娩出を行うと、子宮内反症や子宮穿孔が生ずる。十分な剝離を行うとともに、子宮頸管を容易に通過する筋腫片とする。

6）熱　傷

モノポーラ使用時には対極板を適切に大腿部などに貼付する。レゼクトスコープからの電流漏れに注意が必要である。日常での保守点検が大切である。

7）使用機器の破損

レゼクトスコープ電極の破損が生じて子宮腔内に一部が遺残することに留意する。

8）子宮腔癒着

以下の予防策を講じる。

① 術後の子宮腔癒着を防ぐため、術中と術後の出血に注意する。

② 子宮粘膜下筋腫の起始部が広く手術後に子宮内膜欠損面積が広い症例、子宮粘膜下筋腫の多発症例で手術後の子宮内膜欠損部位の多い症例には、積極的に手術終了時に避妊リング（FD-1）を挿入する。避妊リングは術後に癒着の有無を検索するために行うセカンドルック子宮鏡検査時に抜去する。

③ 膜様の癒着は、セカンドルック子宮鏡検査時の子宮鏡操作によって剥離が可能である。術後早期からのカウフマン療法も癒着防止につながる。

④ 子宮腔癒着が強固で、無月経、過少月経などの症状があり、挙児希望がある場合や本人が希望する場合には子宮腔癒着剥離術を行う。

⑤ 子宮内膜の欠損面積が広範囲な場合などは術直後からカウフマン療法を行う。

> **Point**
>
> 【合併症回避の Point】
> ① 適切な症例を選択する。
> ② 機器の操作を習得する。
> ③ 視野を確保する。
> ④ 手術機器の管理を行う。
>
> 【再発予防の Point】
> 　子宮筋腫病変を十分に切除することが再発防止につながる。

術後管理と妊娠予後

1 セカンドルック子宮鏡
（図2-12）

術後2〜3回目の月経終了直後に外来で行う。手術による子宮内膜欠損、子宮腔癒着、子宮粘膜下筋腫再発の有無をチェックする。ほぼ全例で手術によって生じた子宮内膜欠損部位の再生を確認できるため、この周期から妊娠が可能である。

子宮内膜欠損を認めた場合には、子宮内膜の再生を目的としてカウフマン療法を数周期行い、再度子宮鏡検査を実施する。子宮腔癒

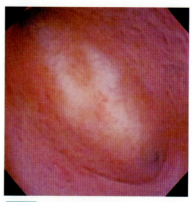

図2-12 外来子宮鏡検査
術後2回目の月経終了後。子宮内膜欠損や子宮腔癒着などはなく、妊娠可とした。

着がある場合には、観察用子宮鏡を癒着部位に押し当て剥離できる症例もある。

本症例では術後3カ月（術後2回目の月経後）にセカンドルック外来を実施した。月経期間1/5、月経量半減、月経痛はVASスケールで1/5、凝血塊1/5で、不正子宮出血は認められなくなった。

2 妊娠・分娩への影響

分娩方法は、子宮漿膜面を切開する腹腔鏡下子宮筋腫切除術などと異なり、積極的に帝王切開術とする必要はないと考える。子宮鏡下手術時に子宮穿孔が生じた症例などでは帝王切開術を考慮する。

おわりに

症状の改善と妊孕性の向上に寄与する本術式は、患者侵襲が少なく、早期の社会復帰も可能であり現代社会のニーズに合致している。本項によって、さらに安全安心な手術として広く普及することを期待している。

引用・参考文献

1) Farhi J, et al. Effect of uterine leiomyomata on the results of in-vitro fertilization treatment. Hum Reprod. 10 (10), 1995, 2576-8.
2) Giatras K, et al. Fertility after hysteroscopic resection of submucous myomas. J Am Assoc Gynecol Laparosc. 6 (2), 1999, 155-8.
3) Lefebvre G, et al; Clinical Practice Gynaecology Committee, Society for Obstetricians and Gynaecologists of Canada. The management of uterine leiomyomas. J Obstet Gynaecol Can. 25 (5), 2003, 396-418.
4) Casini ML, et al. Effects of the position of fibroids on fertility. Gynecol Endocrinol. 22 (2), 2006, 106-9.
5) Pritts EA, et al. Fibroids and infertility: an updated systematic review of the evidence. Fertil Steril. 91 (4), 2009, 1215-23.
6) Somigliana E, et al. Fibroids and female reproduction: a critical analysis of the evidence. Hum Reprod Update. 13 (5), 2007, 465-76.
7) Phillips DR. Resectoscopic Myomectomy for Treatment of Menorrhagia. J Am Assoc Gynecol Laparosc. 1 (4, Part 2), 1994, S29.
8) Propst AM, et al. Complications of hysteroscopic surgery: predicting patients at risk. Obstet Gynecol. 96 (4), 2000, 517-20.
9) 日本産科婦人科内視鏡学会編. 産婦人科内視鏡下手術スキルアップ 改訂第2版. 東京, メジカルビュー社, 2010, 144-51.
10) 日本産科婦人科学会／日本産婦人科医会編. 産婦人科診療ガイドライン 婦人科外来編2017. 東京, 日本産科婦人科学会, 2017, 86-7.
11) Jansen FW, et al. Complications of hysteroscopy: a prospective, multicenter study. Obstet Gynecol. ;96 (2), 2000, 266-70.
12) Rosenberg MK, et al. Hyponatremic encephalopathy after rollerball endometrial ablation. Anesth Analg. 80 (5), 1995, 1046-8.
13) 林保良, ほか. 子宮鏡：子宮鏡手術の合併症分析と予後. 産婦人科の実際. 54 (1), 2005, 95-102.
14) 齊藤寿一郎ほか. ジエノゲスト投与による子宮内腔の変化と子宮鏡下手術. 日本エンドメトリオーシス学会会誌. 31, 2010, 177-9.
15) Tinelli A, et al. Myoma pseudocapsule: a distinct endocrino-anatomical entity in gynecological surgery. Gynecol Endocrinol. 25 (10), 2009, 661-7.
16) Awataguchi K. Studies on the anagioarchitecture of the uterine myoma. Nihon Ika Daigaku Zasshi. 49 (2), 1982, 225-32.
17) Malvasi A, et al. Uterine fibroid pseudocapsule studied by transmission electron microscopy. Eur J Obstet Gynecol Reprod Biol. 162 (2), 2012, 187-91.
18) Malvasi A, et al. NT, NPY and PGP 9.5 presence in myomeytrium and in fibroid pseudocapsule and their possible impact on muscular physiology. Gynecol Endocrinol. 29 (2), 2013, 177-81.

齊藤寿一郎

3 子宮内膜症

子宮内膜症と不妊症

子宮内膜症はその存在自体による不妊のみならず、疼痛の原因となり、結果としての性交障害による不妊も考慮しなければならない。また、内科的治療における低用量ピルなどは、挙児希望がある場合では妊娠をトライする周期には使用できないため、患者の背景に応じて治療を細かく選択する必要がある。

元来、子宮内膜症の診断は腹腔内観察をもって行っていたこともあり、腹腔鏡は親和性が高い。近年の医療技術革新により、診断から治療までを行うことができるようになった腹腔鏡下手術は、やはり最善の治療選択であろう。しかしながら、囊胞摘出などの手術操作や特にエナジーデバイスの過度の使用による卵巣機能低下も懸念される。また、術後の囊胞再発のリスクもあり、ともすれば頻回の手術によりさらなる卵巣機能の低下を来すことも危惧される。よって、手術適応には十分注意し、術後の再発予防を含めた不妊治療との連携、および言わずもがなであるが、適切で繊細な手技が必須であろう。

1 術前検査

1) 問診、挙児希望の確認

問診は非常に重要である。月経痛のみならず、性交痛や排便痛なども癒着の有無を見極める手助けになる。特に性交痛は、それが不妊の原因になるため、生殖外科としては重要な項目である。

また、手術による卵巣機能低下や再発のリスクを考慮すると、現時点での挙児希望により、手術のタイミングを検討することも必要である。すなわち、さほど大きくない囊胞で、症状も激しくなく、さらには現時点で挙児希望がない場合は低用量ピルなどによる内科的治療を先行し、挙児を考えるまで継続し、将来的に手術適応を再検討することなども考慮するべきである。もちろん、大きな囊胞があり月経痛がひどく、日常生活に支障を来している場合は、手術を先行させるべきであるが、術後の再発予防としての内科的治療についてもあらかじめ説明しておき、挙児希望のタイミングまで継続することも検討するべきであろう。

比較的若年女性に好発することを考え、手術などの侵襲を最小限にすることが肝要である。少なくとも再発を繰り返し、結果として頻回の手術を行うことになり、その結果、卵巣機能低下を招くようなことは避けなければならない。患者の今後のライフプランによっ

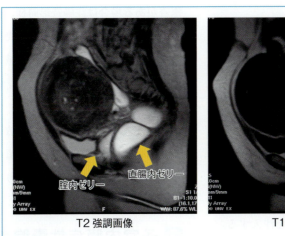
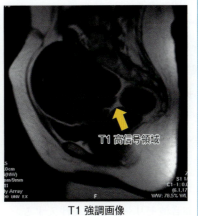

図3-1 MRIゼリー法

腟と直腸内に注入したゼリーは、T2で高信号であり、T1では低信号となる。T1で低信号であるゼリーに挟まれた高信号領域は強固な癒着を示唆する（矢印）。

てさまざまな治療方針を提示し、相談する必要がある。さらに、月経に伴うさまざまな症状を聴取する。例えば月経時の下血などは腸管子宮内膜症の診断には重要な症状であるため、時間をかけて患者の話を聞く必要がある。

2）内診、双指診

内診による子宮ならびに付属器の可動性の把握は癒着の有無の確認に重要である。さらには、直腸と腟から診察する双指診も、子宮内膜症の深部病変の診断に有用であろう。深部子宮内膜症はダグラス窩の硬結として触れるため診断が可能であるが、内診には習熟が必要かもしれない。比較的容易で再現性の高い診断方法として以下に述べるMRIゼリー法があり、腸管子宮内膜症の診断にも有用である[1〜3]。

3）MRIゼリー法（図3-1）

MRIゼリー法は、当院で子宮内膜症によるダグラス窩閉塞の診断を目的に行っているもので、腟と直腸内に、MRI T2強調画像で高信号に描出される超音波ゼリーを注入し、腟と直腸を伸展させ、子宮、卵巣との位置関係と引きつれ像により癒着を診断する方法である[1]。問診や内診などでダグラス窩の癒着が疑われた場合は、積極的にこのMRIゼリー法を行うようにしている。もちろん、通常のMRI同様、子宮内膜症性囊胞はT1 high、T2 high（またはlow：shedding）、fat suppress T1 negative（high）を示し、T2でhighであるほど内容が水溶性で吸引しやすいことを示唆する。ここでは触れないが、卵巣機能低下が危惧され、早期の不妊治療導入が考えられる場合、経腟超音波下の囊胞吸引術が選択可能であるが、その際の吸引

の容易さの指標となる。

■MRI ゼリー法の撮像法

　MRI 検査前の 3 日間、就寝前にセンナ抽出物 0.5g 緩下剤を服用させ、直腸を空虚にしておく。撮像当日に、16Fr のネラトンカテーテルを 2 分割して 2 本の注射器に接続し、超音波ゼリー（Echo Jelly®）を腟内と直腸内に別々に注入し、腟内には超音波ゼリーの原液 50mL、直腸内には水道水で 2 倍に希釈した超音波ゼリー150mL を注入する。ゼリーの注入は MRI 室で患者を側臥位にして腟、直腸の順に行う。撮像終了後はそのまま帰宅させ、特に撮像後の腟洗浄などは行っていないが、これまでに大きな合併症はない。通常の T1、T2 強調画像を、矢状断と横断像で撮像する[1, 2]。

■MRI ゼリー法の読影法

　MRI ゼリー法は腟と直腸に超音波ゼリーを注入し、癒着による引きつれや肥厚を強調するものである。よって、ゼリー法で得られる有用な所見として、T2 強調画像での直腸壁の引きつれ像、T1 強調画像での高信号領域の 2 つが挙げられる[2]。T2 強調画像では、ゼリーは水と同様に高信号で描出されるが、

癒着がある場合は注腸造影同様、直腸壁の引きつれ像として描出される。また、ダグラス窩の T1 強調画像での高信号領域は、深部子宮内膜症を示唆し、強固な癒着が予想される。これらの所見は分かりやすく有用であり、エキスパートでなくても、放射線診断医と同様の読影が可能となる[3]。超音波ゼリーを注入するのみで撮像可能であり、導入も容易である。

2 子宮内膜症性嚢胞の悪性化

　近年、晩婚・晩産化の影響で、比較的高年齢で子宮内膜症性嚢胞での妊孕性温存手術を希望する症例も増加している。そこで考慮しなければならないのは、子宮内膜症性嚢胞の悪性化である[4]。高年齢であるほど悪性化のリスクは高くなるが[5, 6]、CA125 や CA19-9 などの腫瘍マーカーや造影 MRI などでも完全な悪性の除外診断は困難である。経過中の嚢胞の急激な増大などに注意し、悪性化のリスクについて十分なインフォームド・コンセントを得ておくことも重要である。

第2章 生殖外科の適応と手術の実際

腹腔鏡下子宮内膜症性囊胞摘出術

3 子宮内膜症

> **手術の目的と適応**
>
> 【目的】
> ○現時点における最大限の妊孕性を温存する。
> 【適応】
> ○挙児希望を有する子宮内膜症
> ○囊胞が大きく、月経痛がひどく、日常生活に支障を来す場合
> ※手術による卵巣機能低下に注意する。

　子宮内膜症はその存在自体が不妊の原因になるものの、手術による卵巣機能低下も懸念される[7, 8]。よって、子宮内膜症の手術目的は現時点における最大限の妊孕性温存であることに留意し、患者の挙児希望により手術のタイミングを検討することが肝要である。子宮内膜症は腹腔内の観察によって診断されるため、基本的には手術療法が中心となるが[9]、術後の再発により頻回の手術を行うリスクを踏まえ、再発予防を含め、適応と手術のタイミングを検討するべきであろう。また、近年の晩婚・晩産化により、高年齢（40歳以上）では子宮内膜症性囊胞の悪性化のリスクに留意せねばならない[4]。すなわち、治療方針は患者のライフプランにより決定する必要がある。よって、術前の問診とインフォームド・コンセントが重要となる。

> **症例の背景**
>
> 　27歳、0妊0産。不妊と月経痛を主訴に紹介受診した。MRIで子宮内膜症性囊胞を認めた。夫婦で早期の手術を希望したため、腹腔鏡下手術予定となった。術前、GnRHアゴニストを4クール施行後、入院した。

1 術前治療

　当院では囊胞径の縮小と術中出血の減量を目的として、術前にGnRHアゴニストを3～4カ月投与している[10]。GnRHアゴニスト投与により囊胞壁が卵巣実質に癒着して剥離が困難になることもあり、そもそも無効であるという報告もあるが[11]、われわれは出血のリスクを減らす目的で特に癒着が予想される症例や囊胞が大きい症例（10cm以上）におい

73

てはあえて使用することを基本としている。前述した悪性化のリスクを踏まえ、術前治療中も経腟超音波などで定期的な観察を行い、急な増大などがないかを確認するべきである。

2 人員と使用機器

1）トロカーの配置と人員

当院の基本のトロカー配置は左パラレル4孔式である[12]。トロカー配置にはさまざまなものがあり、それぞれ一長一短がある。よって、必ずしもこの配置でなければならないというものではないが、われわれの方法として参考にしていただきたい（図3-2）。

左パラレル4孔式のメリットは、術者の右側のトロカーが骨盤から遠い位置にあり、右手で操作する鉗子や電気メス、送水吸引管の可動域が広いことである。嚢胞壁と卵巣実質、子宮・卵巣、直腸などとの癒着剥離の際、ダイナミックに操作できることがメリットの一つである。われわれは送水吸引管と電気メスの機能を備えたユニバーサルプラス（ジェイ エス エス社）の針状モノポーラを使用している。複数の機能を有する機器を使用することにより、機器の出し入れの回数が減り、効率的な手術につながる。

術者は患者の左側に立ち、2つのトロカーから操作する。助手は片手で一つのトロカーから鉗子を操作し、もう片方の手で子宮マニピュレーターを操作する。第二助手としてスコープ持ちを置くのがわれわれの手技のもう一つの特徴となるが、スコープを持つことに集中できるため、第一助手が持つより、鮮明で傾きのない画像を保持することができる。もちろん人員には限りがあるため、研修医が持つことがほとんどであるが、スコープを持つだけでも手技を見ることができ、結果としてある程度の研修効果も期待できると考えている[13]。

2）子宮マニピュレーターの使用

子宮内膜症は卵巣周囲やダグラス窩への癒着を伴う場合がほとんどであろう。よって、癒着剥離を行うためのカウンタートラクションのためにも、子宮マニピュレーターを挿入することが望ましい。また、不妊が主訴であれば、卵管通色素検査も同時にできる点でも必要である。われわれはダグラス窩閉塞の際の剥離に有用であるため、120度まで前屈が可能であるアトムメディカル社のものを使用している。特にダグラス窩の良好な視野を得ることができ、後述する深部子宮内膜症手術の際にも有用である。

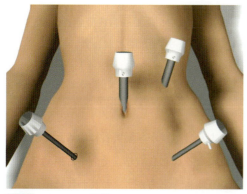

図3-2 トロカー配置
左パラレル4孔式である。術者は患者の左に立ち、両手で2本のトロカーから操作する。

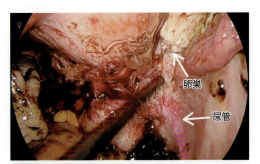

図3-3 尿管と卵巣の関係

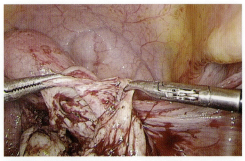

図3-4 囊胞壁剝離①
卵巣の癒着剝離後は、囊胞の破綻部分で囊胞壁が分かりやすい場合が多いため、術者の鉗子と助手の鉗子とで割くようにして境界を明瞭とする。卵巣門が近い場合には出血が多くなる可能性があるため、他の部位を切開する。

3 癒着剝離

　囊胞が広間膜後葉に癒着していれば、まず癒着剝離を行う。子宮内膜症性囊胞は通常、癒着剝離により囊胞壁が破綻して、内容液が流出することが多い。よって、剝離操作を行う前にダグラス窩に生理食塩水を100～150mL留置しておくとよい。囊腫壁が破綻して内溶液が流出した場合は、直ちに内容液を吸引する。子宮内膜症性囊胞の内容液は視野を暗くしてしまうため、都度洗浄・吸引することで鮮明な視野を確保することが重要である。

　癒着により尿管の走行が卵巣近くに来ている場合もあり、癒着剝離を十分に行っておくとよい（図3-3）。

匠の技

卵巣動静脈を軸として囊胞を回転させるように剝離することがコツである。血管に過度なテンションをかけると無用な出血を招くため、血管を軸にする。

4 囊胞壁剝離

　囊胞破綻部分を裂くようにして広げると囊胞壁と卵巣被膜との境界が分かりやすくなるため、その部を取り掛かりとして卵巣被膜をメリーランド鉗子とクロー鉗子で把持しながら、囊胞壁をクロー鉗子で牽引する（図3-4）。もし、線維化などにより卵巣実質と囊胞壁との境界が不明瞭であれば、卵巣門と対側に切開を入れ、そこから剝離を進めるとよい。剝離の際には、助手の鉗子と術者の鉗子とで卵巣実質を把持・展開し、囊胞壁を慎重に牽引することで剝離を進める。囊胞が大きな場合は卵巣被膜と囊胞壁を互いに反対方向にロールさせながら、境界面を絶えず画面の中央に置くようにして剝離する。さらに、出血をコントロールし剝離を容易にするために、100倍バソプレシンを局注する方法もある[14]（図3-5）。この方法は、囊胞壁を割くようにしてできた境界にバソプレシンを局

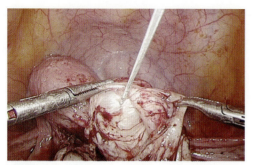

図3-5 バソプレシンの局注
100倍バソプレシンを囊胞壁と卵巣被膜との間に注入することで境界が明瞭となるのみならず、出血も少なくなると言われている。

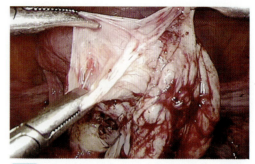

図3-6 囊胞壁剝離②
境界をコブラ鉗子で把持し、丁寧に剝離する。

注しwater dissectionとして剝離を行う方法である。この方法により剝離が比較的容易となり、出血も少なくなる（図3-6）。

> **Point**
> 割く方向であるが、卵巣門（血管のある方向）に向けて割くと血管が破綻し、出血のリスクとなるため、卵巣門と反対方向に進めることがコツとなる。

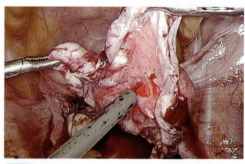

図3-7 止血
モノポーラでピンポイントに止血する。卵巣機能低下を最小限とするため、使用は最小限にとどめる。

5 止 血

剝離面に出血がある場合は、剝離過程で針状モノポーラのスパークにより止血する（40Wの凝固モードで放電止血）。他臓器への放電のリスクがあるため、通電はごく短時間とする。卵巣機能低下につながるため、過度な止血操作は避けるべきである。よって、剝離過程で出血が少量であるうちにピンポイントで止血しておくとよい。前述のようにバソプレシンを局注した場合は止血操作が最小限とされ、出血が少なくなるとも言われている。いずれにせよ、卵巣実質の障害を最小限とすることが肝要である（図3-7）。

6 縫 合

囊胞を剝離し、止血した後、卵巣被膜の卵巣門に2-0吸収糸でZ縫合を置き、そのまま辺縁をかがって巾着縫合を行う（図3-8）。卵巣被膜の縫合を必要以上に行うと、縫合部の虚血により卵巣予備能が低下する可能性がある。また、卵巣被膜を縫合せずに放置した場合、周辺組織との癒着形成が懸念される。囊胞摘出後の卵巣被膜の縫合に関しては賛否両論があるが、われわれは卵巣被膜の虚血を

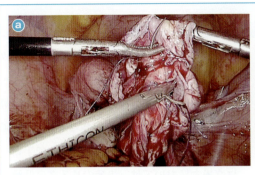 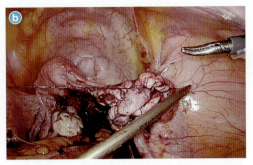

図3-8 縫合
ⓐ底部をZ縫合する。ⓑ巾着縫合で終了する。

防ぐため吸収糸による巾着縫合を行っている。卵巣被膜はきつく締めすぎないことがコツであろう。

7 癒着防止剤、止血剤の使用

術後の妊孕性温存のために癒着防止剤を使用することは望ましい。術後の付属器周囲癒着は最小限にするべきである。インターシード®、セプラフィルム®などを縫合終了後の卵巣表面や癒着剥離面に貼付する。ただし、癒着防止剤貼付前に十分止血しておくことが必要である。

しかしながら、子宮内膜症の手術においては、後述する深部子宮内膜症やダグラス窩剥離など、剥離面が広範囲にわたる場合も多い。基本的には、モノポーラやバイポーラでの電気凝固による止血で事足りることが多いが、それでも少量の出血が続く場合もある。

そのような場合、バード アリスタ AH を噴霧して止血を図る場合や、サージセル®を貼付する場合もあるが、十分な止血が得られない場合は、血液製剤であるベリプラスト®Pコンビセットを使用する。スプレー製剤であり、広い面積に噴霧することに適している。しかしながら、血液製剤であるため、特別生物由来製剤としてあらかじめ患者に説明しておく必要がある。さらには、スプレーの際、腹腔内圧が高くなり空気塞栓を来すリスクもあるため注意を要する。具体的には、気腹チューブを接続していないトロッカーのトランペットバルブを開け、気腹を停止した状態で気腹器の腹腔内圧インジケーターを確認し、適正内圧を超えないように留意する。ベリプラスト®Pコンビセットは止血剤ではあるが癒着防止効果もあるため、追加の癒着防止剤は不要となる[15]。

腹腔鏡下子宮内膜症性嚢胞摘出術の術後管理と妊娠予後

1 周術期管理

われわれは術後再出血管理として、インフォメーションドレーンを留置することを基本としている。癒着剝離面や形成した卵巣被膜からの持続出血が見られた場合、再手術を行い止血しなければならない場合も皆無ではない。安心のために持続陰圧式ドレーンを挿入し、翌日まで経過を見ることとしている。

2 術後卵巣機能低下

子宮内膜症と不妊症との関連は複雑であり、不妊治療において子宮内膜症性嚢胞の取り扱いには苦慮することが多い。子宮内膜症性嚢胞の存在自体がすでに卵巣機能を低下させているとも考えられ、嚢胞摘出によりさらに機能低下を起こしてしまうと思われる[16]。術後の卵巣機能不全は、術前の抗ミュラー管ホルモン（anti-Müllerian hormone；AMH）低値、および両側の嚢胞摘出の際に高リスクとなるため、術前に十分説明した上で、早めの不妊治療介入も考慮する。

3 術後再発のリスク

術後の嚢胞再発であるが、5年で3割ほどに再発が見られ、片側の嚢胞摘出後の反対側の嚢腫再発が1割ほど起こるとされる[17]。妊娠自体が再発予防となるため、術後早期に妊娠できるよう、あらかじめ不妊治療介入のタイミングを相談しておくとよい。以下に述べる術後妊娠予後を考慮の上、やはり手術は最小限とせねばならない。疼痛などのADL障害があり、すぐの妊娠を予定しないで手術を行う場合においては、再発のリスクを低減する目的で、低用量ピルなどの内科的治療を術後に行うことも必要だと思われる。

4 術後妊娠予後

前述のように、子宮内膜症自体はもとより、卵巣嚢胞摘出術が卵巣機能低下をもたらしてしまうリスクがあるが、術前にある程度卵巣機能が保たれていた場合の術後累積自然妊娠率は、1年以内に50%を超える[18]。逆に術前の卵巣機能がさほど良くない場合は、自然妊娠率は低くなる。両側嚢胞摘出と片側嚢胞摘出で機能低下に差があり、両側嚢胞摘出で術前のAMHが3.0ng/mL、片側嚢胞摘出で術前AMHが2.1ng/mLを下回る場合には術後の卵巣機能低下が予測されるため、早期の不妊治療介入を考慮するべきである[18]。未婚でパートナーがいない場合でも、術前から卵子凍結を行うことも試みられており[19]、さまざまな選択肢の提示が重要だと考えている。いずれにせよ、若年で介入した方が妊娠予後が良いことは事実であると思われる。

深部子宮内膜症における腹腔鏡下ダグラス窩閉塞開放術

手術の目的と適応

【目的】
- 月経困難症、骨盤痛を改善する。
- 現時点における最大限の妊孕性を温存する。

【適応】
- 挙児希望を有する深部子宮内膜症

　深部子宮内膜症における腹腔鏡下ダグラス窩閉塞（complete cul-de-sac obliteration；CCDSO）開放術の適応については子宮内膜症性囊胞摘出と同様に考えていただきたいが、挙児希望がない場合は子宮摘出を行うことも考慮されるため、妊孕性温存について患者がどのように考えているかをよく聞いた上で治療方針を決めるべきであろう。そして、CCDSO開放術を行うことを考えた場合には、その手術のリスクについて、患者に十分説明するべきである。ダグラス窩には、直腸、尿管など、重要な臓器が集中しており、その部位の癒着剥離には、それらの臓器の損傷のリスクが伴う。最悪の場合、人工肛門増設や尿管ステント留置など、重篤な合併症が生じる可能性がゼロではないことを十分に説明しておく。当院では以上のリスクについて書面で説明し、同意書を得るようにしている。

　深部子宮内膜症は、CCDSO開放後にadenomyotic noduleを認めることが多く、剥離後に硬い組織を切除することとなる。さらには、腸管まで内膜症が及び、腸管子宮内膜症に至った場合は、同時に低位前方切除術を行うことも考慮するべきである。よって、術前の診断は非常に重要であり、子宮内膜症性囊胞以上に術前の問診、内診、双指診、および、MRIゼリー法などで十分に評価しておく必要がある。

症例の背景

　36歳、0妊0産。不妊と月経痛を主訴に近医不妊クリニックから紹介された。MRIゼリー法でダグラス窩閉塞を疑った。月経痛が強く、手術を希望したため、GnRHアゴニストを4クール施行後、入院・手術となった。

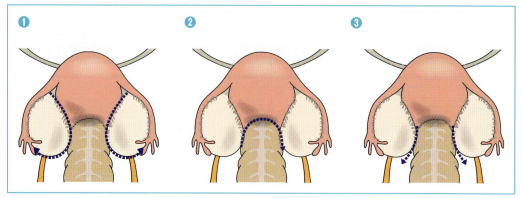

図3-9　CCDSO 開放の手順
①卵巣窩（ovarian fossa）周囲の癒着剥離、② central part（両側の仙骨子宮靱帯に囲まれる部分）の開放、③ pelvic side wall（仙骨子宮靱帯の外側と卵巣固有靱帯・卵巣・卵巣提索の間にある部分）の剥離、の順に行う。

1 術前治療

すでに述べたが、ダグラス窩の癒着および腸管子宮内膜症の診断にも MRI ゼリー法が有用である。腸管子宮内膜症が疑われた場合は、消化器外科にコンサルトした後、場合によっては低位前方切除術を併用することも考慮するべきである。

卵巣囊胞同様、出血量の減少を目的に、術前 GnRH アゴニスト投与を 3～6 カ月間行う。術前日と当日朝には、グリセリン浣腸 120mL を施行する。

2 トロカー配置と人員

基本的に囊胞摘出と同様であり、パラレル 4 孔式で術者を含めて 3 人の人員で行う。子宮マニピュレーターによるダグラス窩の展開はこの手術の肝であり、助手の操作が重要となる。

3 子宮マニピュレーターの挿入

CCDSO 開放には前述のアトムメディカル社の子宮マニピュレーターが有用である。さらに、レクタルゾンデを挿入すると直腸壁が明瞭となるため、直腸との境界の確認に有用である。

4 手術手順

ダグラス窩は、両側の仙骨子宮靱帯に囲まれる central part と、仙骨子宮靱帯の外側と卵巣固有靱帯・卵巣・卵巣提索の間にある左右の pelvic side wall に 3 分割される。子宮マニピュレーターにより子宮を前屈させ、仙骨子宮靱帯の間の後腟円蓋の膨隆と直腸前壁の状態で CCDSO の有無を診断する。仙骨子宮靱帯の間に後腟円蓋の膨隆が認められなければ CCDSO と診断される[20, 21]。

基本的に以下の流れで行う（図3-9）。

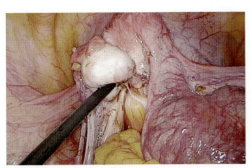

図3-10　卵巣周囲の癒着

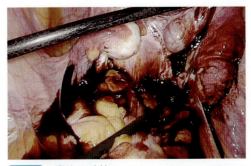

図3-11　囊胞の破綻

右側の剥離。途中で囊胞が破綻し、内容が流出している。

① 卵巣窩（ovarian fossa）周囲の癒着剥離（図3-10）
② central part（両側の仙骨子宮靱帯に囲まれる部分）の開放
③ pelvic side wall（仙骨子宮靱帯の外側と卵巣固有靱帯・卵巣・卵巣提索の間にある部分）の剥離

もちろん癒着の状態や程度により、その順番は変更してもよく、剥離しやすい場所から行うことが原則ではあるが、癒着により、それぞれの臓器の解剖学的な位置関係が正常と異なっている場合も多い。この順に癒着剥離を行っていくことにより、比較的容易に解剖学的構築を把握できる。

5 癒着の剥離とCCDSOの開放

1）卵巣窩周囲の癒着剥離

子宮内膜症性囊胞摘出術と同様、卵巣動静脈を軸として考え、回転させる要領で剥離を進めるとよい。囊胞が破綻することがほとんどのため、視野を鮮明に保つよう洗浄・吸引を行う（図3-11）。引き続き、side wallの剥離が可能な場合もあるが、境界が不鮮明な際は、基本的にはcentral partの剥離に移行する。

2）central partの剥離

子宮マニピュレーターで前屈位にした子宮後壁と、第一助手の腸鉗子で後上方に牽引した直腸前壁の境界部のやや上方（子宮側）を針状モノポラで切開する。直腸壁の脂肪層が現れる面で切開することが剥離の目安となる。この方法により、内膜症病変を子宮・腟側に残すことができ、深部病変の摘出が容易となる。境界が明らかになれば、メリーランド鉗子の開閉による鈍的な剥離を行い（図3-12〜図3-14）、索状に残った組織はモノポラで切除する。pelvic side wallを剥離して尿管の走行を明らかにするまでは、central partの剥離は中央部のみにとどめ、仙骨子宮靱帯を越えないようにする。癒着剥離のエンドポイントであるが、central partについては、子宮マニピュレーターの屈曲部をメルクマールにするとよい。癒着が後腟円

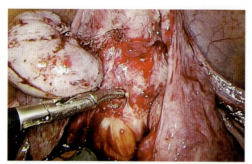

図3-12 CCDSOの開放①
子宮マニピュレーターを前屈させ、テンションをかけた状態で直腸の直上に切開を入れ、鉗子で剝離する。

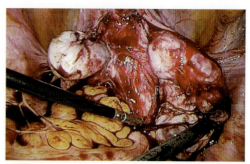

図3-13 CCDSOの開放②
テンションをかけたまま、直腸を「ズボンを下ろすように」剝離して子宮マニピュレーターの屈曲部まで露出する。

蓋にまで及ぶ場合は、子宮マニピュレーターを約60度の角度まで戻し、後腟円蓋と直腸前壁の剝離をデノビエ筋膜まで進める。

剝離操作終了後、視診または送水吸引器による触診で確認した後腟円蓋および子宮後壁に残存する深部病変を、針状モノポーラで切除する。剝離面からの出血点を針状モノポーラで丹念に凝固する。

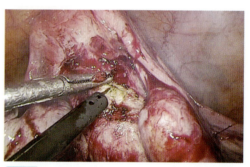

図3-14 深部病変の切除
子宮の後壁に付着している深部病変。

> **匠の技**
>
> CCDSOの剝離操作のポイントは、直腸前壁に沿ってダグラス窩を開放し、平滑筋化生による深部病変を子宮・腟側に残すことである。これにより、深部病変を安全に摘出することができるとともに、子宮後壁からの出血を最小限に抑えることができる。

3) side wall の剝離

side wall には、尿管および子宮動静脈が存在する。尿管が確認できない場合には、仙骨子宮靱帯外側でのパワーソースの使用は控えた方がよい。後腹膜を通して尿管の走行が確認できる場合には、あえて尿管の剝離は行わなくてもよい。尿管が確認できない場合には後腹膜を展開し、尿管の走行を確認する。特に左側は直腸からS状結腸までの広範な癒着を認める場合もあり、その際は、左側からS状結腸を受動し、尿管を確認するとともに、剝離を行う。

6 深部病変の切除

癒着を剝離した後、線維化を伴う深部病変を認める場合には、その切除を行う

（図3-14）。順調に剝離が進んでいれば、多くの場合、子宮側の結節上に深部病変が存在する。深部病変は癒着の程度により異なり、癒着のみのものから、硬い nodule を認めるものまで多岐にわたるため、必ずしも切除する必要があるわけではない。

7 術後の安全確認

　手術終了時には子宮マニピュレーターを操作して、後腟円蓋の緊張を解除しても出血が認められないことを確認する。さらに、CCDSO 開放術は子宮・卵巣などの婦人科臓器のみならず、直腸や尿管を損傷してしまう恐れもある。それに気付かずに放置してしまうと、重篤な合併症につながりかねない。よって、手術終了時には、膀胱鏡による尿流の確認と、腸管のリークテストを行うべきである。インジゴカルミンを静注後、膀胱鏡で尿管口からの尿流を確認する。膀胱鏡がない場合でも、細型のスコープがあれば、膀胱を生理食塩水で満たした後に観察することが可能である。リークテストは、骨盤腔内を生理食塩水で満たし、腸鉗子で直腸の上部を把持した後、肛門から直腸に空気を 200〜300mL 注入し、エア漏れなどがないことを確認するものである。エア漏れがある場合は、その部を縫合しなければならない。さらに、剝離面の漿膜が欠損し、腸管の筋層が露出している場合にも漿膜を縫合するべきである。尿管の損傷や腸管の損傷が疑われ、修復が必要だと判断した場合には、専門の科へのコンサルトを行うことが肝要である。重症の子宮内膜症については、他科の専門となる臓器にも影響を及ぼす可能性があるため、術後の合併症を含め、複数の科が連携して治療にあたる必要があることを忘れてはならない。

腹腔鏡下ダグラス窩閉塞開放術の術後管理と妊娠予後

1 周術期管理

　広範な癒着剝離を行った場合や、直腸および尿管の処置を行った場合は、それに応じた術後管理が必要である。当院では、術中所見により、術後のパスを変更するようにしている。直腸の剝離面が大きな症例では、ドレーン抜去後も 1 日置きに血算ならびに CRP を測定し、炎症反応の増加が認められたら直ちに腹部 CT を施行する。また、pelvic side wall の剝離症例では退院時に必ず腎臓の超音波検査を行い、水腎症の有無をチェックする。

2 手術成績

　ダグラス窩の癒着のみでは不妊の原因とはならないと思われる。CCDSO 開放例と非開放例との比較において、妊娠予後は変わらない[22]。

　深部子宮内膜症における CCDSO の腹腔鏡下開放術の術後成績は、以下の通りである。不妊 51 例中 18 例（35.3%）に妊娠が成立し、

2年以上経過観察した61例における月経困難の visual analog scale の中央値は、術前は10であったものが12カ月後には3へ、24カ月後には3へと、有意に低下していた。排便痛および性交痛の頻度は術前の42.5％、32.8％からそれぞれ12カ月後には1.8％、5.5％へ、24カ月後には6.7％、6.7％へと有意に減少していた[12]。

引用・参考文献

1) Takeuchi H, et al. A novel technique using magnetic resonance imaging jelly for evaluation of rectovaginal endometriosis. Fertil Steril. 83 (2), 2005, 442-7.

2) Kikuchi I, et al. Diagnosis of complete cul-de-sac obliteration (CCDSO) by the MRI jelly method. J Magn Reson Imaging. 29 (2), 2009, 365-70.

3) Kikuchi I, et al. Evaluation of the usefulness of the MRI jelly method for diagnosing complete cul-de-sac obliteration. Biomed Res Int. 2014, 37962.

4) Heidemann LN, et al. The relation between endometriosis and ovarian cancer - a review. Acta Obstet Gynecol Scand. 93 (1), 2014, 20-31.

5) Kadan Y, et al. Predictive factors for the presence of malignant transformation of pelvic endometriosis. Eur J Obstet Gynecol Reprod Biol. 185, 2015, 23-7.

6) Nishida M, et al. Malignant transformation of ovarian endometriosis. Gynecol Obstet Invest. 50 Suppl 1, 2000, 18-25.

7) Uncu G, et al. Prospective assessment of the impact of endometriomas and their removal on ovarian reserve and determinants of the rate of decline in ovarian reserve. Hum Reprod. 28(8), 2013, 2140-5.

8) Tsoumpou I, et al. The effect of surgical treatment for endometrioma on in vitro fertilization outcomes: a systematic review and meta-analysis. Fertil Steril. 92 (1), 2009, 75-87.

9) 日本産科婦人科学会. 子宮内膜症取扱い規約. 第2部 (治療編・診療編). 東京, 金原出版, 2010, 93p.

10) Rana N, et al. Decrease in the size of ovarian endometriomas during ovarian suppression in stage IV endometriosis. Role of preoperative medical treatment. J Reprod Med. 41 (6), 1996, 384-92.

11) Muzii L, et al. The impact of preoperative gonadotropin-releasing hormone agonist treatment on laparoscopic excision of ovarian endometriotic cysts. Fertil Steril. 65 (6), 1996, 1235-7.

12) 武内裕之. 順天堂大学産婦人科内視鏡チームによる腹腔鏡手術マニュアル. 東京, 中外医学社, 2008, 159p.

13) Takeda J, et al. Efficacy of short-term training for acquisition of basic laparoscopic skills. Gynecology and Minimally Invasive Therapy. 5 (13), 2016, 112-5.

14) Saeki A, et al. The vasopressin injection technique for laparoscopic excision of ovarian endometrioma: a technique to reduce the use of coagulation. J Minim Invasive Gynecol. 17 (2), 2010, 176-9.

15) Takeuchi H, et al. Influencing factors of adhesion development and the efficacy of adhesion-preventing agents in patients undergoing laparoscopic myomectomy as evaluated by a second-look laparoscopy. Fertil Steril. 89 (5), 2008, 1247-53.

16) Kuroda K, et al. The impact of endometriosis, endometrioma and ovarian cystectomy on assisted reproductive technology. Reprod Med Biol. 8 (3), 2009, 113-8.

17) Kikuchi I, et al. Recurrence rate of endometriomas following a laparoscopic cystectomy. Acta Obstet Gynecol Scand. 85 (9), 2006, 1120-4.

18) Ozaki R, et al. Evaluation of factors predicting diminished ovarian reserve before and after laparoscopic cystectomy for ovarian endometriomas: a prospective cohort study. J Ovarian Res. 9 (1), 2016, 37.

19) Elizur SE, et al. Cryopreservation of oocytes in a young woman with severe and symptomatic endometriosis: a new indication for fertility preservation. Fertil Steril. 91 (1), 2009, 293.e1-3.

20) 熊切順. 深部子宮内膜症 腹腔鏡下病巣摘出術. 産婦人科の実際. 67 (4), 2018, 369-75.

21) 菊地盤. "深部子宮内膜症病巣に対する MRI ゼリー法検査と腹腔鏡下手術". 産婦人科手術 Up to Date. 産科と婦人科81巻増刊. 東京, 診断と治療社, 2014, 256-62.

22) 北出真理. 若年女性の子宮内膜症治療：手術療法も含めて. 最新女性医療. 2 (2), 2015, 66-73.

菊地　盤

生殖外科の適応と手術の実際　第2章

Mini Memo

電気メス（パワーソース、エナジーデバイス）

　腹腔鏡下手術のみならず、開腹手術においても、いわゆる電気メスを使用せずに手術を行うことはほぼ皆無ではないだろうか？しかしながら、それほどまでに日常的に使用している機器であるにもかかわらず、その原理について十分に理解している医師が多いと言えないのも事実かもしれない。米国消化器内視鏡外科学会はその点に注目し、エナジーデバイスの基礎から医療事故の起こるメカニズムまで充実した内容を学ぶことができる Fundamental Use of Surgical Energy（FUSE）という公式プログラムを作成し、知識の普及に努めている[1]。わが国にも FUSE プログラム資格取得者がおり、日本産科婦人科内視鏡学会の教育委員会においても学術プログラムとすることが試みられている。

　さて本項では、電気メスの知識すべてを網羅することは難しいため、ポイントを絞って述べたいと思う。

1. モノポーラとバイポーラ

　電気メスは高周波電流を使用し、組織に何らかの変化を起こそうとするものである。電気を流すためには、2つの電極が必要となるが、対極板と電気メスの先端の2カ所を用いるものがモノポーラであり、鉗子の先端に2つの電極を配し、その間に組織を挟んで用いるものがバイポーラである[2]。

　モノポーラは先端が細く、対極板が広い。そのため、電流密度の高い電気メス先端で効果が最大となる。すなわち、組織への先端の接触の仕方によって組織変化は異なる。われわれは針状モノポーラを使用することが多かったが、電流密度を最大にすることで、効果を得ようと考えたためである[3]。③「子宮内膜症」の項で述べているが、針状モノポーラを用いて点で止血することで組織へのダメージを最小限にするという考え方である。ただし、凝固モードの電圧は非常に高いため、目的臓器以外に放電が起こってしまい、意図しない組織ダメージを起こす危険性がある[4]。電気が流れてしまい、電流密度が高ければその部位にダメージを起こしてしまうため、腹腔鏡が死角のある手技である以上、注意を要する。よってわれわれは、凝固モードの使用は最小限にとどめ、タップするように使用している。その方が卵巣被膜へのダメージを最小限にできるであろう。

　バイポーラは先端の電極間で通電するため、放電のリスクは少ない。腹腔鏡の黎明期、視野が悪く、電気メスのジェネレーターも初期のものでリスクの高かった時代には、モノポーラの使用は大変危険とされていた。バイポーラは、1973年にカナダの婦人科医 Jacques-Emile Rioux によって開発されたとされ[5]、避妊

3

子宮内膜症

85

手術などに用いられていた。現在、シーリングデバイスとして日常的に使用している機器も、基本的にはバイポーラであるが、ジェネレーターが組織の電気抵抗を感知し、適正な出力コントロールを行うことで血管をシールできるような機器である。もちろん、それが可能となった背景には技術革新があるのだが、詳細は成書に譲る。

2．切開モードと凝固モード

　組織の切開は、高周波により細胞の水分が水蒸気爆発を起こし、組織を離開させるものであり、凝固は熱変性を起こさせ、止血を図るものである。それぞれ、同じワット数の出力であっても、切開と凝固で電流の流し方が異なっている。切開の場合は、連続で出力し、電圧は低めとなり、凝固の場合は、断続波として出力し、電圧は高くなる。電圧が高ければ放電のリスクが高くなり、前述のように他臓器への思わぬ組織損傷のリスクにつながる。全体の時間に対し、どの程度電流が流れているかを表す指標がduty cycle であり、凝固モードは例えば10％ほどのことが多い。止血の際に用いる方法として、Buzzing と言われる方法がある。開腹術でもよく行うが、止血したい部位を鉗子などで把持し、そこに通電する。メリーランド鉗子などで止血点を把持した状態で、鉗子の金属部分に電気メスの先端をしっかりと接触させ、切開モードで通電する。重要なのは連続波である切開モードを用いることである。

3．組織ダメージ

　組織変化は、出力と通電時間により規定される。しっかり止血したいと思う場合は、十分な時間をかけて出力するのが理想であるが、組織の電気抵抗の変化により、電流を均等に流し続けることは難しい。特にモノポーラの場合は、電流の流れやすいところに放電していくため、目的組織とは異なるところに影響する可能性もある。止血目的としては、バイポーラが理想的ではあるが、その分、組織へのダメージは大きくなってしまう。

　子宮内膜症以外での卵巣嚢腫摘出においても卵巣機能低下は起こるとされており[6]、特にバイポーラの使用が機能低下のリスクとされている[7, 8]。よって、妊孕性温存手術において卵巣被膜へのダメージは最小限にとどめる必要があり、エナジーデバイスの使用も短時間、最小限とすべきであろう。

　FUSE は英語のサイトではあるものの web 上で学ぶことができるため、ぜひ一度、アクセスしていただきたい。

引用・参考文献

1）https://www.fuseprogram.org/

2）桜木徹. わかりやすい電気メスの本：自分の武器を知る！ 東京, 金原出版, 2014, 208p.

3）武内裕之. 順天堂大学産婦人科内視鏡チームによる腹腔鏡手術マニュアル. 東京, 中外医学社, 2008, 160p.

4）Corson SL. Electrosurgery and minimally invasive gynecology. J Minim Invasive Gynecol. 20 (3), 2013, 268.

5）Vilos GA, Rajakumar C. Electrosurgical generators and monopolar and bipolar electrosurgery. J Minim Invasive Gynecol. 20 (3), 2013, 279-87.

6）Perlman S, Kjer JJ. Ovarian damage due to cyst removal: a comparison of endometriomas and dermoid cysts. Acta Obstet Gynecol Scand. 95 (3), 2016, 285-90.

7）Song T, et al. Additional benefit of hemostatic sealant in preservation of ovarian reserve during laparoscopic ovarian cystectomy: a multi-center, randomized controlled trial. Hum Reprod. 29 (8), 2014, 1659-65.

8）Ozgonen H, et al. Comparison of the effects of laparoscopic bipolar electrocoagulation and intracorporeal suture application to ovarian reserve in benign ovarian cysts. Arch Gynecol Obstet. 287 (4), 2013, 729-32.

菊地　盤

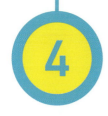

4 子宮腺筋症

子宮腺筋症と不妊症

1 子宮腺筋症の診断

子宮腺筋症は「子宮筋層に異所性子宮内膜が存在する疾患」と定義され、その確定診断は組織学的検査に基づいて行われてきた。子宮摘出標本を用いた組織学的検査に基づくこれまでの検討では、未産婦と比べて経産婦で子宮腺筋症がより多く観察されることが判明しており、子宮腺筋症と不妊症との関連は明らかでなかった。最近の画像診断の進歩により、手術を行わなくても子宮腺筋症の診断が容易になっている。日本産科婦人科学会の調査では、子宮腺筋症の診断を受ける年齢は平均38歳であり、主に月経過多や月経困難の症状のため産婦人科を受診して診断されている[1]。女性の妊娠希望年齢が高くなっている現在、妊娠を望む女性が子宮腺筋症を合併している頻度は以前よりも増加している可能性が考えられる。

2 子宮腺筋症とJZ厚

生殖年齢女性の子宮のMRI T2強調画像では、高強度の信号を有する子宮内膜の外側の子宮内膜直下筋層にjunctional zone（JZ）と呼ばれる低強度の信号を有する部分が生理的に認められる。正常子宮の場合にはJZ厚は5mm以下であり、子宮腺筋症子宮ではJZ厚に肥厚があることが分かっている。過去の文献からすると、JZ厚が12mm以上の場合に子宮腺筋症と判断してよいと思われる。体外受精・胚移植（in vitro fertilization and embryo transfer；IVF-ET）を施行した女性においてはJZ厚と着床障害の相関が指摘されており、腺筋症の存在がIVF-ET成績を低下させる可能性を示唆している。メタ解析の結果でも、腺筋症によってIVF-ET/卵細胞質内精子注入法（intracytoplasmic sperm injection；ICSI）妊娠女性の臨床的妊娠率および妊娠継続率が有意に低下することが明らかになっている[2]。凍結融解胚移植（frozen/thawed embryo transfer；FET）患者におけるわれわれの観察研究でも、症状を有する腺筋症の存在により臨床妊娠率、妊娠継続率は低下し、流産率は上昇した。このように最近の文献を総括すると、IVF/ICSI患者においては、子宮腺筋症の存在により妊娠成績に低下が認められる。

3 子宮腺筋症と周産期転帰

最近、子宮腺筋症と周産期転帰との関係を示す3つの報告がなされている[3~5]。すべての研究で腺筋症患者の早産のリスクが高まること、一部の研究では妊娠中期流産、早産、妊娠高血圧症候群、胎盤位置異常、分娩後出血のリスクが高いことが示されている。残念ながら周産期合併症に対する腺筋症の影響を調べる大規模な研究はなく、今後のデータ蓄積が必要な状況である。

子宮腺筋症の存在は筋層および内膜の機能障害につながり、最終的には腺筋症関連不妊症の原因になると推測される。子宮腺筋症に起因する子宮筋層機能障害により子宮蠕動運動に異常が起こり、子宮内圧上昇・卵管の精子輸送障害などを介して妊娠率が低下するのかもしれない。また、腺筋症が子宮内膜機能異常を引き起こす可能性も考えられる。胚着床に必須のサイトカインLIFの発現、ステロイド代謝、異常な炎症反応および過剰な酸化ストレス状態が腺筋症の子宮内膜で報告さ

Mini Memo

生殖外科と子宮移植（再生医療）

子宮性不妊の新たな治療の可能性として、子宮移植が提案されるようになっている。子宮移植による不妊症治療の流れであるが、事前に受精卵を凍結保存しておき、ドナーから提供を受けた子宮をレシピエントに移植し免疫抑制薬を用いて臓器が生着するのを確認したのち、凍結融解胚移植にて妊娠を成立させて妊娠分娩管理を行う、というものである。海外では、スウェーデンのグループが子宮移植の研究的治療を積極的に進めており、2014年には世界初の出産例を報告し、その後も出産の報告を積み重ねている。日本においても、カニクイザルを用いた子宮移植研究が順調に進行しており、倫理面でも社会のコンセンサス形成を目的とした日本子宮移植研究会が設立され、子宮移植実施に向けた取り組みが着実に進められている。

また、子宮再生を目指した基礎研究の取り組みも進行している。子宮幹細胞の研究、オルガノイド培養、脱細胞化組織移植法など、多様なアプローチが検討されている。脱細胞化組織移植による組織再生法は、子宮腺筋症病巣切除により菲薄となった子宮筋層の再生技術への応用が期待される。今後の展望として、他臓器の再生技術として用いられているES・iPS細胞を用いた細胞量産技術や組織作製技術、さらには医療工学分野の技術との融合などにより子宮再生技術の実現が期待される。

廣田　泰

れている。腺筋症により子宮内環境が慢性炎症にさらされることも着床障害の原因になっているかもしれない。

4 子宮腺筋症に対するホルモン療法

子宮腺筋症に対するホルモン療法は、月経困難症および月経過多などの月経随伴症状に対するものである。レボノルゲストレル放出性子宮内システム、ジエノゲスト、経口避妊薬（低用量エストロゲン・プロゲスチン配合薬〔low dose estrogen progestin；LEP〕）、ダナゾールの使用は月経随伴症状を一時的に改善することができるが、不妊症に対する治療効果を示す報告はごくわずかである。不妊患者に対するダナゾール含有子宮内リング装着治療やGnRHアゴニスト治療の後に妊娠が得られたという症例報告が散見されることから、これらのホルモン療法が一時的に腺筋症病変を縮小し子宮内環境を改善させている可能性が考えられる。最近の報告では、2カ月間のGnRHアナログ前処置の後の凍結融解胚移植により、臨床妊娠および妊娠継続率を有意に改善させることが示されている[6]。IVF-ET/ICSI患者の凍結融解胚移植前のGnRHアナログ前処置の有効性については今後検証が必要であり、またどのようなタイプの腺筋症に対して有効であるのかを明らかにする必要がある。

子宮腺筋症に対する妊孕性温存治療のもう一つの選択肢が、子宮腺筋症病巣除去術（先進医療・子宮腺筋症核出術）である。

子宮腺筋症病巣除去術

手術の目的と適応

【目的】
- 疼痛、子宮出血などの症状を緩和する。
- 妊孕性を温存する。

【適応】
- 対症療法で不妊治療の継続が困難な子宮腺筋症

1 子宮腺筋症病巣除去術のメリット・デメリット

子宮腺筋症病巣除去術のメリットは、疼痛・子宮出血の症状改善が期待できること、妊孕性を温存できることである。一方デメリットとして、子宮腺筋症病巣除去術後妊娠に関するエビデンスは十分でなく、手術による妊孕性改善効果が明らかになっていないこと、術後の子宮腺筋症再発の可能性があること、術後の有効な再発予防法が確立していないこと、術後の分娩様式が原則的に帝王切開

生殖外科の適応と手術の実際　第2章

となること、術後妊娠時の子宮破裂や癒着胎盤などの周産期リスクがあることなどが挙げられる。特に、術後妊娠・分娩時の安全性に関するエビデンスが十分でなく、手術によって新たに生ずる周産期リスクがあることを術前に患者に説明して同意を得ておく必要がある。

2 術前の採卵・全胚凍結

現時点では、子宮腺筋症病巣除去術の妊孕性改善効果について確立したエビデンスがないことから、当院では、不妊症における妊孕性改善を目的とした手術ではなく月経随伴症状の改善が目的であることを患者に説明し、同意を得て手術を施行している。子宮腺筋症に合併する不妊に対しては、あくまでARTを中心とした不妊治療の先行を推奨し、非ス

テロイド系抗炎症薬（NSAID）などによる対症療法で不妊治療の継続が困難な場合に子宮腺筋症病巣除去術を行っている。

一方で子宮腺筋症病巣除去術は単なる子宮温存ではなく、妊娠を目指した手術という位置づけでもあると考えており、術後妊娠の可能性を高めるため、年齢および子宮内膜症性嚢胞の存在などの状況を考慮して術前に採卵・全胚凍結を行うことを推奨している。胚の凍結保存により、手術前後で不妊治療を中断しなければならない期間の卵巣予備能低下や子宮内膜症性嚢胞の同時摘出による卵巣予備能低下、術後の排卵誘発による子宮腺筋症・内膜症再発リスク上昇の影響を回避でき、避妊解除・胚移植許可後の早期に凍結融解胚移植により妊娠トライが可能となる。

④ 子宮腺筋症

症例の背景

【症例1：局所性子宮腺筋症に対する子宮腺筋症病巣除去術】

42歳、0妊0産。月経困難、月経過多、不妊を伴う子宮腺筋症のため、不妊クリニックより紹介受診した。凍結胚4個あり。全層性（subtype 4）の子宮腺筋症が認められた。月経随伴症状が強く、子宮腺筋症病巣除去術を希望された。術前検査で貧血は認めず、術前ホルモン療法なしで手術を施行した。

【症例2：びまん性子宮腺筋症に対する子宮腺筋症病巣除去術】

38歳、1妊0産。人工妊娠中絶の既往歴がある。月経困難、月経過多を伴う子宮腺筋症の症状増悪のため、紹介受診した。びまん性の子宮腺筋症が認められた（subtype 4）。月経随伴症状が強く、子宮腺筋症病巣除去術を希望された。術前検査で貧血は認めず、術前ホルモン療法なしで手術を施行した。

1 出血への対策

　術中の大量出血や腸管・尿路損傷の回避のための対策が手術の鍵である。術前には、子宮腺筋症病変の大きさや広がり、骨盤内手術や腹腔内感染症の既往、子宮内膜症合併の評価により術中出血量を予測し、必要量の自己血貯血を行っている。自己血を MAP と FFP に分けて保存し、術中出血が多くなった時に自己血 FFP を適切なタイミングで投与する。

　術前の GnRH アゴニスト投与は、貧血がある場合や子宮腫大が著明な場合に考慮する。術中には、バソプレシンの子宮への局注と子宮頸部周囲をネラトンチューブで圧迫するルビン法を併用して子宮血流を低下させ、腺筋症病巣切除中の子宮からの出血量を減らすよう工夫する。

　子宮後壁側の癒着が強固な場合には癒着解除を行い、剝離面からの止血を確認したのちに子宮腺筋症病巣切除を開始する。癒着剝離後の腺筋症病巣切除中に剝離面からの出血が持続すると、術中出血が増加して他家血輸血が必要になる可能性が高まってしまう。また、癒着により尿管が直腸側に偏位している可能性がある場合には、癒着剝離開始前に広間膜後葉を開放し、尿管の走行を確認しておく。術前の画像検査で、子宮が後壁側にのけ反ったように見える場合には特に注意が必要である。

匠の技

　子宮内膜症による子宮後壁側の癒着が強固な場合には、子宮周囲癒着解除後に腺筋症病巣切除を開始することになるが、絹糸を子宮後壁の癒着部位近傍に掛けて子宮を腹側に挙上しつつ、癒着している臓器同士の層を見極めて癒着剝離を丹念に行い、癒着剝離面からの滲出性出血を極力減らすことが重要なポイントである。

---

2 子宮腺筋症病巣除去術の術式

　子宮腺筋症病巣除去術は、開腹または腹腔鏡下のアプローチによって、腺筋症の病変を可能な限り切除し、残りの子宮筋層を用いて子宮を形成する手術である。病変を切除するために、病変の大きさと位置に応じて横切開、縦切開、くさび状切開などのほか、逆 H 字切開法などの方法が行われている[7]。また、子宮形成時に子宮筋層厚を確保する工夫として、2 重フラップ法や 3 重フラップ法といった子宮筋層の縫合方法が提案されている[7]。病変を過不足なく切除し出血量を減少させる目的に開発された下平式高周波切除器を用いた方法は、「高周波切除器を用いた子宮腺筋症核出術」として先進医療 A に採用されている。そのほかにも術後妊娠などに配慮したさまざまな手術の工夫が試みられており、今後も術式改良の新たな提案が期待される。

　当院では下平式高周波切除器を用い、開腹手術にて子宮腺筋症病巣除去術を行ってい

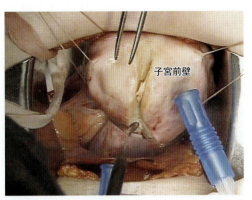

図4-1 下平式高周波切除器を用いた子宮正中縦切開

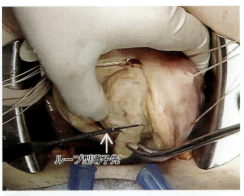

図4-2 下平式高周波切除器を用いた病変切除

る。下平式切除器は前述のように腺筋症病変をスライス状に切除できるため、過不足なく病変を切除しやすく、止血しながら切除できるため出血量を減らすことができる。子宮切開の開始時に広範囲に切開を行う場合には矢じり型導子先を用い、病変を切除する場合にはループ型導子先を用いている。子宮腺筋症の部位や広がりにより、主に2種類の術式で手術を行っている。国立霞ケ浦医療センターの西田正人先生が提唱するtype Iおよびtype IIの術式を採用している[8]。

3 局所性子宮腺筋症に対する手術（type I）

腺筋症病変が局所性に認められる場合には、その部位の子宮筋層を縦切開し（図4-1）、腺筋症を切除し（図4-2）、子宮内腔の形状を保つように子宮創部を縫合し（図4-3）、子宮形成する方法をとる。

内腔が開放した場合には、内腔と筋層境界の位置を確認し、筋層縫合時に子宮内腔に糸

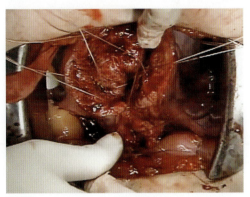

図4-3 子宮形成（1層目の縫合）

を掛けないように3-0吸収性縫合糸でマーキングするようにしている。子宮内膜の修復は3-0吸収性縫合糸で行い、子宮筋の修復は0吸収性縫合糸を用いて3層に分けて縫合結紮を行う。子宮筋層の縫合の1層目は、子宮体部下2/3においては子宮内腔を縫い込まないように筒形の内腔に対して垂直方向（子宮においては横方向）の縫合を加え、子宮体部1/3においては卵管間質部の走行に垂直方向（子宮底部から左右側壁中央に向かう斜めの方向）に縫合を加える。1層目の縫合糸をす

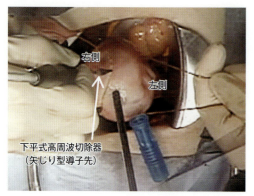

図4-4 右側壁寄りから子宮切開開始

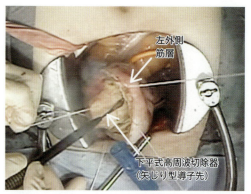

図4-5 左側壁側へ子宮筋層の切開延長

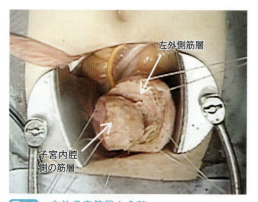

図4-6 内外子宮筋層を分離

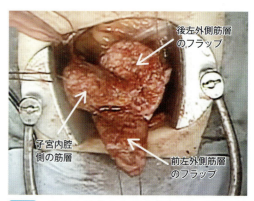

図4-7 病変を切除し右側外側筋層で2枚のフラップを作成

べて掛け終わったのちに、まとめて結紮する。2層目は修復中の子宮筋において最薄部と考えられる左右卵管角部分の筋層を補強する目的で、左右卵管角部の外側筋層を巾着型に縫縮する。3層目として、創部外側筋層を縫合する。

本症例では腹腔内の癒着はなく、子宮内膜症も認められなかった。子宮腺筋症は子宮前壁全体に全層性に存在し、子宮は手拳大に腫大していた。子宮前壁を観音開きのように中央で切開し、内外の筋層に分け、そこに認められる子宮腺筋症を可及的に切除した。子宮内腔は子宮前壁中央部に5mm程度の開放があり、縫合修復した。摘出した子宮腺筋症は71g、出血量は95gで術中輸血は行わなかった。

4 びまん性子宮腺筋症に対する手術（type II）

腺筋症病変の広がりがびまん性で子宮全体に広がっている場合には、子宮筋層を内外に分けるように広範に切開して（図4-4〜図4-6）、病変を可及的に切除し（図4-7）、外側筋層にスリットを入れ作成したフラップを

用いて筋層厚確保に留意しながら子宮を形成する方法をとる。

　子宮腺筋症病変除去のために、一側の卵管間質部切断は通常避けられない。子宮腺筋症の病変の広がりや卵管間質部を含む卵管の状態を確認し、どちらの卵管間質部を切断するかを決めている。卵管間質部切断を行った側で内腔の一部を開放し、指などを挿入して内腔位置を確認しつつ病変をできるだけ取り除く。外側の筋層は子宮修復に使用するため、多少病変が残存したとしても筋層厚をある程度保っておく必要がある（最薄部で7〜8mm程度を目安にしている）。左右の子宮動脈上行枝に近い部分の病変切除および側壁頸部方向の切開延長を頸部近くまで行う場合、これらの部分の血流は一般的に豊富であるため、

出血量を減らすためには極力病巣切除の最後の過程で行うようにしている。子宮内腔開放部分の修復には3-0吸収性縫合糸を用いる。

　子宮筋の形成では、外側筋層のフラップのうち最も筋層厚と血流が保たれているものを用いて、まず子宮底部作成を行う。子宮底部の作成には0吸収性縫合糸を用いて2ないしは3層に縫合する。1層目は子宮底部を覆うフラップ筋層の中央部分と内腔側筋層の適切な位置が合致するようにデザインするための縫合であり、1層目の糸をすべて掛け終わってからまとめて結紮する。2層目は縫合した内外筋層の間に死腔ができそうな場合にそれを埋めるために縫合を加えている。3層目は漿膜を含む創部外側筋層を縫合している。次にもう一方のフラップを用いて重ね合わせる

Mini Memo

生殖外科と基礎研究

　生殖外科において、この20年の内視鏡分野の技術の発展は顕著なものだと言える。腹腔鏡下手術、子宮鏡下手術など、内視鏡下手術が一般化し、開腹手術の手術機会が減少する施設も多くなっている状況である。また不妊治療では、ARTの胚凍結融解の技術発展が目覚ましく、この数年で凍結融解胚移植による妊娠数は新鮮胚移植による妊娠数を逆転し、前者が優位になっている。さらには未受精卵の凍結技術も向上しつつあり、不妊治療におけるARTの地位は一般不妊治療に比較し圧倒的優位なものになった。これらの技術の進展はこれまでの生殖外科分野における基礎研究をもとに発展してきたものであることは紛れもない事実である。今後もAIなどの新しい技術を生殖外科分野に積極的に取り入れ、関連する基礎研究を並行して進める努力を継続することで、さらなる当該分野の進歩が期待できるだろう。

廣田　泰

ように子宮底部をさらに補強し、筋層菲薄部を作らないようにする。最初のフラップを用いた子宮底部作成の手順と同様に、0吸収性縫合糸を用いて、位置の確定・死腔の除去・漿膜側筋層の縫合を行う。

本症例では骨盤内の癒着は認めず、子宮内膜症は子宮漿膜の腹膜病変のみであった。子宮前壁・内腔寄りを中心としたびまん性の子宮腺筋症が認められた。子宮内腔を温存しながら子宮筋を大きく内外層に分けるように切開し、腺筋症病巣除去を行ったのち、縫合修復した。明らかな子宮内腔の開放を認めなかった。摘出した子宮腺筋症病変は30gで出血量は30g、術中輸血は行わなかった。

5 手術の要点

子宮腺筋症病巣を十分に除去することで子宮筋に硬い部分がなくなるため、子宮形成が意外に容易になる。腺筋症病変部は血流が疎で線維化した組織であるため、肉眼上白色で切除中の病変からの出血はそれほど多くないが、病変の切除が進み正常筋層に近づいてくると切除面は薄いピンク色になり、滲出性出血が増えてくる。子宮に挿入したヒスキャスを用いて希釈インジゴカルミン生食を子宮内に注入することで、子宮内腔が触診で推測しやすくなるとともに、子宮内腔が開放した場合に確認が容易になる。この操作により卵管通過性も確認できる。子宮内腔は極力開放しないこと、開放したとしてもその範囲が最小限になるように気を付ける。子宮形成前に生理食塩水で創部洗浄を行い、縫合は死腔を作らないように留意する。

Point

- 子宮形成を容易にするため、子宮腺筋症病巣を可能な限り取り除く。
- 子宮形成を行う際に、子宮筋層の菲薄部を作らないように気を付ける。
- 子宮内腔の形状を極力保持する。子宮内腔を開放したり、子宮形成の際に内腔を変形させたりしないよう極力気を付ける。
- 子宮の創部癒合不全を作らないために止血をしっかり行う。
- 術中出血量をモニタリングし、適切なタイミングで輸血を行う。

術後管理と妊娠予後

当院では術後1カ月検診で問題なければ、「許可があるまで避妊を継続、ARTにおいて採卵・全胚凍結は可であるが、胚移植は許可があるまで不可」としている。術後の避妊解除・妊娠許可の適切な時期についての明確なエビデンスはないため、術後3カ月以降に造影MRI検査および子宮鏡検査を行い、子宮筋層および子宮内膜の状態を確認して避妊解除・胚移植可としている。実際には、術後6〜9カ月で避妊解除可・胚移植可となる場合が多い印象である。

子宮腺筋症病巣除去術後の腺筋症再発率は

生殖外科の適応と手術の実際　第2章

表4-1　子宮腺筋症病巣除去術後の妊娠転帰

引用文献	N	術後観察期間（月）	臨床妊娠	IVF/ICSI 妊娠	自然流産
Fujishita A, et al [12]	11	23～69	6/11（55%）	不明	0/6（0%）
Takeuchi H, et al [13]	8	不明	2/8（25%）	不明	0/2（0%）
Wang PH, et al [14]	71	24	55/71（78%）	不明	6/55（11%）
Wang PH, et al [11]	28	36	13/28（46%）	不明	4/13（31%）
Al Jama FE [15]	18	4～30	8/18（44%）	0/8（0%）	2/8（25%）
Osada H, et al [16]	26	＞24	16/26（62%）	12/16（75%）	2/16（13%）
Huang BS, et al [17]	9	62～83	3/9（33%）	6/9（67%）	1/3（33%）
Kishi Y, et al [10]	102	9～60	42/102（41%）	27/42（64%）	10/42（24%）
Saremi A, et al [18]	70	20～50	21/70（30%）	14/21（67%）	4/21（19%）
計	343		166/343（48%）	59/96（61%）	29/166（17%）

4
子宮腺筋症

6～14%と報告されており[9]、一般的な子宮内膜症や子宮筋腫の再発率と比べて高いものではない。また術後のホルモン療法による再発予防効果に関するエビデンスはない。一方、重症の子宮内膜症や子宮内膜症性嚢胞合併例では、子宮内膜症の術後再発が懸念される。当院では、子宮内膜症性嚢胞を合併していた患者に対しては、再発の可能性を考慮して術後のジエノゲストやLEPの使用を推奨している。

過去の文献では、子宮腺筋症病巣除去術を施行した患者において、40歳未満の場合には40歳以上の場合と比べて妊娠率が高いこと[10]、GnRHアナログ治療と比較して術後妊娠率が高いこと[11]が示されている。腹腔鏡下手術はART不成功の局所性子宮腺筋症に対して行うべきであるという意見もある。腺筋症病巣除去術後の妊娠転帰を 表4-1 にまとめた。術後の臨床妊娠率48%、流産率17%と、術後妊娠成績は一見悪くないようにも思えるが、これはすべてが不妊症患者を対象とした検討ではないため、腺筋症病巣除去術の不妊に対する有効性を明らかにするためには、今後新たな前向き研究が必要である。

術後妊娠の分娩様式は選択的帝王切開が原則である。術後の周産期リスクとしては、子宮破裂および癒着胎盤が指摘されている。術後妊娠の文献をまとめた報告では子宮破裂の頻度は3.6%であった[7]。また癒着胎盤については6.3%という報告がある[10]。これらの周産期リスクを考慮すると、子宮腺筋症病巣除去術前からの十分な手術後妊娠リスクの説明・同意が必要であり、術後妊娠管理は高次周産期施設での管理が望ましい。術後妊娠の管理に関しては、流早産、癒着胎盤、子宮破裂などの可能性に留意する。

引用・参考文献

1) 平成 26 年度日本産科婦人科学会・生殖内分泌委員会報告. 日本産科婦人科学会誌. 67 (6), 2015, 1495-7.

2) Vercellini P, et al. Uterine adenomyosis and in vitro fertilization outcome: a systematic review and meta-analysis. Hum Reprod. 29 (5), 2014, 964-77.

3) Hashimoto A, et al. Adenomyosis and adverse perinatal outcomes: increased risk of second trimester miscarriage, preeclampsia, and placental malposition. J Matern Fetal Neonatal Med. 31 (3), 2018, 364-9.

4) Juang CM, et al. Adenomyosis and risk of preterm delivery. BJOG. 14 (2), 2007, 165-9.

5) Mochimaru A, et al. Adverse pregnancy outcomes associated with adenomyosis with uterine enlargement. J Obstet Gynaecol Res. 41 (4), 2015, 529-33.

6) Niu Z, Long-term pituitary downregulation before frozen embryo transfer could improve pregnancy outcomes in women with adenomyosis. Gynecol Endocrinol. 29 (12), 2013, 1026-30.

7) Osada H. Uterine adenomyosis and adenomyoma: the surgical approach. Fertil Steril. 109 (3), 2018, 406-17.

8) 西田正人ほか. 子宮腺筋症核出術：その発生と外科治療. 日本エンドメトリオーシス学会誌. 35, 2014, 40-6.

9) 西田正人ほか. 子宮腺筋症核出術：その術式と予後. 日本エンドメトリオーシス学会誌. 34, 2013, 71-6.

10) Kishi Y, et al. Who will benefit from uterus-sparing surgery in adenomyosis-associated subfertility? Fertil Steril. 102 (3), 2014, 802-7.e1.

11) Wang PH, et al. Is the surgical approach beneficial to subfertile women with symptomatic extensive adenomyosis? J Obstet Gynaecol Res. 35 (3), 2009, 495-502.

12) Fujishita A, et al. Modified reduction surgery for adenomyosis. A preliminary report of the transverse H incision technique. Gynecol Obstet Invest. 57 (3), 2004, 132-8.

13) Takeuchi H, et al. Laparoscopic adenomyomectomy and hysteroplasty: a novel method. J Minim Invasive Gynecol. 13 (2), 2006, 150-4.

14) Wang PH, et al. Comparison of surgery alone and combined surgical-medical treatment in the management of symptomatic uterine adenomyoma. Fertil Steril. 92 (3), 2009, 876-85.

15) Al Jama FE. Management of adenomyosis in subfertile women and pregnancy outcome. Oman Med J. 26 (3), 2011, 178-81.

16) Osada H, et al. Surgical procedure to conserve the uterus for future pregnancy in patients suffering from massive adenomyosis. Reprod Biomed Online. 22 (1), 2011, 94-9.

17) Huang BS, et al. Fertility outcome of infertile women with adenomyosis treated with the combination of a conservative microsurgical technique and GnRH agonist: long-term follow-up in a series of nine patients. Taiwan J Obstet Gynecol. 51 (2), 2012, 212-6.

18) Saremi A, et al. Treatment of adenomyomectomy in women with severe uterine adenomyosis using a novel technique. Reprod Biomed Online. 28 (6), 2014, 753-60.

廣田　泰

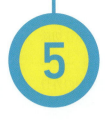

5 卵管病変

卵管性不妊症

　1978年に世界初の体外受精・胚移植（*in vitro* fertilization and embryo transfer；IVF-ET）児が出生してから40年が経過した。この間、IVF-ETは目覚ましい進歩を遂げ、2010年には人類への最大の貢献に授与されるノーベル賞を、世界初のIVF-ETを成功裏に導いたロバート・エドワーズ先生が受賞した。これはすなわち、世界がIVF-ETを人類繁栄のための治療として認めたことにほかならない。わが国でも1983年、東北大学の鈴木雅洲名誉教授らによる日本初のIVF-ET児出生以降、年々その数は増え、2015年の治療周期数は424,151周期に、出生児数は49,573人にのぼる。同年の出生数は1,008,000人であり、実に20人に1人がIVF-ETで出生していることになる。

　IVF-ETは不妊治療ピラミッドの頂点に位置しており、さまざまな治療後の最終手段として、あるいは患者年齢が高い場合などに行われることが多くなっているが、もともとのIVF-ETの絶対的適応は卵管性不妊である。卵管切除後、卵管閉塞、卵管狭窄などの卵管性不妊に対してIVF-ETは適応されてきた。先に述べたように、IVF-ETの目覚ましい進歩により、これまで妊娠不可能と診断されてきた女性を妊娠可能とした、人類に対する貢献度は計り知れない。しかし、卵管閉塞あるいは卵管狭窄で卵管疎通性を再開し得る女性、卵管周囲癒着などで卵管機能を回復し得る女性の中には、できるならば通常の性交により妊娠を成立させたいと願う者も少なくない。これらの女性の妊娠を可能とするのが卵管形成術である。

　卵管形成術には卵管の障害部位により腹腔鏡下に行うもの、卵管鏡下に行うものが存在する。卵管遠位側の閉塞や卵管周囲癒着に対しては腹腔鏡下手術が、卵管近位側の閉塞や狭窄に対しては卵管鏡下手術が行われる。また、卵管性不妊の診断で行われる子宮卵管造影（hysterosalpingography；HSG）で卵管性不妊が疑われた場合の確認方法の一つに経腟腹腔鏡（transvaginal hydrolaparoscopy；THL）がある。THLでは、全く傷を残すことなく腹腔内を液相下という非常に良好な視野のもと観察できる。また腹腔内観察に加え、軽度の癒着剥離や多嚢胞性卵巣症候群（polycystic ovary syndrome；PCOS）に対する卵巣多孔術も施行できる。

　さて、卵管水腫と診断された場合、治療法は大きく2つに分かれることになる。一つは

IVF-ET であり、もう一つは卵管形成術（卵管開口術）である。しかし IVF-ET を選択する場合であっても、卵管水腫液の逆流による胚の物理的障害（子宮内腔から流されてしまう）や、水腫内容液による子宮内膜および胚への影響が認められるため[1]、卵管切除後の IVF-ET が推奨されている[1,2]。このため、卵管水腫を有する場合には何らかの外科的処置が必要となることが多い。

腹腔鏡下卵管形成術

手術の目的と適応

【目的】
○遠位側の卵管性不妊（卵管采周囲癒着、卵管周囲癒着、卵管水腫）女性の自然妊娠を可能とする。

【適応】
○遠位側の卵管性不妊（卵管采周囲癒着、卵管周囲癒着、卵管水腫）のうち自然妊娠を期待し、かつ自然妊娠を希望するもの
○卵管内のヒダが保たれており、卵管水腫の程度が強くないものは卵管開口術を行ってもよい。

　近年、卵管性不妊に対する治療法として、IVF-ET が選択されることが多くなり、卵管開口術、卵管采形成術などにより自然妊娠を期待する機会は減少しているように思われる。しかし実際には、可能であれば自然妊娠したいと希望する患者も少なくない。不妊症のスクリーニング検査において施行される子宮卵管造影で、あるいは超音波断層法で卵管水腫と診断された場合、卵管への処置なしに妊娠を期待することは非常に難しいものだと推測される[1,2]。

　卵管水腫が存在する場合、卵管水腫液は胚および子宮内膜双方へ影響を及ぼし、卵管水腫がない場合に比して妊娠率は約半分に低下するものの、手術後には妊娠率、生児獲得率とも改善するため、IVF-ET を行う場合であっても外科的処置が推奨される[1,3]。この場合は卵管切除が施行されることが多い。しかし、卵管の通過性を回復させ、自然妊娠の可能性を残したい場合は卵管形成術（卵管開口術）を施行する。また自然妊娠を希望する場合も、同様に卵管開口術を選択する。

　しかし、患者サイドが卵管温存手術を希望したとしても、卵管の状態が良くない場合には卵管切除術およびその後の IVF-ET を施行する必要がある。卵管周囲の癒着が高度ではなく、卵管の腫大も 3cm 程度、また卵管内のヒダも保たれているのであれば卵管を温

存してもよいと考えられるが、卵管周囲の癒着が高度であったり、子宮内膜症による卵管病変の場合では温存しても良好な予後は期待できない[4]。また卵管水腫のみならず、子宮

卵管造影で卵管采周囲癒着、卵管周囲癒着が疑われる場合にも腹腔内観察および卵管機能改善を目的として腹腔鏡下卵管形成術が選択される。

症例の背景

　32歳、0妊0産。挙児希望を主訴に当科を受診した。HSGにて、右卵管間質部完全閉鎖と左卵管水腫を認めた。卵管因子以外には特に異常を認めなかった。卵管因子の改善により自然妊娠が期待できると思われ、腹腔鏡下卵管開口術、卵管鏡下卵管形成術を施行した。

---

1 麻酔法

　全身麻酔下に施行する。

2 子宮付属器癒着剥離

　本術式は子宮・卵管周囲に認められる癒着の剥離と、卵管開口の2パートに分けることができる。可能な限り子宮および付属器周囲の癒着を剥離し、また卵管が癒着により埋没している場合には十分に卵管周囲の癒着を剥離してから卵管開口を行う。

　卵管開口術に先立って卵管周囲の癒着を剥離する。このとき、先に述べたように卵管周囲癒着が高度である場合には卵管切除を行い、後にIVF-ETを行うことも検討しなければならない。本症例では、自然妊娠の希望が非常に強く、右卵管間質部完全閉鎖と左卵管水腫を認めため、まず両側の卵管鏡下卵管形成術を施行した。われわれは子宮鏡補助下に卵管鏡下卵管形成術を施行しており、腹腔

内の観察の後、腹腔鏡で観察しながら卵管鏡下卵管形成術を施行した（図5-1）。また腹腔内を観察したところ、両側卵管ともに卵管周囲癒着を認めたため、癒着剥離を施行した（図5-2）。

3 卵管開口術

　閉塞（図5-3）または狭窄した卵管采を鋏鉗子で切開・開放する。切開は十字切開とし、4方向に切り開く。通常、この切開を行うと棍棒状に腫大した卵管から内容液が流出し、卵管采を確認できる。肉眼的に卵管采が保たれていることを確認し（図5-4）、さらにはインジゴカルミンを用いた通色素検査にて卵管の通過性があることを確認する。開放した卵管采部を翻転し、4方向に縫合固定する（図5-5）。固定はモノフィラメントでもブレイドでも可能であり、われわれは4-0のモノフィラメントあるいはブレイドを使用している。縫合終了後は再度、通色素検査にて卵管

通過性を確認する（図5-6）。再癒着を防止するため、腹腔内を十分に洗浄した上で、癒着防止措置（酸化セルロース膜など）を施す。

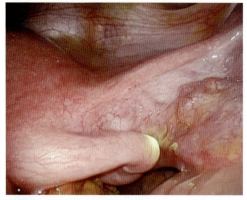

図5-1 卵管鏡下卵管形成術

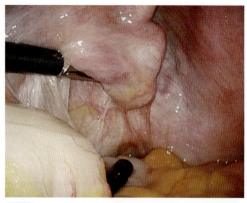

図5-2 左卵管周囲癒着

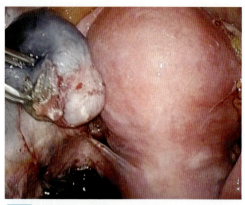

図5-3 棍棒状に腫大した左卵管

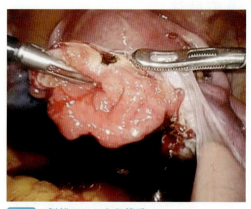

図5-4 剝離された左卵管采

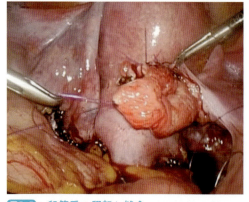

図5-5 卵管采の翻転と縫合

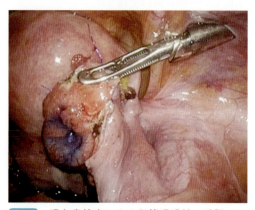

図5-6 通色素検査による卵管通過性の確認

第2章 生殖外科の適応と手術の実際

妊孕性温存のポイント

　本術式を行う際には、卵管を十分に確認し、卵管内のヒダが保たれていること、開放した卵管采部がその形態を保っていることを確認する。この両者が十分でない場合には、闇雲に温存手術を行うのではなく、卵管を切除し生殖補助医療（assisted reproductive technology；ART）へ移行するといった選択について術前に説明しておく必要がある。また、術後の自然妊娠は1～2年までの間に成立することがほとんどである。

腹腔鏡下卵管形成術の術後管理と妊娠予後

　卵管水腫に対する手術後の自然妊娠は術後2年でプラトーに達する[5]。また術後1年で20.0％が、術後2年で25.5％が自然妊娠するとされている。われわれの検討でも術後の自然妊娠率は28.9％（11/38）であり、自然妊娠までの平均期間は18カ月であった。この期間が自然妊娠のゴールデンタイムと考えられ、年齢など他の因子がないのであれば自然妊娠を期待してもよい。もちろんある程度、期限を決めることは重要であり、適切なステップアップが必要である。自然妊娠期待方法としては、全くの自然妊娠を期待してもよいし、卵胞刺激ホルモン（follicle stimulating hormone；FSH）製剤やクロミフェンクエン酸を用いた卵巣刺激や配偶者間人工授精を併用してもよい。なお術後の異所性妊娠の程度は10％程度とされている[5]。しかし、卵管の癒着の程度が高度であったり卵管内の状態が不良であるものでは術後の低妊娠率や高異所性妊娠率が報告されているので、ARTも検討する必要がある[6]。

卵管鏡下卵管形成術

手術の目的と適応

【目的】
- 近位側の卵管病変、すなわち子宮卵管間質部完全閉鎖や卵管峡部閉鎖を再疎通させる。
- 狭窄卵管の拡張を行うことで、卵管性不妊女性の自然妊娠を可能とする。

【適応】
- 近位側の卵管性不妊女性のうち自然妊娠を期待でき、かつ自然妊娠を希望するもの

⑤ 卵管病変

卵管性不妊、特に卵管閉塞や卵管狭窄と診断された場合、その後の治療法として IVF-ET が選択されるが、可能な限り自然に近い形で妊娠したいと考える患者も少なくない。米国生殖医学会（ASRM）から、2012 年に卵管性不妊への対応として、近位卵管閉塞以外に不妊原因を持たない若年女性に対して、卵管へのカニュレーション手術が考慮されることは妥当であるとの Committee Opinion が出されており[2]、自然妊娠の可能性を高める本法の意義は非常に大きいと思われる。

1 卵管鏡下卵管形成術のメリット

卵管鏡下卵管形成術（falloposcopic tuboplasty；FT）は主として近位卵管病変に対して行われる卵管再疎通手術であり、術後、自然妊娠を可能とする手術方法である。特殊なバルーンカテーテルを用いた低侵襲治療で、FT 卵管鏡を中心に構成された内視鏡システムを用いることで卵管内腔を観察することも可能である。また保険が適用されている（片側で 46,410 点、両側の場合は 92,820 点）ため、IVF-ET と比較して、患者の費用負担が抑えられることもメリットの一つだと考えられる。なお FT を腹腔鏡や子宮鏡補助下に施行した場合、子宮鏡や腹腔鏡検査などの費用は所定点数に含まれ、別に算定できないことに注意が必要である。

2 卵管鏡下卵管形成術のデメリット

FT 卵管鏡は 0.6mm と細径であるため解像度が十分でなく、かつ焦点距離も 0.5mm と短いことから卵管口を確実に捉えることが難しいなど、手技の困難さがデメリットとして挙げられる。例えば、卵管口をうまく探せないと子宮を穿孔させたり、子宮内でバルーンがとぐろを巻いたりするなど、手技には習熟を要する。特に導入当初の慣れない段階での失敗経験が施行を敬遠させる原因になり得る。さらには基本的には一人で行う手技であり、バルーン操作の微妙な感覚を伝えることも難しいため、手技の伝達が困難で後進への教育も容易ではない。

3 閉塞部位の診断

本術式の適応は、卵管間質部閉塞あるいは卵管峡部などの卵管近位側閉塞や卵管狭窄である。卵管通水検査や卵管通気検査でも卵管閉塞の診断は可能であるが、閉塞部位の診断は困難であるため、本術式の適応を決めるためには HSG を行う必要がある。HSG は卵管疎通性を評価するための検査として有用であるが、腹腔鏡検査との比較において卵管通過性の感度は 0.65、特異度は 0.83 であると報告されており、HSG による診断には限界がある。また HSG で卵管閉塞と診断された例のうち 60％では、その後の HSG で卵管通過性が確認されている[6]。これは粘液栓や剥脱した子宮内膜、あるいは卵管の攣縮によるも

生殖外科の適応と手術の実際　第2章

のである。よって1回のHSGで診断して
FTを施行するのではなく、HSGを再施行す
るか、卵管通気検査、選択的卵管造影、選択
的通水を行うなどして、確実に診断すること
が肝要である。また卵管狭窄の診断は非常に

主観的であり、患者の緊張により卵管の攣縮
が起こっている可能性もあるため、卵管狭窄
が疑われる場合には閉塞と同様に複数回の確
認が必要である。

症例の背景

【症例1：腹腔鏡補助下卵管鏡下卵管形成術】

　34歳、0妊0産。挙児希望を主訴に受診した。長期不妊であったことから腹腔内
観察も兼ねて腹腔鏡補助下にFTを施行した。

【症例2：腹腔鏡補助下卵管鏡下卵管形成術】

　32歳、0妊0産。挙児希望を主訴に受診した。HSGで卵管采周囲癒着および卵管
狭窄が疑われ、腹腔鏡補助下にFTを施行した。腹腔内癒着を剥離した後に、FTを
施行した。

【症例3：子宮鏡補助下卵管鏡下卵管形成術】

　33歳、0妊0産。挙児希望を主訴に、性交のタイミング指導を9周期、配偶者間
人工授精を5回受けたが妊娠が成立せず、当科を受診した。右卵管閉塞、左卵管采周
囲癒着の疑いにて子宮鏡補助下FTを施行した。卵管因子以外に不妊原因を認めな
かった。

【症例4：子宮鏡補助下卵管鏡下卵管形成術・子宮腔の変形】

　31歳、0妊0産。挙児希望を主訴に受診した。子宮内腔を占拠する粘膜下筋腫を
認め、子宮鏡下子宮筋腫核出術を施行した。不妊スクリーニング検査では、ホルモン
基礎値、精液検査、黄体機能検査には異常を認めなかったが、HSGで粘膜下筋腫に
より子宮腔の変形と両側卵管閉塞を認めた。子宮鏡補助下FT施行時、子宮内腔は変
形しており、子宮鏡補助下でなければ卵管口にカテーテルをウェッジさせることは困
難であったと思われた症例である。子宮鏡により内腔を確認できたため、FTを完遂
できた。

---

1 麻酔法

　FTは無麻酔でも施行可能であるが、一般
的には静脈麻酔下に行われる場合が多いと思
われる。もちろん全身麻酔下でも施行可能で

ある。

2 FTシステム（図5-7）

　FTシステムは卵管鏡（0.6mm径、6,000
画素、焦点距離0.5mm）、卵管再疎通を行う

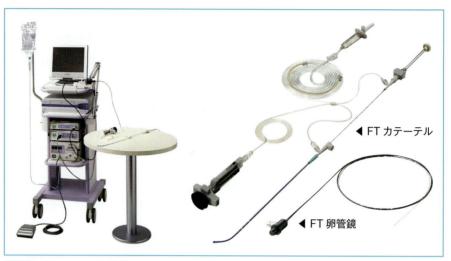

図5-7 FTシステム（提供：テルモ）
FTカテーテル：バルーン外径1.25mm（4atm拡張時）、バルーン長：6cmと10cm
FT卵管鏡：外径：0.5mm（2,000画素）、0.6mm（5,000画素）、焦点距離：0.5mm
カテーテル耐用数：8.13（1〜26.5）回

FTカテーテル（6cm、10cm）、FT灌流ポンプ、カメラヘッドと卵管鏡をつなぐアイピースアダプタ、光源装置、ビデオシステムからなる。光源装置やビデオシステムは通常の腹腔鏡システムを使用することも可能である。

3 卵管鏡下卵管形成術の実際

FTを行う前にはバルーンの破損がないことを確認するために、カテーテルを4気圧に加圧した上でカテーテルを進める（エバージョンテスト）。

FTの際には専用の腟鏡（スペキュラム）と単鈎鉗子（タナキュラム）を用いる。腟鏡を挿入し、腟内を消毒した後に、専用単鈎鉗子で子宮腟部後唇を把持し、腟鏡に固定する。続いてFTカテーテルを子宮腔内へ挿入し、再疎通させる卵管方向にカテーテルを90度回転し、先端を卵管角へウェッジさせる。その後、カテーテルを陰圧の状態で灌流を行いながら卵管鏡をカテーテルの先端まで進め、卵管口を確認する。卵管鏡で見た卵管口を図5-8に示す。卵管口は確認しづらいことも多く、確認できたとしてもやや暗い部分が確認されるだけのこともあるので、卵管口が判然としない場合には、ブラインドにカテーテルを2cmほど進めた後に卵管鏡でカテーテルが卵管内に挿入されていることを確認してもよい（ブラインドエバージョン）。

卵管口を確認したら、灌流を行いながら卵管鏡を0.5〜1cmほど引き戻し、カテーテルを6気圧まで加圧し、カテーテルを進める。このとき、カテーテルに連動して卵管鏡も前

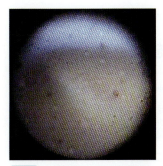
図5-8 卵管鏡で見た卵管口

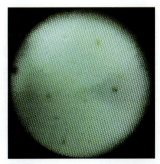
図5-9 カテーテル内に卵管鏡がある場合

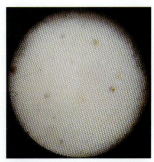
図5-10 卵管内に卵管鏡が出た場合

進するが、卵管鏡はカテーテル内のバルーンの2倍の距離を前進する構造であるため、卵管鏡で卵管穿孔を起こさないように注意を要する。卵管鏡がバルーンの先端まで達したら、カテーテルを2気圧に減圧し、灌流を行いながら卵管鏡を0.5〜1cm後退させる。この操作を繰り返し、6〜10cmバルーンを進めていくことにより卵管を再疎通させる。なおカテーテル内に卵管鏡があるとき画面は緑色に見え（図5-9）、卵管内に卵管鏡が出ると卵管内を映すため画面はピンク色に見える（図5-10）。

　カテーテルが閉塞部あるいは狭窄部に到達すると（図5-11）、カテーテルに抵抗を感じる。このとき、少しずつ少しずつ、カテーテルを進めることが肝要である。閉塞部を通過すると、すーっと抵抗が消失するのを感じる。卵管鏡は当然のことながら卵管内に存在しているので、卵管鏡からは卵管のピンク色の像が見えなければならない。もし卵管穿孔が起こった場合、バルーンから卵管鏡が出た際にピンク色の卵管内の像ではなく非常に暗い像となるので、すぐに穿孔を認識できる。

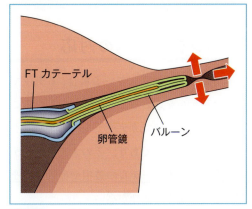
図5-11 卵管開通操作

なお、穿孔が生じても穴は非常に小さいため、通常、出血が起こるとは考えられず、特に追加の処置を必要としない。

　カテーテルを最後（6cmあるいは10cm）まで進めたら、続いて卵管内腔の観察に移る（レトログレードイメージング）。カテーテルを2気圧に減圧し、灌流しながらカテーテルを引き戻す。このとき、カテーテルを進める際とは逆に卵管鏡は2倍の距離を後退するので、カテーテルの引き戻しに協調させながら卵管鏡を進め、常にカテーテルの先端に置くようにして卵管内腔を観察する。卵管内所見

が正常であれば卵管ヒダが卵管内に全周性に確認できる。卵管ヒダの減少や消失、卵管内の発赤所見や血管像は異常所見であり、卵管機能の低下を意味する。

> **匠の技**
>
> 一気に FT カテーテルを進めると子宮・卵管穿孔が起こりやすくなる。FT カテーテルは数 mm から 1cm 程度ずつ前進させることを心掛ける。

4 バンチングへの対応

卵管が強固に閉塞している場合、6 気圧ではカテーテルを進めることができなくなることがある。閉塞部でカテーテルのバンチングが生じているためであり、そのままカテーテルを進めるとカテーテルの破損や卵管穿孔を起こしてしまう可能性が高い。

カテーテルが進まないときにはまず、以下を試みる。

① カテーテルを 2 気圧に減圧し、灌流を行ってみる。このとき、灌流液が流れているようであれば 6 気圧として再度挿入を試みる。それでもカテーテルが進まない場合には 1 気圧ずつ圧を上げながら（最高 9 気圧まで）、同様の挿入を試みてもよい。

② 灌流を行ったときに灌流液が流れない場合にはバンチングを起こしている可能性が高いので、まずはカテーテルを 2 気圧に減圧した後に灌流液が滴下するところまでカテーテルを引き戻す。その上で 1 気圧ずつ圧を上げながら（最高 9 気圧まで）、カ

テーテルの挿入を試みる。

5 成功率を高めるための工夫

FT を成功させるための最も重要なポイントは、卵管口を確実に捉え、卵管内にカテーテルを挿入することである。卵管への挿入を卵管鏡以外の方法も用いて確認することにより、安全かつ確実に手技を遂行することができる。

1）腹腔鏡補助下卵管鏡下卵管形成術
【症例 1、症例 2】

腹腔鏡でカテーテルの挿入を確認する方法である。卵管口は確認できないが、腹腔鏡の光源を落とすことにより卵管鏡の光を透見できる。これによりカテーテルのおおよその位置が分かり、卵管内への挿入や閉塞部位でのカテーテルの挙動（図5-12）、穿孔（図5-13）の有無などを肉眼的に確認できる。われわれは、子宮筋腫核出術や子宮付属器癒着剝離術、子宮内膜症病巣除去術など腹腔内操作も要するような場合に腹腔鏡を併用しているが、ルチーンに腹腔鏡を併用して FT を行ってもよい。

2）子宮鏡補助下卵管鏡下卵管形成術
【症例 3、症例 4】

子宮鏡を用いて卵管口を確認しながらカテーテルを進め、確実に卵管口へカテーテルをウェッジする方法である（図5-14）。卵管口を確認しながら確実にカテーテルを卵管口に誘導することが可能となるため、ウェッジがうまく行えないことで卵管・子宮穿孔を起

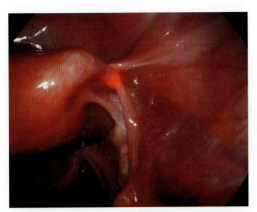
図5-12 腹腔鏡から見た卵管鏡

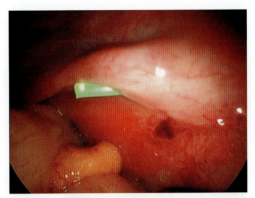
図5-13 卵管鏡による穿孔

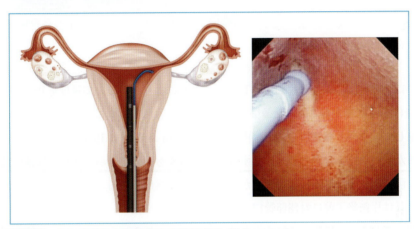
図5-14 子宮鏡補助下卵管鏡下卵管形成術（提供：テルモ）

こしたり子宮腔内でカテーテルがとぐろを巻く状態になったりすることを防ぐことができる確実性が高い方法である。また子宮腔が変形しているとき、子宮が後屈しているとき、子宮底部が平坦ではなく波打ったりしているときなどFTが難しい場合でも確実にウェッジすることが可能となり、成功率は飛躍的に高まる。

　子宮鏡下にFTを行う場合、まず子宮鏡を子宮腔内に挿入し、子宮腔を観察する。卵管口を同定し、子宮鏡の側方からカテーテルを挿入し、卵管口にカテーテルをウェッジさせる（図5-15）。その後の操作は通常のFTと同様である。子宮鏡補助下FTに用いる子宮鏡は硬性鏡でも軟性鏡でもよい。

　通常、FTを行う場合には頸管拡張は不要であるが、もし子宮鏡と卵管鏡を同時に挿入することが困難である場合には、ヘガール子宮頸管拡張器の8番くらいまで頸管を拡張するとスムーズに挿入することが可能である。

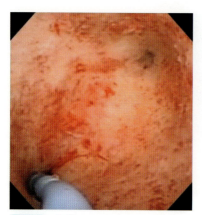

図5-15 卵管口にカテーテルをウェッジさせる

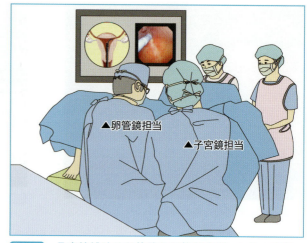

図5-16 子宮鏡補助下卵管鏡下卵管形成術における手術レイアウト（提供：テルモ）

　また卵管口への刺激により、片側のFTが終了した後に子宮収縮が起こることがある。子宮が収縮してしまうと卵管口の確認が困難となることが多いので、対側卵管を操作する際は可能な限り速やかに対側に移る必要がある。われわれは片側終了前に対側卵管口を子宮鏡で確認しておき、片側終了後に速やかに対側卵管口にウェッジさせるようにしている。また子宮収縮が起こってしまった場合は、子宮が弛緩するまで数分間待つか、子宮腔内の灌流圧を上げることにより子宮腔の拡張が得られる。なお子宮鏡補助下FTの際は子宮鏡担当と卵管鏡担当の2名で手技を行う必要がある（図5-16）。

3）手術時子宮卵管造影

　FT終了後には卵管閉塞が十分に解除されたかどうかを確認するため、われわれは手技終了直後に、その場でCアームを用いて子宮卵管造影を行っている（図5-17）。このことにより、手技の完遂度を知ることができるのはもちろんのこと、カテーテルの到達距離（6cmあるいは10cm）より遠位に閉塞があるかも確認できる。さらには他覚的にも手技の完遂度を知ることができる。また灌流液に造影剤を流し、手技中に造影を行うことにより、手技中に完遂度を知る方法も報告されている。

Point

卵管口を確認できないまま手技を行うと子宮穿孔を引き起こしたり、子宮腔内でカテーテルがとぐろを巻いてしまったりすることがある。卵管口を確認することが最も重要である。卵管鏡で卵管口が確認できない場合には、ブラインドエバージョンを行う、子宮鏡を併用するなどして、確実に卵管口を捉えることが肝要である。

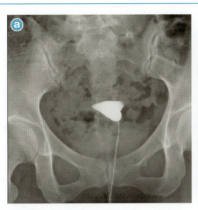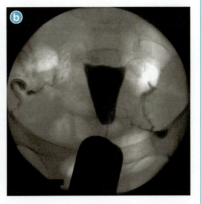

図5-17 子宮卵管造影
ⓐ術前：両側卵管間質部閉鎖、ⓑ術直後：術直後には造影により両側卵管が造影されていることが分かる。

卵管鏡下卵管形成術の術後管理と妊娠予後

本術式では、通常のFTであれ、子宮鏡補助下FTであれ、経腟的操作のみであり、傷はないため、麻酔から十分に覚醒すれば特に気を付けることはない。われわれが施行した通常のFT症例（73例119卵管）と子宮鏡補助下FT症例（28例52卵管）とを比較したところ、両群の患者背景に差はなかったが、成功率は通常FT群が86.3％に対し、子宮鏡補助下FT群では100％であった（$P<0.05$）。また、術後の妊娠率に有意差はなく両群とも約30％であった。妊娠は術後12カ月くらいまでに成立することが多く、妊娠までの期間に有意差はないものの、通常FT群では8.7カ月に対し、子宮鏡補助下FT群では4.6カ月であった。他家の報告でもFT後の妊娠率は約30％であり[7,8]、FTは近位卵管閉塞に対して自然妊娠を可能とする有用な方法である。

経腟腹腔鏡

手術の目的と適応

【目的】
- 主として不妊症症例に対して低侵襲に腹腔内を観察して、不妊原因を探索する。
- 手術的THLは軽度卵管周囲癒着の剝離、子宮内膜症の焼灼および多囊胞性卵巣症候群の多孔術を目的とする。

【適応】
- ●HSG で卵管通過障害や卵管周囲癒着、卵管采周囲癒着など卵管病変が疑われるもの
- ●原因不明不妊症、軽度子宮内膜症が疑われるもの
- ●多嚢胞性卵巣症候群など

経腟内視鏡（transvaginal endoscopy；TVE）は経腟的アプローチによる低侵襲の内視鏡手技であり、子宮鏡検査と腹腔鏡検査を同一のスコープで行うことにより、同時に双方を観察することが可能である。主として不妊症の症例に用いられ、最初に子宮腔内を観察し、その後にダグラス窩からスコープを腹腔内に挿入し、経腟腹腔鏡（THL）を施行する。Shibahara らは THL の合併症として腸管損傷が 0.61％に認められたと報告している[9]。ただし、経腹超音波ガイド下で THL を施行することで合併症は防げるとされ、Ma らは、経腹超音波を用いたことで合併症がゼロであったと報告している[10]。われわれも THL を安全に施行するために、経腹超音波ガイド下で手技を施行している。

卵管性不妊疑い、原因不明不妊、子宮内膜症疑いの場合は TVE を用い、異常が検出されれば子宮鏡下手術、卵管鏡下手術、腹腔鏡下手術を行うことで、不妊治療による妊娠率は高まると考えられる。また、検査用シースから手術用シースに変更することにより処置孔を設けることができる。処置孔からは細径の処置鉗子を挿入し、癒着剥離を行ったり、レーザープローブや針状バイポーラプローブを挿入して PCOS に対する多孔術を施行したりすることも可能となる。

THL の目的は主として、不妊症症例に対して低侵襲に腹腔内を観察し、不妊原因を探索することにある。よって THL の適応として、HSG で卵管通過障害や卵管周囲癒着、卵管采周囲癒着など卵管病変が疑われるもの、原因不明不妊症、軽度子宮内膜症が疑われるものなどが挙げられる。また手術用シースを用いた手術的 THL は PCOS 群に対するレーザーあるいはバイポーラ電極を用いた卵巣多孔術をダグラス窩からの 1 カ所の穿刺のみで施行できる。さらに手術的 THL では軽度子宮内膜症病変の焼灼や軽度卵管周囲癒着の剥離も行うこともできる。なお THL の要約として、ダグラス窩からスコープを挿入するため、ダグラス窩に異常病変が疑われないこと、前屈子宮であることが挙げられる。これを満たさない場合には、ダグラス窩からの穿刺の際に臓器損傷を引き起こす可能性がある。

THL の利点と欠点を 表5-1 に示した。THL は腹部切開が不要であるため、傷は腟壁の穿刺孔のみで腹壁に全く傷を残すことなく腹腔内を観察でき（ 図5-18 ）、無麻酔あるいは軽

第2章 生殖外科の適応と手術の実際

表5-1 経腟腹腔鏡の利点と欠点

利点	欠点
腹部切開が不要 静脈麻酔あるいは局所麻酔でも施行可能 外来ベースあるいは短期間入院で施行可能 液相での観察のため、卵管などの観察が気相より鮮明	視野が限定される 剥離や切断操作が十分に行い得ない 手技にやや習熟が必要

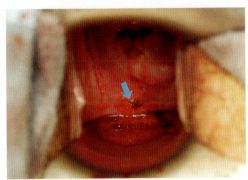

図5-18 経腟腹腔鏡直後の後腟円蓋部（穿刺部）
矢印は穿刺部を示す。術創はこの1点のみで、術後の疼痛はほとんどない。

度の静脈麻酔でも手技を進められる。このため外来ベースあるいは短期入院でも手技を行うことが可能である。また腹腔内に生理食塩水を注水し液相で行うため、非常に明瞭な視野で腹腔内を観察できる。しかし視野がダグラス窩からの一方向のみに限定され、処置用シースで癒着は剥離できるものの把持が不可能なため剥離は軽度のものに限定され、また卵巣多孔術でも卵巣のダグラス窩側しか多孔術を行うことができない。

症例の背景

【症例1】
　33歳、0妊0産。挙児希望を主訴に受診した。不妊症のスクリーニング検査では異常を認めず、原因不明不妊と診断した。性交のタイミング指導を6周期施行したが、妊娠が成立せず、腹腔内観察を目的にTHLを施行した。

【症例2】
　28歳、0妊0産。挙児希望を主訴に受診した。不妊症のスクリーニング検査にて、多嚢胞性卵巣症候群と診断した。クエン酸クロミフェンを投与したが、クロミフェン抵抗性であり、排卵が認められなかったため、手術的THL（THL-OD）を施行した。

1 麻 酔

　無麻酔でもTVEは施行可能であるが、静脈麻酔下に行われる場合が多いと思われる。もちろん全身麻酔下でも施行可能である。われわれは、観察のみの場合には静脈麻酔で、処置も行う場合には全身麻酔で手技を施行している。

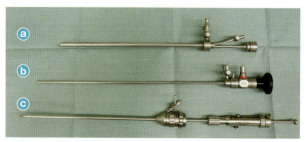

図5-19 経腟腹腔鏡で用いる機器

ⓐ 処置用シース：径は 5.6mm、長さ 29cm。5Fr の処置孔を持ち、卵巣多孔術や軽度癒着剝離に使用可能である。
ⓑ テレスコープ：径は 2.9mm、長さ 30cm。30 度の斜視鏡であり、スコープを左右に回しながら腹腔内を観察することにより、より広い範囲を観察することが可能である。
ⓒ パンクチャーニードル、ダイレーションシース、トロカーシース：診断的 THL での穿刺時に用いられる。パンクチャーニードルでダグラス窩を穿刺した後にダイレーションシースを進め、トロカーシースを留置した後に腹腔内をテレスコープにて観察する。

2 子宮鏡

体位を砕石位とし、手技を開始する。われわれは KARL STORZ 社製の TVE を使用している。TVE スコープ（テレスコープ）は 2.9mm、視野角 30 度である。スコープを装着した検査用外管は灌流を行うことが可能であり、スコープを左右に回すことで容易に子宮腔内を観察できる。この際、検査用外管先端から流出する生理食塩水の水圧により頸管が拡張されるため、機械的な頸管拡張操作を行う必要はない。

3 診断的経腟腹腔鏡

子宮鏡検査終了後、コリン腟鏡を挿入し、後のインジゴカルミンによる通水検査のためにヒスキャスを留置する。クスコ腟鏡ではなくコリン腟鏡を用いるのは、THL を行う際に腟鏡を抜去し、腟鏡によるスコープの可動性制限をなくすためである。このとき、ダグラス窩が開放していることを確認し、ダグラス窩穿刺を可能な限り安全に行うために 100～150mL の生理食塩水による卵管通水を行う。このことによりダグラス窩には生理食塩水が貯留し、穿刺が行いやすくなる。

単鉤鉗子にて子宮腟部後唇を横方向に把持し、後腟円蓋から約 1cm 背側から腹腔内に向けて穿刺する。THL で用いられる機器を 図5-19 に示す。穿刺の際は腹腔内観察用のトロカーシース（検査用シース）を、ダイレーションシースを装着したパンクチャーニードル（穿刺針）に装着し、穿刺予定部にダイレーションシースの先端を置き、パンクチャーニードルの穿刺深を 10～15mm として一気に穿刺する。パンクチャーニードルには弾性スプリング機構があるため、ボタン操

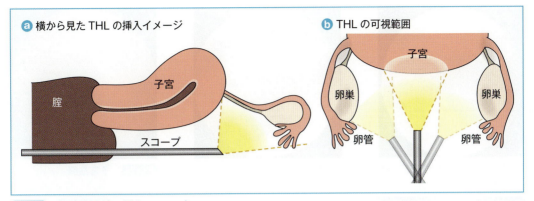

図5-20 経腟腹腔鏡の挿入イメージ
a 横から見たTHLの挿入イメージ
b THLの可視範囲。斜視鏡を回転させながら観察することにより、子宮後面から両側の付属器までを十分に観察することが可能である。

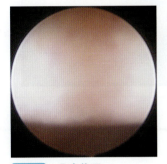

図5-21 子宮後面

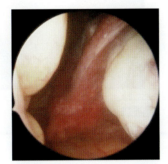

図5-22 左卵管と卵巣の正常像

ややスコープを引き気味にすると卵管および卵巣を同一画面で確認可能となる。

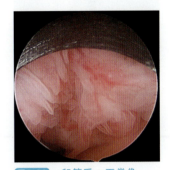

図5-23 卵管采の正常像

スコープを近づけることにより卵管采のヒダや網細血管も確認可能である。

作で容易かつ一気に腟壁からダグラス窩腹膜まで穿刺できる。穿刺後、パンクチャーニードルは動かないようにしながらダイレーションシースと検査用シースを腹腔内に進め、テレスコープで検査用シースが腹腔内に挿入されていることを確認する。図5-20にTHL挿入時の模式図とTHLでの可視範囲を示した。

続いて腹腔内の観察を行うが、腹腔内には500～1,000mLの生理食塩水を注水して観察を行うと非常に良好な視野で子宮および付属器を観察できる。またTVEでは、非常に拡大された視野で腹腔内を観察することになるため、スコープの位置を把握することが肝要である。中央部においてスコープで上方を観察すると、子宮後面を観察できる（図5-21）。子宮後面を確認したら、子宮に沿って左右にスコープを動かすと、卵管、次いで卵巣を確

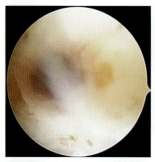
図5-24　卵巣表面の子宮内膜症

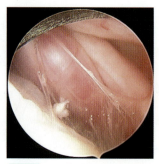
図5-25　卵管周囲癒着

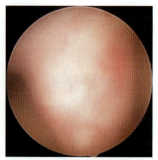
図5-26　子宮筋腫

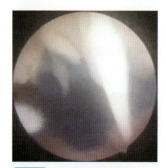
図5-27　卵管通色素検査

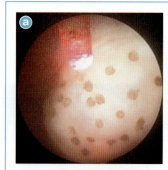
図5-28　手術的経腟腹腔鏡
ⓐ KTPレーザーで多孔術を行っているところ。
ⓑ 多孔術が終了した左卵巣

認できる（図5-22）。卵管に沿って峡部から膨大部、卵管采（図5-23）を確認し、続いて卵巣周囲を観察する。子宮内膜症病変（図5-24）や卵管周囲癒着（図5-25）、子宮筋腫（図5-26）が確認できる。十分な観察を終えたら、先に挿入したヒスキャスよりインジゴカルミンを注水し、卵管通過性を確認する（図5-27）。また卵管采より卵管内にスコープが挿入可能なこともあり、このとき、卵管内の様子も確認できる。

4 手術的経腟腹腔鏡

　上記の観察を行った後、癒着剥離術やPCOSに対する卵巣多孔術を行う場合には、検査用シースを手術用シースに交換する。検査用シースにマンドリン（棒）を挿入し、このマンドリンをガイドに手術用シースを挿入する。この後、テレスコープを装着する。5Frの処置孔から鉗子を挿入すれば生検や軽度の癒着剥離も可能であるし、バイポーラ電極やレーザープローブを挿入すれば卵巣多孔術（図5-28）を行うことができる。

生殖外科の適応と手術の実際	第2章

> **匠の技**
>
> THL で最も合併症が多いのはダグラス窩を穿刺するときである。スコープが後方に進んでしまうと直腸穿孔を起こす可能性があるので、穿刺時はパンクチャーニードルをやや前方子宮方向に向け穿刺するとよい。直腸穿孔が起こった場合でも穿刺径が小さいため、保存的に経過観察できることが多い。

経腟腹腔鏡の術後管理と妊娠予後

当院の診断的 THL の治療成績を 表5-2 に示す。診断的 THL により、それまで原因不明不妊とされていたものから、初期の子宮内膜症や卵管周囲癒着を診断することができる。また卵管性不妊疑いにより診断的 THL を施行することにより、卵管の状態を確認でき、その後の治療方針の決定につながる。例えば、卵管周囲癒着が認められた場合には、改めて腹腔鏡下子宮付属器癒着剥離術を行う

こともできるし、IVF-ET も選択できる。

手術的 THL による多孔術（trans-vaginal hydrolaparoscopic ovarian drilling；THL-OD）での妊娠成績を 表5-3 [11~13] に示した。THL-OD による妊娠率は 70～80％ほどであり、通常の腹腔鏡による多孔術と同等の妊娠成績が得られる。また THL-OD 後には LH 値の低下、アンドロゲン値の低下など内分泌学的にも改善が認められる[12]。

表5-2 経腟腹腔鏡の治療成績
（兵庫医科大学および弘前大学、2008～2018 年）

	診断的 THL (n = 11)	手術的 THL (n = 9)
年齢（歳）	29.3 ± 3.7	32.1 ± 3.0
麻酔	静脈麻酔	全身麻酔
手術時間	68.4 ± 24.5 分	81.3 ± 19.2 分
	（45～110 分）	（53～104 分）
手術方法	観察＋洗浄	観察＋卵巣多孔術＋洗浄
卵巣多孔術の方法		バイポーラ（1 例）
		KTP レーザー（8 例）
合併症	なし	なし
術後妊娠	4/9（44.4％）2 例 drop out	7/8（87.5％）1 例 drop out
術後妊娠までの期間（月）	12.8 ± 11.8 カ月	6.1 ± 5.0 カ月
	（2～28 カ月）	（1～16 カ月）

表5-3 手術的経腟腹腔鏡による多孔術（THL-OD）後の妊娠率

	妊娠率	症例数
Gordts ら（2009）	76％	25/33
Shibahara ら（2006）	67％	4/6
福井ら（2015、2018）	88％	7/8
計	77％	36/47

引用・参考文献

1) Practice Committee of American Society for Reproductive Medicine in collaboration with Society of Reproductive Surgeons. Salpingectomy for hydrosalpinx prior to in vitro fertilization. Fertil Steril. 90 (5 Suppl), 2008, S66-8.

2) Practice Committee of the American Society for Reproductive Medicine. Role of tubal surgery in the era of assisted reproductive technology: a committee opinion. Fertil Steril. 103 (6), 2015, e37-43.

3) Johnson N, et al. Surgical treatment for tubal disease in women due to undergo in vitro fertilisation. Cochrane Database Syst Rev. (1), 2010, CD002125.

4) The American Fertility Society classifications of adnexal adhesions, distal tubal occlusion, tubal occlusion secondary to tubal ligation, tubal pregnancies, müllerian anomalies and intrauterine adhesions. Fertil Steril. 49 (6), 1988, 944-55.

5) Chu J, et al. Salpingostomy in the treatment of hydrosalpinx: a systematic review and meta-analysis. Hum Reprod. 30 (8), 2015, 1882-95.

6) Dessole S, et al. A second hysterosalpingography reduces the use of selective technique for treatment of a proximal tubal obstruction. Fertil Steril. 73 (5), 2000, 1037-9.

7) Tanaka Y, Tajima H. Falloposcopic tuboplasty as an option for tubal infertility: an alternative to in vitro fertilization. Fertil Steril. 95 (1), 2011, 441-3.

8) Sueoka K, et al. Falloposcopic tuboplasty for bilateral tubal occlusion. A novel infertility treatment as an alternative for in-vitro fertilization? Hum Reprod. 13 (1), 1998, 71-4.

9) Shibahara H, et al. Major complications and outcome of diagnostic and operative transvaginal hydrolaparoscopy. J Obstet Gynaecol Res. 33(5), 2007, 705-9.

10) Ma C, et al. Trans-abdominal ultrasound guided transvaginal hydrolaparoscopy is associated with reduced complication rate. Eur J Obstet Gynecol Reprod Biol. 160 (2), 2012, 166-9.

11) Gordts S, et al. Transvaginal hydrolaparoscopy in the treatment of polycystic ovary syndrome. Fertil Steril. 91 (6), 2009, 2520-6.

12) Shibahara H, et al. Postoperative endocrine alterations and clinical outcome of infertile women with polycystic ovary syndrome after transvaginal hydrolaparoscopic ovarian drilling. Fertil Steril. 85 (1), 2006, 244-6.

13) 福井淳史ほか. 不妊症症例に対する経腟腹腔鏡の有用性. 青森県臨床産婦人科医会誌. 25, 2011, 105-10.

福井淳史

Mini Memo

生殖外科と生殖免疫

　腹腔内環境は妊娠の成立・維持にいかなる影響を及ぼすのか？　免疫担当細胞はどのように影響を及ぼしているのか？　この命題への答えを導き出すために、腹腔内環境を確認することは非常に有用であると思われる。月経期には、卵管を通して逆流した経血が腹腔内に貯留し、排卵期には排卵後の卵胞液が腹腔内に貯留する。性成熟期にある女性はほぼ月経周期のすべての時期において腹水が貯留している状況にある。腹水中に存在する免疫担当細胞は、細胞の分布、細胞の機能ともに末梢血のそれとは異なっている。月経期の子宮内膜細胞の除去がうまくいかず腹腔内に生着すれば子宮内膜症となることが考えられ、またその生着した細胞や免疫担当細胞が種々のサイトカインを放出することによりさらに病態は悪化する。また排卵から着床期にはそれらが胚を傷害することにより妊娠成績を低下させてしまう。このように、生殖外科手術による腹腔内環境改善は生殖免疫学的にも非常に有用な手段となっていると思われる。

福井淳史

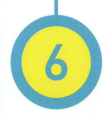

多嚢胞性卵巣症候群

多嚢胞性卵巣症候群と不妊症

多嚢胞性卵巣症候群（polycystic ovary syndrome；PCOS）は生殖年齢女性の5～10％に見られ、排卵障害を来す不妊症の原因疾患として最も頻度が高い。欧米では2003年に提示された診断基準（Rotterdam、2003年）が用いられることが多く、月経異常、卵巣の多嚢胞所見、高アンドロゲン血症のうち2つを満たせばPCOSと診断される。わが国では日本産科婦人科学会の2007年の新診断基準により、月経異常、多嚢胞卵巣、血中ホルモン値異常の3項目の存在を必須としてPCOSと診断している（表6-1）[1]。PCOSは排卵障害による不妊症の原因となるのみならず、子宮内膜増殖症や内膜癌のリスク、インスリン抵抗性という問題点も有するため、PCOSと診断した際には、これらの点についても適宜評価が必要である。治療は、日産婦診断基準2007に基づいた治療指針に準じて行い（図6-1）[2]、挙児希望がある場合には排卵誘発法を中心とした不妊治療が主体となる。治療開始前には他の不妊原因の評価も行っておくべきなのは言うまでもない。

表6-1 多嚢胞性卵巣症候群の診断基準
（日本産科婦人科学会生殖・内分泌委員会、2007年）

以下の3項目のすべてを満たす場合を多嚢胞性卵巣症候群とする。
1. 月経異常
2. 多嚢胞卵巣
3. 血中男性ホルモン高値、またはLH基礎値高値かつFSH基礎値正常

注1）月経異常は無月経、稀発月経、無排卵周期症のいずれかとする。
注2）多嚢胞卵巣は、超音波断層検査で両側卵巣に多数の小卵胞が見られ、少なくとも一方の卵巣で2～9mmの小卵胞が10個以上存在するものとする。
注3）内分泌検査は、排卵誘発薬や女性ホルモン薬を投与していない時期に、1cm以上の卵胞が存在しないことを確認の上で行う。また、月経または消退出血から10日目までの時期は高LHの検出率が低いことに留意する。
注4）男性ホルモン高値は、テストステロン、遊離テストステロンまたはアンドロステンジオンのいずれかを用い、各測定系の正常範囲上限を超えるものとする。
注5）LH高値の判定は、スパック®-Sによる測定の場合はLH≧7mIU/mL（正常女性の平均値＋1×標準偏差）かつLH≧FSHとし、肥満例（BMI≧25）ではLH≧FSHのみでも可とする。他の測定系による測定値は、スパック®-Sとの相関を考慮して判定する。
注6）クッシング症候群、副腎酵素異常、体重減少性無月経の回復期など、本症候群と類似の病態を示すものを除外する。

（文献1より引用）

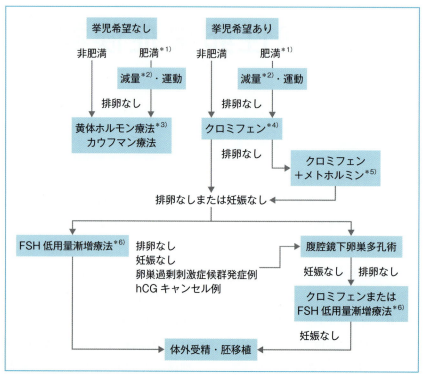

図6-1 多囊胞性卵巣症候群の治療指針
（日本産科婦人科学会生殖・内分泌委員会、2008年）（文献2より引用）

* 1) BMI > 25
* 2) BMI > 25 の場合、5～10％の減量と2～6カ月のダイエット期間を目標とする。
* 3) 低用量経口避妊薬を用いる場合もある。
* 4) 高プロラクチン血症にはドパミンアゴニスト、副腎高アンドロゲン血症にはグルココルチコイドを併用する。
* 5) 肥満、耐糖能異常またはインスリン抵抗性を持つ症例
* 6) 主席卵胞18mm以上でhCG投与、ただし16mm以上の卵胞が4個以上の場合はhCG投与を中止する。

1 肥満を伴うPCOS

　BMI 25以上の肥満症例では、治療の第一選択はまずは減量である。肥満はインスリン抵抗性を上昇させ、内分泌動態の悪化をもたらし、排卵誘発剤の効果を減じるのみならず、流産や妊娠合併症のリスクを上昇させる。減量には食習慣の改善と運動が推奨されるが、精神的支援もその継続には非常に重要である。

2 クロミフェン療法

　非肥満群のPCOS患者、あるいは肥満群において減量にても排卵がないPCOS患者には、第一選択としてクロミフェン療法を行う。クロミフェン療法での排卵率は55～70％、妊娠成立は10～20％と報告されている[3]。ただし、クロミフェンには抗エストロゲン作用がある。頸管粘液の減少や子宮内膜の発育障害が起こった際には、排卵が見られ

ても妊娠率は低下する場合があることに留意する。クロミフェンは、漫然と使用するのではなく、症例の年齢や他の不妊原因の合併の有無などを考慮しながら、長くとも6周期以上妊娠成立が得られない場合には、他の治療法を検討すべきである。

3 インスリン抵抗性改善薬

クロミフェン療法で排卵が見られず、肥満、耐糖能異常またはインスリン抵抗性を認める症例では、クロミフェンにインスリン抵抗性改善薬（メトホルミン）を併用する。クロミフェン抵抗症例を対象としてクロミフェン-メトホルミン併用投与とクロミフェン単独投与とを比較したメタ解析では、排卵率76.4 vs. 26.4％、妊娠率27.4％ vs. 3.8％と、メトホルミンの併用が効果的であることが示されている[4]。

4 ゴナドトロピン療法

クロミフェン療法が無効、もしくは妊娠が成立しない場合に選択される。PCOSでは内因性のLH値が高いため卵胞刺激ホルモン（follicle stimulating hormone；FSH）製剤を用いることを原則とする。ゴナドトロピン療法の投与方法としては低用量漸増療法が選択される。経腟超音波断層法による卵胞径モニタリングや血中エストラジオール濃度測定を注意深く行い、卵巣過剰刺激症候群（ovarian hyperstimulation syndrome；OHSS）や多胎妊娠を防止する。

5 腹腔鏡下卵巣多孔術

クロミフェン療法が無効、もしくは妊娠が成立しない場合、またゴナドトロピン療法が無効もしくはOHSSが発症した場合に手術療法として腹腔鏡下卵巣多孔術（laparoscopic ovarian drilling：LOD）を選択する。作用機序は不明であるが、術後の自然排卵率は30〜90％（平均83％）、妊娠率は60％と報告されており[5]、ゴナドトロピン療法と同等の排卵率および妊娠率でありながら、OHSSと多胎のリスクは低いことが特徴である。詳細は後述する。

6 体外受精・胚移植

ゴナドトロピン療法で排卵または妊娠の見られない場合や、OHSSが発症したり、ヒト絨毛性ゴナドトロピン（human chorionic gonadtropin；hCG）投与がキャンセルされたり、LODで排卵や妊娠が見られない場合には体外受精・胚移植（*in vitro* fertilization and embryo transfer；IVF-ET）を選択する。もちろんPCOSが単独かつプライマリーにIVF-ETの適応となることはない。

腹腔鏡下卵巣多孔術

手術の目的と適応

【目的】
- 自然排卵周期を回復させる。LOD 術後は 30〜90％（平均 83％）の症例で自然排卵が期待できる。

【適応】
- 挙児希望のあるクロミフェン抵抗性 PCOS
- クロミフェン抵抗性 PCOS の中でも、LH 高値、肥満ではない症例、骨盤病変の評価や治療を要する症例、卵胞のモニタリングのための頻回な病院受診が困難な症例において、特に推奨される。

　PCOS に対する外科的治療法は、1935 年に Stein らにより開腹下での両側卵巣楔状切除術（bilateral ovarian wedge resection；BOWR）が報告されたことに始まる。しかし BOWR では術後の癒着形成はほぼ必発であり、より低侵襲な手術方法として、1984 年にモノポーラを用いた LOD が Gjönnaess により初めて報告され[6]、以後 LOD は現在に至るまで PCOS に対する外科的治療法の主流となっている。LOD の目的は自然排卵周期の回復であるが、その機序はいまだ不明である。LOD により莢膜細胞や顆粒膜細胞が破壊され、卵巣内のアンドロゲンの低下、またエストロゲンの産生が低下し、それによって下垂体の黄体化ホルモン放出ホルモン（luteinizing hormone-releasing hormone；LH-RH）に対する反応性が低下し、卵胞発育に有利な LH/FSH 比が得られ、自然排卵が起こるという仮説が提唱されている。LOD 後の排卵率は 30〜90％（平均 83％）で[5]、ゴナドトロピン療法と同等の有効性を示しており、日本産科婦人科学会の新診断基準に基づいた治療指針においても、ゴナドトロピン療法に並ぶ治療法として位置づけられている。

　LOD の適応はクロミフェン抵抗性の不妊 PCOS 症例である。LOD 後に約 80％の症例で排卵が期待できるが、約 20％の症例では無排卵が持続する。LOD の効果を術前に予測できれば、よりその患者に適した治療法を選択でき、無効な手術を回避できると思われる。予測因子についてはさまざまな報告があるが、術前の高 LH 値（＞10IU/mL）や肥満ではないことなどが予測因子として有効であるとの報告が散見される。ESHRE/ASRM-Sponsored PCOS Consensus Workshop Group からの報告[7] では、LOD の適応症例として、不妊症例かつクロミフェン抵抗性で LH 高値の症例、肥満ではない症例、骨盤病変の評価や治療が必要とされる症例、卵胞の

生殖外科の適応と手術の実際　第2章

モニタリングのための頻回な病院受診が困難な症例が挙げられている。一方、LODの長期効果や、高アンドロゲン血症の改善が臨床的な症状の改善に結び付くかどうかについてはまだエビデンスが乏しいため、例えば月経不順や多毛、ざ瘡などの高アンドロゲンによる症状の改善を目的に不妊ではない症例にLODを行うことは現時点では推奨されない。

LODが有効な症例ではその効果が単一周期にとどまらない点、単胎妊娠が期待できる点、不妊精査としての腹腔内観察や治療が同時に行える点など多くのメリットがある。しかし侵襲的な治療法であり、その実施にあたってはおのおのの症例について適応や有効性について考慮し、十分なインフォームド・コンセントのもとで行うことが重要である。

症例の背景

　26歳、0妊0産、BMI 22。月経周期は不整。挙児希望を主訴に受診した（不妊期間1年2カ月）。不妊スクリーニング検査でPCOSと診断し、それ以外には特に異常を認めなかった。まずクロミフェン療法を5周期行ったが妊娠の成立はなく、低用量漸増療法によるゴナドトロピン療法にステップアップした。ゴナドトロピン療法を3周期行ったが、多発卵胞発育のためhCGキャンセルもしくは卵胞発育不良であったため、LODを行う方針とした。

1 腹腔内の観察

　LODは腹腔鏡観察下に両側卵巣に存在する小卵胞に小孔をあける術式である。手術時にまずは腹腔内を観察し、付属器周囲の癒着や内膜症病変の有無などを確認する。付属器周囲の癒着などの妊孕性を低下させる所見があった場合には、適宜処置を行う。

2 卵巣多孔術の実施

　多孔術で最も汎用されている機器は針状のモノポーラ電極であるが、電流30〜70W（平均40W、カットモード）、通電時間1〜4秒（平均2秒）で多孔術を行う。片側卵巣あ

たり約10カ所の小孔を卵巣表層のみでなく、皮質下の小卵胞が破裂し卵胞液が流出する程度の深さ（3〜5mm）であける（図6-2）。この際、周囲組織の熱変性を最小限にするために生理食塩水を断続的に流し、卵巣を冷却しながら行うことが推奨されている（図6-3）。また、モノポーラ電極以外にも、バイポーラ、超音波凝固切開装置、KTPレーザー、CO_2レーザーなども用いられる。

　開孔数について現時点では、「産婦人科内視鏡手術ガイドライン 2013年度」において、一つの卵巣に少なくとも15穴の開孔を推奨している[8]。近年、卵巣容積に合わせてdrillingの総熱量を設定した群と卵巣容積に

6 多嚢胞性卵巣症候群

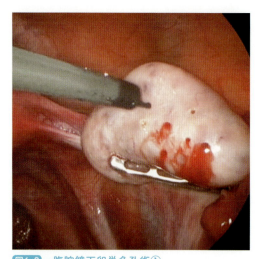

図6-2 腹腔鏡下卵巣多孔術①
皮質下の小卵胞に届く深さ（3〜5mm）を目安とする。

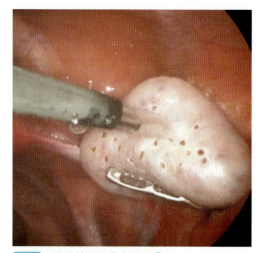

図6-3 腹腔鏡下卵巣多孔術②
生理食塩水で卵巣を冷却しながら行う。

かかわらず一定の熱量のdrillingを行った群とで比較したランダム化比較試験（RCT）がなされ、卵巣容積に合わせてdrillingを行った群において有意に排卵率、妊娠率が高いということが報告されている[9]。適切な開孔数は個々の卵巣のサイズや他の因子に関与する可能性も考えられ、今後の検討が必要である。

3 卵巣多孔術のリスク

LODのリスクとして、術後の卵巣周囲癒着と早発卵巣不全が挙げられる。しかし、術後の卵巣周囲癒着の頻度は0〜100％とかなり幅があるものの、いずれの報告においても良好な自然妊娠率を示しており、癒着は卵巣表面の軽度のもので、妊孕性の低下につながる可能性は低いとされている。ただし癒着のリスクを少しでも減らすべく、LODの際には止血の徹底、腹腔内の洗浄や癒着防止剤の

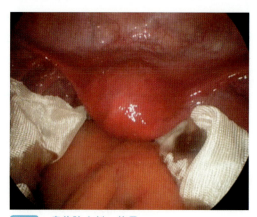

図6-4 癒着防止剤の使用

使用（図6-4）などに留意することは重要である。また卵巣機能の低下に関しては、1989年に1例のみ報告があるが、これは通常の10倍の熱エネルギーでの多孔術を施行した症例であった。通常の方法で適切に多孔術を行えば、現時点ではLODが卵巣機能を低下させ早発卵巣不全を来すというエビデンスはなく、卵巣機能を低下させるリスクは低いと

生殖外科の適応と手術の実際　第2章

思われる。術式としての難易度は低いが、これらのリスクを考慮した上で手術を行うことが重要である。

腹腔鏡下卵巣多孔術の術後管理と妊娠予後

術後は外来通院で卵胞発育チェックを行い、卵胞発育が見られれば適宜タイミング指導を行う。術後6～8週以内に自然排卵することが多いが、自然排卵を認めない場合、もしくは数周期は自然排卵を認めたものの無排卵状態となってしまった場合には、排卵誘発剤に対する感受性が改善していることが多いため、まずはクロミフェン療法から行ってみる。LOD後の排卵率は30～90％（平均83％）、術後1年での累積妊娠率は50～80％と報告されている。LODとゴナドトロピン療法との比較を検討した2007年のCochrane Review[10]によると、排卵率（52 vs. 62％；OR 0.66、95％ CI 0.21-2.07）、妊娠率（44.2 vs. 44.8％；OR 1.01、95％ CI 0.72-1.42）、生産率（39.5 vs. 41.7％；OR 0.97、95％ CI 0.59-1.59）、流産率（9.4 vs. 12.4％；OR 0.73、95％ CI 0.40-1.33）と、両者間に特に有意差は認めず、同等の有効性であることが示されている。ただし、多胎率はLOD群ではゴナドトロピン療法群に比べて有意に低く（1.2 vs. 17％；OR 0.13、95％ CI 0.03-0.52）、OHSSの頻度も低い。またPCOSは妊娠糖尿病のリスク因子であるが、LODを行っても妊娠糖尿病のリスクは変わらないため、周産期管理においては留意することが必要である。

LODの長期効果についてはまだエビデンスが十分ではないが、諸家の報告からLOD後の自然排卵はresponderでは1年以上持続し、その半数の症例では数年以上持続することが示されている。

経腟腹腔鏡下卵巣多孔術

手術の目的と適応

- 手術の目的、適応はLODと同様であるが、より低侵襲の手術である。
- THL-ODではダグラス窩からの穿刺の際に臓器損傷が生じるリスクがあるため、前屈子宮であること、ダグラス窩に異常病変が疑われないことが条件である。

6　多嚢胞性卵巣症候群

125

経腟腹腔鏡（transvaginal hydrolaparoscopy；THL）は経腟的に腹腔内にアプローチする内視鏡下手術であり、通常の腹腔鏡下手術よりもさらに低侵襲である。経腟腹腔鏡下卵巣多孔術（transvaginal hydrolaparoscopic ovarian drilling；THL-OD）は2001年に新たなアプローチ法による多孔術としてFernandezらにより報告された[11]。ダグラス窩から腹腔内へアプローチするため、穿刺の際に臓器損傷を来すリスクがある。適応としてはクロミフェン抵抗性PCOS症例であり、かつ前屈子宮であること、ダグラス窩に異常病変が疑われないことが条件となる。処置口が一つであるため、癒着剥離などの操作は困難であり、同時に骨盤病変の処置が必要な症例はもちろん適応外となる。手術手技に習熟することが必要ではあるが、THL-ODのラーニングカーブは通常の腹腔鏡下手術と同様もしくは短いとの報告もあり、その低侵襲というメリットから、今後はLODを行う際にまず考慮してよい術式であると思われる[12]。

症例の背景

27歳、0妊0産、BMI 18。月経周期は不整。挙児希望を主訴に受診した（不妊期間3年）。不妊スクリーニング検査でPCOSと診断し、それ以外には特に異常を認めなかった。クロミフェン療法を開始するもクロミッド®抵抗性であり、THL-ODを施行する方針とした。

手術は全身麻酔下に砕石位で行う。骨盤腔内を観察するまでの手技については診断的THLと同様であり、本章⑤を参照いただきたい。トロカーシースは処置孔を持たないため、マンドリンをトロカーシースから挿入し、それをガイドにしてトロカーシースを処置用のものに交換する。処置用シースは径が5.6mmであり、5Frの処置孔を持つ。この処置孔からホルミウムレーザー（バーサパルス®セレクト™80、Boston Scientific）を挿入し、出力5Wでおのおのの卵巣について15カ所以上を開孔する（図6-5）。開孔する機器については、他にNd:YAGレーザー、ホルミニウムレーザー、バイポーラなどの報告がある。開孔後は、インジゴカルミンを用いて卵管通色素検査を行い（図6-6）、トロカーシースから生理食塩水を排出して手術を終了する。術後の創部は後腟円蓋部の一つのみであり、術後の疼痛もほとんどなく、通常翌日退院可能である。

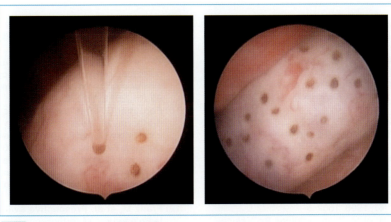

図6-5　経腟腹腔鏡下卵巣多孔術

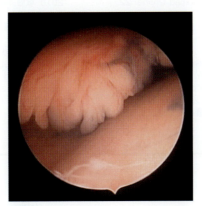

図6-6　通色素検査

経腟腹腔鏡下卵巣多孔術の術後管理と妊娠予後

　THL-ODの術後の成績について、Fernandezらは80人のクロミフェン抵抗性PCOS症例において、73例（91％）で排卵周期が回復し、自然排卵あるいは排卵誘発を行った累積妊娠率は60％であったと報告している[11]。THL-ODの術後の妊娠率などについては同様に有用性を示す報告が散見される[13]。また、Giampaolinoらは通常のLODと比較して、術後の癒着がTHL-OD群で有意に少なかったことを示している（70.2％ vs. 15.5％、RR 0.22）[14]。今後の症例追跡による検討は必要であるが、THL-ODはLODのリスクである術後の癒着を減らす可能性があり、クロミフェン抵抗性PCOS症例においてより安全で効果的な手術療法となり得る。

引用・参考文献

1) 生殖・内分泌委員会報告：本邦における多嚢胞性卵巣症候群の新しい診断基準の設定に関する小委員会（平成17年度-平成18年度）検討結果報告．日本産科婦人科学会雑誌．59（3），2007，868-86．

2) 生殖・内分泌委員会報告：本邦における多嚢胞性卵巣症候群の治療法に関する治療指針作成のための小委員会報告．日本産科婦人科学会雑誌．61（3），2009，902-12．

3) 生殖・内分泌委員会報告：本邦婦人における多嚢胞卵巣症候群の治療法に関する小委員会（平成5年度～平成6年度）検討結果報告．日本産科婦人科学会雑誌．47（11），1995，1287-97．

4) Clark AM, et al. Weight loss in obese infertile women results in improvement in reproductive outcome for all forms of fertility treatment. Hum Reprod. 13（6），1998，1502-5.

5) Fernandez H, et al. Ovarian drilling for surgical treatment of polycystic ovarian syndrome: a comprehensive review. Reprod Biomed Online. 22（6），2011，556-68.

6) Gjönnaess H. Polycystic ovarian syndrome treated by ovarian electrocautery through the laparoscope. Fertil Steril. 41（1），1984，20-5.

7) Thessaloniki ESHRE/ASRM-Sponsored PCOS Consensus Workshop Group. Consensus on infertility treatment related to polycystic ovary syndrome. Fertil Steril. 89（3），2008，505-22.

8) 日本産科婦人科内視鏡学会．"多嚢胞性卵巣症候群に対して腹腔鏡下卵巣多孔術は有用か？"．産婦人科内視鏡手術ガイドライン．東京，金原出版，2013，51-2．

9) Zakherah MS, et al. Laparoscopic ovarian drilling in polycystic ovary syndrome: efficacy of adjusted thermal dose based on ovarian volume. Fertil Steril. 95（3），2011，1115-8.

10) Farquhar C, et al. Laparoscopic 'drilling' by diathermy or laser for ovulation induction in anovulatory polycystic ovary syndrome. Cochrane Database Syst Rev. (3), 2007, CD001122.

11) Fernandez H, et al. Fertility after ovarian drilling by transvaginal fertiloscopy for treatment of polycystic ovary syndrome. J Am Assoc Gynecol Laparosc. 11（3），2004，374-8.

12) Franz M, et al. Prospective evaluation of the learning curve of fertiloscopy with and without ovarian drilling. Reprod Biomed Online. 30（4），2015，408-14.

13) 福井淳史ほか．不妊症症例に対する経腟腹腔鏡の有用性．青森県臨床産婦人科医会誌．25（2），2010，33-8．

14) Giampaolino P, et al. Post-operative ovarian adhesion formation after ovarian drilling: a randomized study comparing conventional laparoscopy and transvaginal hydrolaparoscopy. Arch Gynecol Obstet. 294（4），2016，791-6.

福原理恵、福井淳史、横山良仁

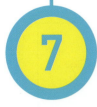

先天性子宮形態異常

先天性子宮形態異常と不妊症・不育症

　胎生期に中腎の傍らに発生したミュラー管は、正中方向への伸展、融合、中隔吸収といった過程を経て卵管、子宮、腟上部へと分化する。このいずれかの過程に障害を来すと先天性子宮形態異常（congenital uterine anomaly）を生ずる。子宮形態異常は、流産やそれを繰り返す不育症・習慣流産、不妊症、早産などさまざまな妊娠合併症の原因になる。

1 先天性子宮形態異常の分類

　発生解剖学の観点からいろいろな分類方法が提唱されてきたが、その中で最も汎用されてきたのが米国生殖医学会（AFS、現ASRM）による1988年の分類である[1]。この分類は視覚的に分かりやすいが正常子宮の定義がなされておらず、各種形態異常間の違いも定義されていないという決定的な欠点を有していた。この点を改善すべく、欧州生殖医学会（ESHRE）と欧州婦人科内視鏡学会（ESGE）の合同ワーキンググループが新しい分類を提案した[2]。しかし、この分類では中隔子宮の頻度が高くなり、無用な手術が増える可能性を指摘する向きもある。臨床的に重要なのは、妊娠予後が悪い中隔子宮とそれ以外を鑑別することである。その意味で、ASRMが2016年に提唱した中隔子宮の定義が最も使いやすい（図7-1）[3]。

> **Point**
> 子宮形態異常の診断にはMRIや3D超音波断層法が有効である。特に3D超音波断層法は外来でも簡便に実施でき、中隔子宮と双角子宮の鑑別に必要である子宮底部の陥凹まで評価できる。

2 先天性子宮形態異常と不妊症・不育症

　Saravelosらのメタ解析によると、一般女性における子宮形態異常の頻度は6.7%（95% CI 6.0-7.4）であるのに対し、不妊群における子宮形態異常の頻度は7.3%（95% CI 6.7-7.9）、不育症群では16.7%（95% CI 14.8-18.6）であった[4]。正常子宮に比し、不妊や不育症で子宮形態異常の頻度が高いことは、子宮形態異常が不妊・不育のリスク因子になることを示唆している。

　Venetisらが行った不妊リスク、不育リスクの観点から見たメタ解析では、子宮形態異

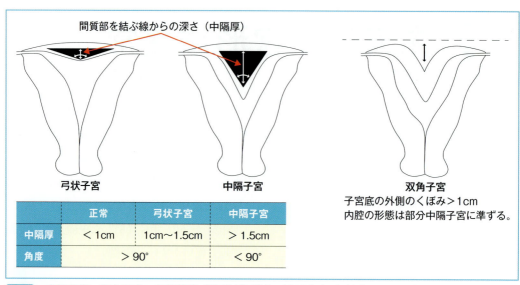

図7-1 中隔子宮、双角子宮の分類基準（米国生殖医学会、2016年改訂）（文献3より引用）

常は流早産の高いリスク因子となることが示されている[5]。特に、中隔子宮（RR 2.81、95% CI 2.13-3.71）、双角子宮（RR 2.40、95% CI 1.42-4.08）の流早産リスク比が高い。一方、不妊症に関しては、子宮形態異常全体で見ると、自然妊娠、生殖補助医療での妊娠のいずれも子宮形態異常のない場合と比べて妊娠率が低いとは言えないとしている。子宮形態異常のタイプ別では、中隔子宮の自然妊娠率がやや低い（RR 0.86、95% CI 0.77-0.96）。

不育症や不妊症と関連の深い子宮形態異常は中隔子宮であり、子宮鏡下子宮形成術の適応になる。以下、中隔子宮について述べる。

子宮鏡下子宮形成術

手術の目的と適応

【目的】
- 妊娠に不利な影響をもたらすと考えられている中隔を切除・切開する。
- 中隔による子宮内腔の狭小化や伸展性の不良を改善し、子宮内腔を広げる。

【適応】
- 中隔子宮が主な原因と考えられる不育症・不妊症

1 子宮鏡下子宮形成術の有用性

　中隔部分は血管に乏しい線維組織から成り、中隔を覆う内膜にはステロイドレセプターや血管内皮増殖因子（vascular endothelial growth factor；VEGF）レセプターなどの分布に乏しいとの報告がある[6, 7]。また、中隔による子宮内腔の狭小化や伸展性の不良も胎児の発育不全に影響すると考えられている。子宮形成術の目的は、妊娠には不利な中隔を切除・切開することである。線維組織がなくなり子宮内腔が広がることで、妊娠転帰・周産期予後の改善につながると考えられている。

　過去、多くの報告で、生児獲得をアウトカムとした先天性子宮形態異常に対する子宮形成術の有用性が示されている[5, 8, 9]。しかし、これらの報告は無手術観察群を対照に置いていないため適切に評価できていない。その結果、ASRM のガイドラインは、「エビデンスは限られているが、子宮鏡下中隔切除術は不育症既往女性、不妊または流産歴のある女性の流産率を低下させ生児獲得率を上昇させる（推奨グレード C)」としている[3]。日本産科婦人科内視鏡学会のガイドラインでも、「子宮鏡下手術は中隔子宮に対する治療の選択肢の一つである（推奨グレード C)」と記載されているに過ぎない[10]。また、日本産科婦人科学会の「産婦人科診療ガイドライン 婦人科外来編」でも、「不妊症・不育症に対する子宮形成手術の適応は慎重に判断する（推奨

レベル B)」としている[11]。わが国の調査としては、Sugiura らが報告した前向き研究で、中隔子宮に対する手術療法は生児獲得率を上昇させる傾向が示されている[12]。

2 中隔子宮に対する子宮鏡下子宮形成術

　中隔子宮に対する子宮形成術として、古くは Jones 手術や Tompkins 手術が行われてきた。しかし、それらの開腹手術では入院期間や術後の避妊期間が長く、腹腔内癒着や卵管閉塞のリスクもある。また、術後の妊娠では分娩様式が全例で帝王切開術を要する点からも、最近ではより侵襲性の低い子宮鏡下子宮形成術が主流となっている。

3 子宮鏡下子宮形成術のリスク因子

　われわれは、不育症既往女性に対する子宮鏡下子宮形成術後の続発性不妊発症リスク因子を検討し、手術時の年齢（高年齢）が唯一のリスク因子であることを報告した[13]。手術適応を考える場合、女性の年齢を考慮する必要がある。以上より、不育症・不妊症を呈する中隔子宮の治療方針を決める場合、EBM の基本に則りエビデンスを提示した上で患者の希望をよく聞き判断すべきだと考えられる。

　当院では中隔子宮が主な原因と考えられる不育症・不妊症例に対し積極的に子宮鏡下子宮形成術を施行している。2007〜2016 年までに 73 例に対し子宮鏡下子宮形成術を施行

し、61 例で術後フォローアップを行っている（不育症 51 例、不妊症 10 例）。手術当た

りの術後の生児獲得率は 82.0%（50/61）と高い結果である

症例の背景

28 歳、2 妊 0 産。前回妊娠は 6 週稽留流産および 8 週稽留流産。2 回目の流産時に先天性子宮形態異常を指摘され、精査目的で当院不育症外来を受診。3D 超音波断層法、子宮卵管造影、MRI、子宮鏡検査により不全中隔子宮と診断した。その他の不育症因子（抗リン脂質抗体、血栓性素因、夫婦染色体検査など）では異常を認めなかった。中隔子宮が不育症の原因と考えられ、子宮鏡下子宮形成術を施行した。

---

1 手術前準備

子宮鏡下子宮形成術は月経終了後の早期内膜増殖期に行う方が、子宮内膜が薄く手術時期として望ましいと考えられているが、病院や患者の都合などにより必ずしも適切な時期に手術が行えるとは限らない。子宮内膜の調整に GnRH アゴニストや経口避妊薬を使用した報告も散見されるが、術後早期の妊娠を希望する患者には、卵巣機能回復に時間を要する GnRH アゴニストは使用が難しく、また、経口避妊薬は周術期の血栓症リスクの点から使用することが困難だと思われる[14]。最近では子宮内膜症治療薬であるジエノゲスト投与による術前の子宮内膜の調整が効果的であるとの報告も認められる[15]。

当院では術中の良好な視野の確保のために、子宮内膜の菲薄化を目的として術前にジエノゲスト投与を行っている。また、子宮頸管の十分な拡張も安全な子宮鏡下手術には重要だと考え、手術前日に入院とし、ラミナリ

ア挿入による子宮口の拡張を図っている。

2 resection 法と incision 法

子宮鏡下子宮形成術には、中隔部分を 90 度ループ型電極で除去する resection 法と傾斜ループ型電極で中隔の中央部を子宮底に向かって裂くように切開する incision 法とがあるが（図7-2）、resection 法は incision 法に比べ手術手技が難しく、手術時間が長く、出血量も多くなるとの報告がある[16]。また、両群間の妊娠予後に差を認めなかったと報告されている。手術時間は子宮鏡下手術の合併症の一つである水中毒と関連することからも、短時間で手術を完遂させることは大切である。incision 法では一見、切開された中隔組織が子宮内腔に残存し、手術としては不十分な印象があるが、切開された中隔は子宮内腔に薄く引き伸ばされ、正常筋層からの血流を得やすい状態となり incision 法でも予後が改善すると考えられている[17]。切除・切開の範囲に関しては、残存中隔が 1cm 以上ではそ

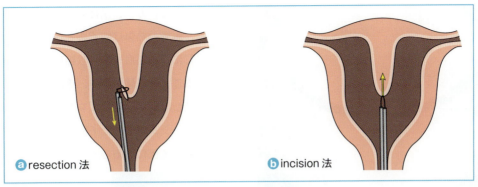

図7-2 resection 法と incision 法

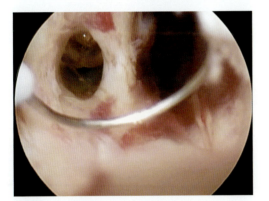

図7-3 子宮中隔

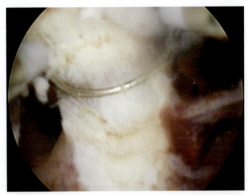

図7-4 中隔の切開（incision 法）

の後の妊娠予後に影響すると言われており、術式にかかわらず、残存が1cm以下になるように手術を行う必要がある[18]。しかし、中隔の過度の切開・切除や電気デバイスの使用は子宮破裂のリスクになり得るため注意を要する。

> **Point**
>
> 子宮鏡下子宮形成術の術式では、resection 法よりも incision 法の方が手術操作は容易であり、手術時間の短縮や出血量の減少につながる。

3 手術の実際（図7-3〜図7-5）

手術は全身麻酔下で行う。臍部に腹腔鏡用に5mmのトロカーを挿入し、腹腔内・子宮底部の観察を行い、その後、経腟操作へと移行する。われわれは、子宮鏡として硬性鏡のOLYMPUS OES Pro ヒステロレゼクトスコープ（光学視管〔型式：A22001A〕12°Φ4mm）を使用している。

バクスターイリゲーションセットを使用して非電解質溶液を自然滴下で子宮内腔に灌流させながら、傾斜型ループ電極 70w を用いて incision 法で中隔切開を行う。バクスター

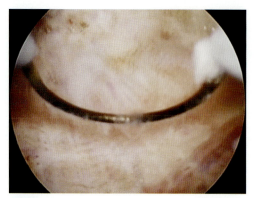

図7-5　切除後の子宮内腔

イリゲーションセットと子宮鏡は三方活栓と延長チューブで接続する。当院では過度の吸引により子宮内腔圧が低下しないようにするため、排液に自動吸引器を使用していない。

中隔の切開範囲の目安は両側の卵管口とし、同時に3D超音波断層法も用いることで十分な切開を心掛けている。ある程度まで切開を加えると、その後は電気を流さず、電極で中隔切開部を鈍的に押し進めることで子宮内腔を広げることが可能である。電気を流さないことで、万一、子宮穿孔が起こったとしても、腸管の熱傷は防ぐことができる。手術の進行に伴い出血や子宮収縮により視野が悪くなることを経験するが、その際は三方活栓に接続したシリンジにより非電解質溶液を適宜フラッシュ注入し、子宮内腔圧を上昇させて視野の確保に努める。

Point

中隔部分をすべて除去することは、子宮穿孔や子宮筋層の菲薄化が生じる可能性があるため不可能である。弓状子宮程度を手術の最終目標とすることが安全な手術への近道である。

Pitfall

中隔部分の過度の切除・切開は妊娠・分娩時の子宮破裂のリスクとなるため注意を要する。

術後管理と妊娠予後

術後の子宮内腔の癒着予防に関しては、ホルモン療法や子宮内避妊具留置などさまざまな方法があるが、どれも高いエビデンスはない[3]。術後の妊娠許可に関しては、胚移植を術後＜9週、10〜16週、＞17週で行い、妊娠率・流産率の比較を行った解析では、いずれのグループ間でも差は認められなかった[19]。切開部分の内膜は術後2カ月程度で完全に修復すると言われており[3]、術後2カ月後に子宮鏡検査を施行して子宮内腔に異常がないことを確認した上で妊娠を許可することが望ましい。分娩様式に関しては、子宮鏡下子宮形成術後の妊娠は原則として経腟分娩が可能だと考えられている。当院では術後の癒着予防には子宮内避妊具の留置とカウフマン療法を行っている。術後2カ月以降で残存中隔と子宮内腔の評価に3D超音波断層法と子宮鏡検査を行い、子宮内腔に癒着などの異常

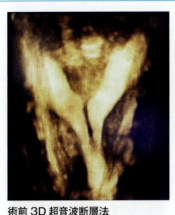
術前 3D 超音波断層法

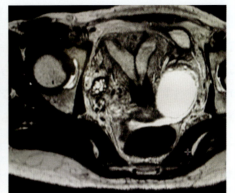
術前 MRI

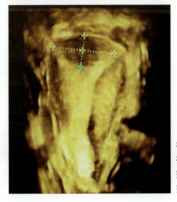
術後 3D 超音波断層法
術後は子宮内避妊具の留置とホルモン療法による
癒着予防を行った。術後 4 カ月目に自然妊娠し、
妊娠 41 週 4 日、自然経腟分娩にて男児を出産。

図7-6 3D 超音波断層法と MRI による診断

がなければ妊娠を許可している（図7-6）。これまでに術後子宮内腔に癒着を生じた症例を3例認めたが、いずれの癒着の程度は軽度であり、剝離は容易であった。その後の妊娠で生児を獲得している。また、当院では術中に子宮穿孔を来した症例は認めていない。

不妊症・不育症いずれの病態も、術後の妊娠予後に関しては、妊娠率の上昇、流産率の低下、生児獲得率の上昇と多数の報告がある。また中隔子宮は胎位異常、児の低体重、常位胎盤早期剝離に関与するとも言われている[3]。子宮鏡下子宮形成術は妊娠経過中・分娩時の合併症である胎位異常、早産、帝王切開率の上昇、子宮破裂など種々のリスク因子になり得ると考えられているが、有意差は認めなかったという報告もある[20]。自験例では、帝王切開率ならびに骨盤位率は同時期に当院で分娩を行った群に比して有意に高い結果であったが、常位胎盤早期剝離、胎盤位置異常、癒着胎盤など重篤な周産期合併症への影響は認められなかった。残存中隔が骨盤位の発生に関与し、そのために選択的帝王切開術の割合が高くなったと考えている。また、分娩時に子宮破裂を来した症例は認めていない。

おわりに

中隔子宮は不育症・不妊症のリスク因子と考えられるが、子宮形成術の有用性に関する高いエビデンスレベルでの報告はなく、また、無治療でも生児獲得の可能性は十分にある。しかし、わが国のように妊娠年齢の高年齢化が著しい現状では、低侵襲でかつ術後の合併症が少ない子宮鏡下子宮形成術の積極的な介入は選択肢の一つとして提示すべきであると思われる。

引用・参考文献

1) The American Fertility Society classifications of adnexal adhesions, distal tubal occlusion, tubal occlusion secondary to tubal ligation, tubal pregnancies, müllerian anomalies and intrauterine adhesions. Fertil Steril. 49 (6), 1988, 944-55.
2) Grimbizis GF, et al. The ESHRE/ESGE consensus on the classification of female genital tract congenital anomalies. Hum Reprod. 28 (8), 2013, 2032-44.
3) Practice Committee of the American Society for Reproductive Medicine. Practice Committee of the American Society for Reproductive Medicine. Uterine septum: a guideline. Fertil Steril. 106 (3), 2016, 530-40.
4) Saravelos SH, et al. Prevalence and diagnosis of congenital uterine anomalies in women with reproductive failure: a critical appraisal. Hum Reprod Update. 14 (5), 2008, 415-29.
5) Venetis CA, et al. Clinical implications of congenital uterine anomalies: a meta-analysis of comparative studies. Reprod Biomed Online. 29 (6), 2014, 665-83.
6) Fedele L, et al. Ultrastructural aspects of endometrium in infertile women with septate uterus. Fertil Steril. 65 (4), 1996, 750-2.
7) Raga F, et al. Expression of vascular endothelial growth factor receptors in the endometrium of septate uterus. Fertil Steril. 92 (3), 2009, 1085-90.
8) Saygili-Yilmaz E, et al. Reproductive outcome of septate uterus after hysteroscopic metroplasty. Arch Gynecol Obstet. 268 (4), 2003, 289-92.
9) Paradisi R, et al. Metroplasty in a large population of women with septate uterus. J Minim Invasive Gynecol. 18 (4), 2011, 449-54.
10) 日本産科婦人科内視鏡学会編. "中隔子宮". 産婦人科内視鏡ガイドライン 2013度版. 第2版. 東京, 金原出版, 2013, 118-22. 金原出版, 2013
11) 日本産科婦人科学会／日本産婦人科医会編. "CQ302 先天性の子宮形態異常の取り扱いは？". 産婦人科診療ガイドライン 婦人科外来編 2017. 東京, 日本産科婦人科学会, 2017, 180-5.
12) Sugiura-Ogasawara M, et al. Does surgery improve live birth rates in patients with recurrent miscarriage caused by uterine anomalies? J Obstet Gynaecol. 35 (2), 2015, 155-8.
13) Ono S, et al. Retrospective cohort study of the risk factors for secondary infertility following hysteroscopic metroplasty of the uterine septum in women with recurrent pregnancy loss. Reprod Med Biol. 17 (1), 2017, 77-81.
14) Fedele L, et al. Danazol versus a gonadotropin-releasing hormone agonist as preoperative preparation for hysteroscopic metroplasty. Fertil Steril. 65(1), 1996, 186-8.
15) Lagana AS, et al. Endometrial preparation with Dienogest before hysteroscopic surgery: a systematic review. Arch Gynecol Obstet. 295 (3), 2017, 661-7.
16) Liu D, et al. Difference in post-surgical reproductive prognosis between transcervical resection and transcervical incision of the septum. Clin Exp Obstet Gynecol. 41(1), 2014, 20-3.
17) Valle RF, Ekpo GE. Hysteroscopic metroplasty for the septate uterus: review and meta-analysis. J Minim Invasive Gynecol. 20(1), 2013, 22-42.
18) Ludwin A, et al. Role of morphologic characteristics of the uterine septum in the prediction and prevention of abnormal healing outcomes after hysteroscopic metroplasty. Hum Reprod. 29 (7), 2014, 1420-31.
19) Berkkanoglu M, et al. What is the best time to perform intracytoplasmic sperm injection/embryo transfer cycle after hysteroscopic surgery for an incomplete uterine septum? Fertil Steril. 90 (6), 2008, 2112-5.
20) Kenda Suster N, Gergolet M. Does hysteroscopic metroplasty for septate uterus represent a risk factor for adverse outcome during pregnancy and labor? Gynecol Surg. 13, 2016, 37-41.

小野修一、竹下俊行

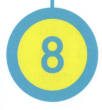

8 帝王切開瘢痕症候群

帝王切開瘢痕症候群と不妊症

わが国における帝王切開率は年々上昇しており、2014年には一般病院における帝王切開の割合は24.8％にまで及んでいる。1996年では14.7％であったため、この20年間で実に10％も上昇したことになる[1]。要因の一つとして、晩産化が進み、35歳以上で妊娠が成立する、いわゆる高年妊娠女性の割合が増加していることが挙げられる。さらに、近年の生殖補助医療(assisted reproductive technology：ART)の発展は高年女性の妊娠率を上昇させていることから、帝王切開率は今後も同水準、もしくはさらに上昇することが予想される。

ところで、帝王切開術の既往がある患者に経腟超音波検査を行った際に、帝王切開創部付近の子宮前壁筋層に楔状の陥凹を認めることがある。この陥凹は1995年にMorrisにより初めて報告され、それに伴い下腹部痛や性交時痛、過多月経を伴うことも同時に報告された[2]。陥凹部は"isthmocele"や"caesarean scar defect"とも呼ばれ、Morrisは陥凹部により生じる病態を"caesarean scar syndrome(CSS)"、すなわち帝王切開瘢痕症候群として提唱した[3]。瘢痕部ができる要因として、子宮筋層の縫合手技[4]のほか、慢性炎症や子宮筋層の変性[2,5]、子宮後屈による縫合部の伸展[5]、子宮内膜症[6]などさまざまな議論がなされているが、今のところ不明である。

帝王切開瘢痕症候群患者の多くに過長月経や不正出血を認める。これは瘢痕部への月経血の貯留と瘢痕部周囲に増生した線維組織の収縮不良によって血液の排出遅延が起こり、さらに瘢痕部に存在するマイクロポリープや脆弱な樹枝状血管からの出血、異常開口腺からの分泌物などにより引き起こされるものと考えられている。帝王切開瘢痕症候群における不正出血は月経終了後から排卵期にかけて認めることが多く、子宮内腔に血液貯留を認める場合もある。これらの状況により続発性の不妊症を惹起する可能性があり、実際、第1子では自然妊娠が成立したにもかかわらず、帝王切開術後に自然妊娠に至らず、ARTを行ってもなかなか妊娠しないという症例も多い。瘢痕部の血液貯留や排卵期前後の不正出血、さらには粘液分泌の増加は精子の運動性の低下や子宮内への流入の阻害、着床環境の悪化や胚への悪影響の原因になると考えられている[7,8]。近年になり、続発性不妊症を呈する帝王切開瘢痕症候群患者に手術療法を行い妊孕性の改善が得られたという報告が散

見されるようになり、わが国における帝王切開瘢痕症候群による続発性不妊症に関する調査でも、ARTによる一般不妊治療を行った群では妊娠率が33％であるのに対し、帝王切開瘢痕症候群に対して開腹もしくは鏡視下手術を行った群の妊娠率は60％と高率であった[9]。不妊症には多くの要因が関係するものの、少なくとも帝王切開瘢痕症候群が続発性不妊症の原因の一つとなっていることは間違いなく、帝王切開瘢痕症候群による続発性不妊症に対して手術療法を行うことは妊孕性を改善させる有効な手段だと考えられる。

帝王切開瘢痕症候群に対する手術には、子宮鏡下に瘢痕部を焼灼する術式と開腹下または腹腔鏡下に瘢痕部を切除し再縫合を行う術式とがある。

子宮鏡下帝王切開瘢痕部焼灼術

手術の目的と適応

【目的】
- 帝王切開術により生じた瘢痕部の組織および異常血管を子宮鏡下に焼灼する。
- 不正出血、瘢痕部における血液および液体貯留、それに伴う妊孕性の低下を改善する。

【適応】
- 帝王切開術の既往があり、創部の瘢痕部に陥凹を認める例
- 瘢痕部の筋層が欠損していない場合
- 上記の患者で不正出血、過長月経、不妊症などの症状を有する場合

本手術はあくまで帝王切開瘢痕症候群の症状および妊孕性の改善を目的としており、症状や妊孕性が改善しない場合は再手術や瘢痕部を切除して再縫合する方法を考慮する。瘢痕部の切除・再縫合については次項を参照されたい。

帝王切開術の既往があり不正出血や続発性不妊症の訴えがある患者が来院した場合、まずは月経困難症の有無や不正出血の時期などの病歴を詳細に聴取する。次に経腟超音波検査にて帝王切開術の創部に陥凹（isthmocele）がないかとともに、液体貯留の有無を確認する。陥凹を認めた場合は次にMRI検査を行い、瘢痕部の形状や筋層の厚さを検討する。瘢痕部の筋層が完全に欠損している場合は子宮鏡下での焼灼は膀胱への熱損傷のリスクが高い。よって、瘢痕部の切除・再縫合を勧める。

手術はなるべく月経終了後から排卵期までに行うようにする。帝王切開瘢痕症候群にお

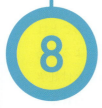

8 帝王切開瘢痕症候群

帝王切開瘢痕症候群と不妊症

わが国における帝王切開率は年々上昇しており、2014年には一般病院における帝王切開の割合は24.8％にまで及んでいる。1996年では14.7％であったため、この20年間で実に10％も上昇したことになる[1]。要因の一つとして、晩産化が進み、35歳以上で妊娠が成立する、いわゆる高年妊娠女性の割合が増加していることが挙げられる。さらに、近年の生殖補助医療(assisted reproductive technology；ART)の発展は高年女性の妊娠率を上昇させていることから、帝王切開率は今後も同水準、もしくはさらに上昇することが予想される。

ところで、帝王切開術の既往がある患者に経腟超音波検査を行った際に、帝王切開創部付近の子宮前壁筋層に楔状の陥凹を認めることがある。この陥凹は1995年にMorrisにより初めて報告され、それに伴い下腹部痛や性交時痛、過多月経を伴うことも同時に報告された[2]。陥凹部は"isthmocele"や"caesarean scar defect"とも呼ばれ、Morrisは陥凹部により生じる病態を"caesarean scar syndrome (CSS)"、すなわち帝王切開瘢痕症候群として提唱した[3]。瘢痕部ができる要因として、子宮筋層の縫合手技[4]のほか、慢性炎症や子宮筋層の変性[2,5]、子宮後屈による縫合部の伸展[5]、子宮内膜症[6]などさまざまな議論がなされているが、今のところ不明である。

帝王切開瘢痕症候群患者の多くに過長月経や不正出血を認める。これは瘢痕部への月経血の貯留と瘢痕部周囲に増生した線維組織の収縮不良によって血液の排出遅延が起こり、さらに瘢痕部に存在するマイクロポリープや脆弱な樹枝状血管からの出血、異常開口腺からの分泌物などにより引き起こされるものと考えられている。帝王切開瘢痕症候群における不正出血は月経終了後から排卵期にかけて認めることが多く、子宮内腔に血液貯留を認める場合もある。これらの状況により続発性の不妊症を惹起する可能性があり、実際、第1子では自然妊娠が成立したにもかかわらず、帝王切開術後に自然妊娠に至らず、ARTを行ってもなかなか妊娠しないという症例も多い。瘢痕部の血液貯留や排卵期前後の不正出血、さらには粘液分泌の増加は精子の運動性の低下や子宮内への流入の阻害、着床環境の悪化や胚への悪影響の原因になると考えられている[7,8]。近年になり、続発性不妊症を呈する帝王切開瘢痕症候群患者に手術療法を行い妊孕性の改善が得られたという報告が散

見されるようになり、わが国における帝王切開瘢痕症候群による続発性不妊症に関する調査でも、ARTによる一般不妊治療を行った群では妊娠率が33％であるのに対し、帝王切開瘢痕症候群に対して開腹もしくは鏡視下手術を行った群の妊娠率は60％と高率であった[9]。不妊症には多くの要因が関係するものの、少なくとも帝王切開瘢痕症候群が続発性不妊症の原因の一つとなっていることは間違いなく、帝王切開瘢痕症候群による続発性不妊症に対して手術療法を行うことは妊孕性を改善させる有効な手段だと考えられる。

帝王切開瘢痕症候群に対する手術には、子宮鏡下に瘢痕部を焼灼する術式と開腹下または腹腔鏡下に瘢痕部を切除し再縫合を行う術式とがある。

子宮鏡下帝王切開瘢痕部焼灼術

手術の目的と適応

【目的】
○帝王切開術により生じた瘢痕部の組織および異常血管を子宮鏡下に焼灼する。
○不正出血、瘢痕部における血液および液体貯留、それに伴う妊孕性の低下を改善する。

【適応】
○帝王切開術の既往があり、創部の瘢痕部に陥凹を認める例
○瘢痕部の筋層が欠損していない場合
○上記の患者で不正出血、過長月経、不妊症などの症状を有する場合

本手術はあくまで帝王切開瘢痕症候群の症状および妊孕性の改善を目的としており、症状や妊孕性が改善しない場合は再手術や瘢痕部を切除して再縫合する方法を考慮する。瘢痕部の切除・再縫合については次項を参照されたい。

帝王切開術の既往があり不正出血や続発性不妊症の訴えがある患者が来院した場合、まずは月経困難症の有無や不正出血の時期などの病歴を詳細に聴取する。次に経腟超音波検査にて帝王切開術の創部に陥凹（isthmocele）がないかとともに、液体貯留の有無を確認する。陥凹を認めた場合は次にMRI検査を行い、瘢痕部の形状や筋層の厚さを検討する。瘢痕部の筋層が完全に欠損している場合は子宮鏡下での焼灼は膀胱への熱損傷のリスクが高い。よって、瘢痕部の切除・再縫合を勧める。

手術はなるべく月経終了後から排卵期までに行うようにする。帝王切開瘢痕症候群にお

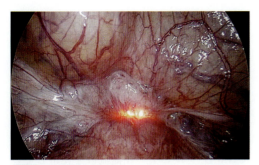

図8-1　瘢痕部の菲薄化
瘢痕部より子宮鏡のライトが透見している。

ける不正出血の多くは月経終了後から排卵期までに起こることが多いが、これは瘢痕部に貯留した月経血が月経終了後も少しずつ流れ出てくるからだと考えられる。しかしながら、瘢痕部から出血している症例も認められることから、出血部位を直接観察して重点的に焼灼するためにも卵胞期に手術を行うように計画する。

われわれは子宮鏡下に瘢痕部を焼灼する際、現在のところ全例に腹腔鏡を併用している。瘢痕部の筋層がかなり菲薄化している場合は、子宮鏡のライトが腹腔鏡下に透見できる（図8-1）。その場合はより慎重に瘢痕部の焼灼を行う必要があり、さらには、腹腔内の癒着や子宮内膜症があれば剝離や焼灼を行うことにより妊孕性の向上に寄与できると考えるからである。われわれのこれまでの検討では、本術式を行った症例は術後に瘢痕部体積が中央値で494.9mm^{3}から282.8mm^{3}へと有意に縮小し、菲薄化した筋層も中央値で2.1mmから4.2mmへ有意に肥厚を認めた[10]。また、子宮の後屈により瘢痕部にかかる張力が増強し、体積縮小や筋層の肥厚化が妨げられるとの考えから、後屈子宮の場合には腹腔鏡下に円靱帯を縫縮して後屈の是正を図っている。挙児希望がなく不正出血が主な主訴である患者であれば子宮鏡のみで十分かもしれないが、現時点ではより安全かつ確実に行うことを目的として腹腔鏡を併用している。

> **症例の背景**
>
> 2回の帝王切開術既往があり、第3子希望のため前医にて凍結融解胚移植を2回施行するも妊娠に至らなかった。月経終了時から排卵期にかけての不正出血および帝王切開瘢痕部に液体貯留を認め、帝王切開瘢痕症候群の治療目的にて当院へ紹介となった。

経腟超音波検査にて帝王切開創部に陥凹を認め、内部に液体貯留を疑う低エコー領域が見られた（図8-2）。MRI検査では筋層は菲薄化しており、瘢痕部内に液体貯留を疑うT2強調画像高信号領域を認めた（図8-3-ⓐ）。

1 骨盤内の観察

手術では全身麻酔下に砕石位とし、まずは腹腔鏡下に骨盤内の観察を行う。臍からカメ

ラ用トロカー（12mm）を留置し、両側下腹部より5mmトロカーを留置する。癒着剝離などの操作が必要な場合は下腹部正中に5mmトロカーを追加している。子宮内膜症病変があれば同時に焼灼を行う。続いて体位を水平位に戻し、腹腔鏡下に観察を行いながら子宮鏡下手術を開始する。

2 瘢痕部の観察

頸管拡張器により頸管を拡張するが、この際に瘢痕部が損傷しないように、なるべく後壁に沿わせて慎重に頸管を拡張していく。子宮鏡は30°の硬性子宮鏡を用い、灌流液として3％ D-ソルビトール灌流液を使用している。子宮鏡が瘢痕部に触れると出血し十分に観察できなくなる場合があるため、はじめに瘢痕部の観察を十分に行った後に子宮体部の観察を行う。灌流液で満たすため、瘢痕部の液体貯留を直接観察することはできないが、時に瘢痕部の小孔より茶褐色の液体が流出する所見を認めることがある（図8-4）。こういった瘢痕部からの液体流出は月経終了後の不正出血や茶褐色帯下の原因の一つであると考えられる。瘢痕部の観察を終えれば体部内腔の観察を行う。

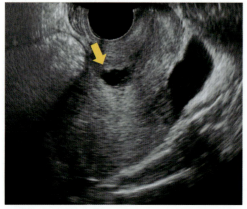

図8-2　経腟超音波検査における帝王切開瘢痕部

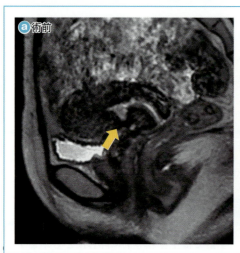
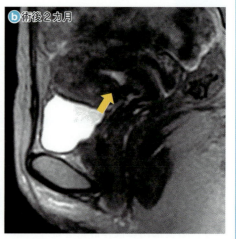

図8-3　MRI（T2強調）における帝王切開瘢痕部

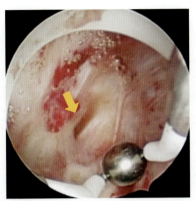

図8-4 帝王切開瘢痕部の小孔より流出する茶褐色の液体

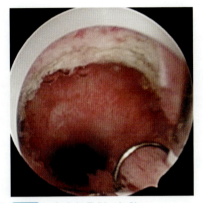

図8-5 瘢痕部尾側の切除
瘢痕部の尾側をループ状電極で少し切除し、視野を広げる。

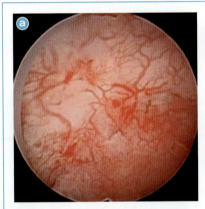
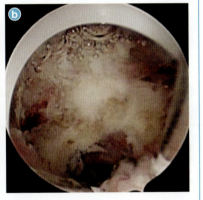

図8-6 瘢痕部に観察される樹枝状血管
ⓐ瘢痕部内に広く樹枝状に血管増生を認める、ⓑ焼灼後

3 瘢痕部の焼灼

続いて瘢痕部の焼灼を行うが、その前にループ状電極にて瘢痕部の尾側を少し削っておく。この作業により瘢痕部から血液や粘液が流出しやすくなり、さらには粘液を産生する瘢痕組織を取り除くことも目的であるが、瘢痕部の底部の観察も容易になる（図8-5）。

十分に瘢痕部が観察できるようになれば、ボール状電極にて樹枝状血管や瘢痕組織を焼灼する。樹枝状血管という局所の血管増生により液体貯留などの症状が生じると考えられており、こういった血管はなるべく焼灼する（図8-6）。われわれは瘢痕組織を広く切除することは行っていない。われわれは術前と術後にMRI検査を行い瘢痕部の体積と筋層の厚さを測定しているが、前述したように多くの症例で瘢痕部の体積は縮小している。その

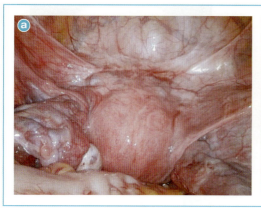 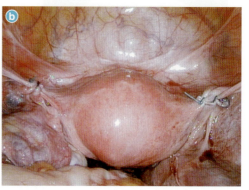

図8-7　円靱帯縫縮
ⓐ円靱帯縫縮前、ⓑ円靱帯縫縮後

機序は不明であるが、瘢痕部を焼灼することにより正常内膜の再生修復機転が働き、その結果として貯留液が減少し、伸展菲薄化した筋層も本来の厚みに復するのではないかと考えている。本手術後の妊娠時の子宮破裂のリスクは気になるところであるが、これまで当科にて本手術を施行後に妊娠した症例で子宮破裂の経験はなく、文献などによる報告もない。なお、子宮が後屈している場合には瘢痕部の修復が妨げられる可能性があるため、2-0非吸収糸にて円靱帯を縫縮して子宮を前屈化することにより、瘢痕部において頭尾側へかかる力を減張させることを期待している（図8-7）。

本症例の術後2カ月目のMRI検査では瘢痕部は術前よりもやや縮小しており（図8-3-ⓑ）、術前に認めていた卵胞期の不正出血は術後には消失した。術後、凍結胚移植を再開して妊娠が成立した。

Point

瘢痕部の尾側を削ることで全体を十分に観察できるようにし、樹枝状血管だけでなく瘢痕部全体を広く浅く焼灼していく。瘢痕部壁の小孔から時に粘液や血液の漏出を認めることがある。この部位はしっかりと焼灼することが重要である。

匠の技

灌流液の流入速度を少し落とすことにより小孔からの液体流出を観察できることがあるため、小孔が見つけやすくなる。

術後管理と妊娠予後

経過に問題がなければ術後3日目に退院とする。術後2〜3週目に外来にて診察を行い、2カ月目にMRI検査を行って瘢痕部の再評価を行う。当科では術後3カ月目から妊娠を

許可している。頸管狭窄に対する予防措置は特に行っていないが、これまで頸管狭窄を認めたことはない。術後早期より不正出血や瘢痕部の液体貯留が改善する症例もあるが、数カ月持続する症例もあるなど個人差が見られる。また、本術式を行っても不正出血や瘢痕部の液体貯留が改善せずに妊娠に至らないケースもある。当科では初期症例18例のうち1例に再手術を行い症状の改善を認めている。再手術を行っても症状の改善を認めない場合には、腹腔鏡下による瘢痕部切除および再縫合を勧めている。

海外では、41例に対し子宮鏡下焼灼術を行ったところ、全例妊娠し4例が流産、37例が帝王切開術にて生児を得たとの報告がある[11]。当院にて行った症例では全例に挙児希望があったわけではないが、術後1年以上経過している症例で挙児希望がある15例のうち8例（53.3％）が妊娠に至っている。特筆すべきは、術前に複数回凍結胚移植を行うも妊娠に至らなかった2症例が、術後に行った初回の凍結胚移植にて妊娠に至ったことである。このことからも、本術式を行うことにより妊孕性の改善に寄与できたと考えられる。

本術式は比較的低侵襲であり、かつ難しい手技を必要としないため、多くの施設で施行可能である。続発性不妊症を伴う帝王切開瘢痕症候群に対し本術式を行うことで妊孕性の改善が期待できるため、本書によって帝王切開瘢痕症候群という疾患が周知され、本術式が広く普及することにより不妊症に悩む帝王切開瘢痕症候群患者に対する治療の一助となれば幸いである。

引用・参考文献

1) 平成28年 我が国の保健統計. 第2章 医療施設の動向. p.27. http://www.mhlw.go.jp/toukei/list/dl/130-28_2.pdf
2) Morris H. Surgical pathology of the lower uterine segment caesarean section scar: is the scar a source of clinical symptoms? Int J Gynecol Pathol. 14(1), 1995, 16-20.
3) Morris H. Caesarean scar syndrome. S Afr Med J. 86 (12), 1996, 1558.
4) Yazicioglu F, et al. Incomplete healing of the uterine incision after caesarean section: Is it preventable? Eur J Obstet Gynecol Reprod Biol. 124 (1), 2006, 32-6.
5) Hayakawa H, et al. Methods for myometrium closure and other factors impacting effects on cesarean section scars of the uterine segment detected by the ultrasonography. Acta Obstet Gynecol Scand. 85 (4), 2006, 429-34.
6) Tanimura S, et al. New diagnostic criteria and operative strategy for cesarean scar syndrome: Endoscopic repair for secondary infertility caused by cesarean scar defect. J Obstet Gynaecol Res. 41
(9), 2015, 1363-9.
7) Fabres C, et al. The cesarean delivery scar pouch: clinical implications and diagnostic correlation between transvaginal sonography and hysteroscopy. J Ultrasound Med. 22 (7), 2003, 695-700.
8) Fernandez E, et al. Hysteroscopic correction of cesarean section scars in women with abnormal uterine bleeding. J Am Assoc Gynecol Laparosc. 3 (4, Supplement), 1996, S13.
9) Tsuji S, et al. Management of secondary infertility following cesarean section: Report from the Subcommittee of the Reproductive Endocrinology Committee of the Japan Society of Obstetrics and Gynecology. J Obstet Gynaecol Res. 41 (9), 2015, 1305-12.
10) Tsuji S, et al. Impact of hysteroscopic surgery for isthmocele associated with cesarean scar syndrome. J Obstet Gynaecol Res. 44 (1), 2018, 43-8.
11) Gubbini G, et al. Surgical hysteroscopic treatment of cesarean-induced isthmocele in restoring fertility: prospective study. J Minim Invasive Gynecol. 18 (2), 2011, 234-7.

山中章義、辻　俊一郎、木村文則、村上　節

腹腔鏡下帝王切開瘢痕症候群修復術

> **手術の目的と適応**
>
> 【目的】
> - 出血の原因である瘢痕部を除去する。
> - 子宮の創部厚を回復させる
> - 子宮を前屈化させる。
>
> 【適応】
> - 排卵期に子宮瘢痕部と子宮内腔に血液が貯留する帝王切開既往不妊例
> - 子宮創部の厚みが 2.5mm 未満または後屈例

　帝王切開瘢痕症候群（cesarean scar syndrome；CSS）における不妊原因は、陥凹性瘢痕部に貯留した血液が子宮内腔に逆流し着床障害を引き起こすことであり[1]、われわれはこの血液は瘢痕部からの出血であることを示してきた[2]。出血は内分泌的影響を受け、卵胞期に起こり、黄体期には目立たない。不妊の原因と診断するためには排卵期の子宮内血液貯留を経腟超音波検査で疑い、外来での子宮鏡検査またはチューブによる子宮内容液吸引で確認する。われわれはあくまで血液貯留例を手術対象としており、透明な液体貯留例や単なる創部の陥凹例は基本的に手術適応としない。

　手術の目的は出血する瘢痕部を切除することである。瘢痕部摘出標本の25%程度において、深部に内膜腺を確認できることから、われわれは腺筋症様病態を想定している[3]。図8-8 に当院での手術法選択方針を示す[1]。子宮鏡下手術では後屈例に再発が多く、残存

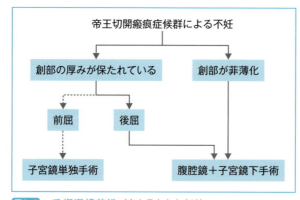

図8-8 手術選択基準（富山県立中央病院）
創部の厚みは 2.5mm 未満を菲薄化とする。

生殖外科の適応と手術の実際　第2章

創部厚が薄いことによる術中子宮破裂が危惧されることを基に立てた方針である。この方針については帝王切開瘢痕症候群に対する腹腔鏡下手術の先駆者でもあるDonnezらも賛同している[4]。

本項では当院で行っている腹腔鏡下（＋子宮鏡補助）手術の具体的な手技とポイントについて記す。

症例の背景

　35歳、1妊1産（4年前の帝王切開）。月経再開後より過長月経が起こるようになった。前回は自然妊娠であり、2年ほどタイミングをとっていたが妊娠せず、不妊クリニックを受診した。数周期タイミング法を試みたが、排卵期の子宮内腔血液貯留が見られ当院に紹介された。外来の経腟超音波・MRI検査で子宮残存創部は1.4mm、後屈子宮であった。子宮ファイバー検査では瘢痕部からの血液流出と樹枝状新生血管、血液の子宮内腔貯留も確認された。

手技のシェーマを 図8-9 に記す[3]。

1 前処置

　手術は月経終了後から排卵までの間に行う方が出血点を同定しやすく、内膜が薄いため同時に施行する子宮下鏡手術、卵管通水検査が容易になる。時期を合わせることが困難な場合は前周期の月経開始日からジエノゲストを投与する。手術数時間前あるいは前日に頸管拡張を行う。3mm径の子宮頸管拡張器ラミセルを、全長挿入するのではなく、瘢痕部からの余計な出血を防止し解剖学的内子宮口を手術時に確認しやすいよう10mm程度だけ頸管内に挿入する。

2 ポート配置

　ダイヤモンド型配置の4ポートで行う。臍部以外のポートを通常より尾側に置く方が操作しやすい。カメラはフレキシブルまたは斜視で行う。子宮内にマニピュレーターを挿入しておく。

3 腹腔内の観察

　当院例の後方視的検討で帝王切開瘢痕症候群の93％に骨盤腹膜子宮内膜症を認めた[5]。妊孕性改善を目的とし腹膜病変を凝固あるいは切除する。

4 膀胱剥離 （図8-10）

　既往帝王切開により膀胱が子宮頸部に癒着していることも多い。

Point

50mLのカテーテルチップを用い膀胱内に空気を100〜200mL注入することで、膀胱の輪郭が明らかになり安全な剥

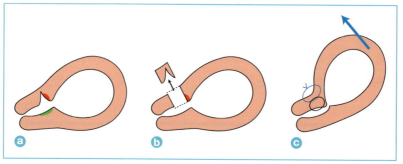

図8-9 腹腔鏡下手術（子宮鏡併用）の模式図
ⓐ 子宮鏡下手術で体部側を削っておく（赤）。病変があれば後壁も薄く切除する（緑）。
ⓑ 腹腔鏡下で瘢痕を切除する。
ⓒ 腹腔鏡下で2層（減張）縫合（黒：吸収糸、青：遅延性吸収糸）。非吸収糸で円靱帯を縫縮し前屈化を図る（青矢印）。

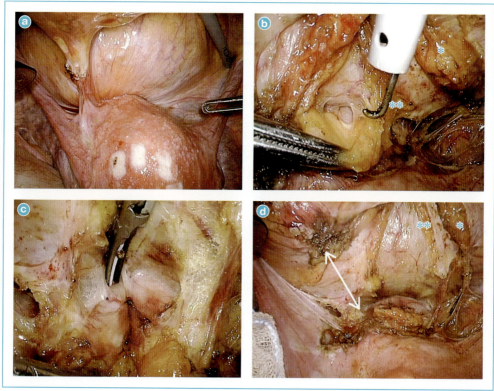

図8-10 膀胱剝離
ⓐ 膀胱内に150mLの空気を注入。空気は気腹ガスより軽いので、腹側に吊り上がる。
ⓑ 膀胱壁と子宮頸管（腟）が見える。本症例は膀胱が2段階（図中＊と＊＊）で癒着しており、癒着の間に正常な腹膜がある。膀胱の腹側部（＊）が創部に縫い込まれていたような印象。
ⓒ 膀胱腟中隔（あわあわ）は容易に剝離可能であり、尾側腟壁まで剝離しておく。
ⓓ 剝離後の全体像。膀胱の空気はこの後抜く。瘢痕部の脂肪は膀胱腹膜下の脂肪と思われる。左には結節を伴う強い癒着を認めた（両矢印）。

離が可能となる。点滴用の延長チューブを膀胱内カテーテルと連結すれば、気腹ガス（CO_2）を注入することも可能である。恥骨上のトロカー穿刺前に確認することで、膀胱の誤穿刺も防ぐことができる。数十秒で実施できるので、子宮全摘など他の術式にも応用できる簡単な手技である。膀胱の輪郭を見て、膀胱寄りで鋭的に切開した方が剝離しやすい。膀胱損傷を恐れ頭側から鈍的に剝離すると出血しやすく、より損傷のリスクは高まる。

5 子宮血管の同定 （図8-11）

瘢痕部の陥凹は側方にまで広がっている。切除時の出血を避けるため、膀胱の剝離後に子宮血管の走行を視認できる程度に同定しておく。子宮動脈の上行枝が帝王切開時に損傷されており同定できないこともある。

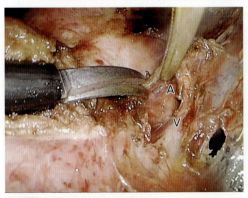

図8-11　右子宮血管の同定
A：子宮動脈、V：（浅）子宮静脈

6 子宮鏡下切除 （図8-12）

当院では腹腔鏡単独ではなく子宮鏡も併用している。

> **Point**
>
> 目的は2つあり、1つ目は腹腔鏡で見えにくい子宮体部側の瘢痕部を切除することである。斜視鏡を用いても臍からのスコープでは体部側が視認しづらいため、子宮鏡を用いる。2つ目は症例により後壁の切除を追加することである。帝王切開の陥凹性瘢痕は前側壁にあるが、後壁からも出血している例がある。推測ではあるが、子宮腺筋症様病変の進行の、あるいは帝王切開時に後壁を損傷していた可能性がある。術前の外来子宮鏡検査で後壁に出血や病変を疑う樹枝状新生血管を認めた例では薄く数mm程度切除を追加する。

7 瘢痕部の切除 （図8-13）

経腟的に頸管内に挿入したヘガールで陥凹部を探り、腹腔鏡下でヘガールの先端を目安に同定する。子宮鏡の光源を目印にすることもできる。瘢痕部を横切開し、体部側の残りの部分を切除し、側方から子宮頸部側を切除する。左右の子宮血管の損傷に注意する。

> **Point**
>
> 瘢痕部の切除範囲に明確な目安はない。瘢痕化した硬い組織をすべて切除することが理論上望ましいが、腺筋症様病態であるならば、境界は不明瞭である。過剰な切除では頸管の短縮による早産のリスクが危惧される。

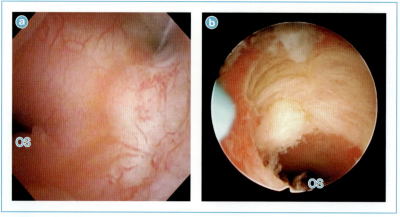

図8-12　子宮鏡所見
ⓐ 外来での子宮鏡所見。2時方向に腺開口があり、黒褐色の血液が流出している。周囲は新生血管。
ⓑ 手術中。子宮体部側の瘢痕を切除したところ。OS：解剖学的内子宮口。

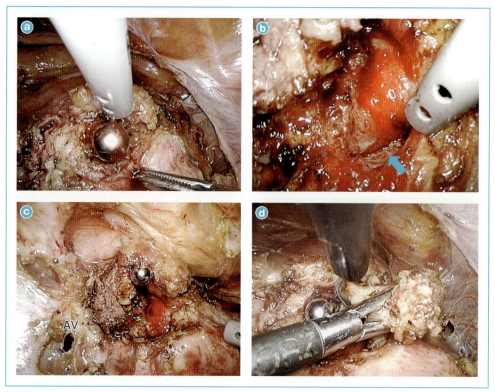

図8-13　瘢痕切除
ⓐ ヘガールを目安に瘢痕部を穿破する。
ⓑ 瘢痕部の左右に切開を延長したところ。矢印は子宮鏡で削った部位。
ⓒ 体部側の瘢痕切除後。AV：子宮血管
ⓓ 頸部側の瘢痕を切除する。

生殖外科の適応と手術の実際　第2章

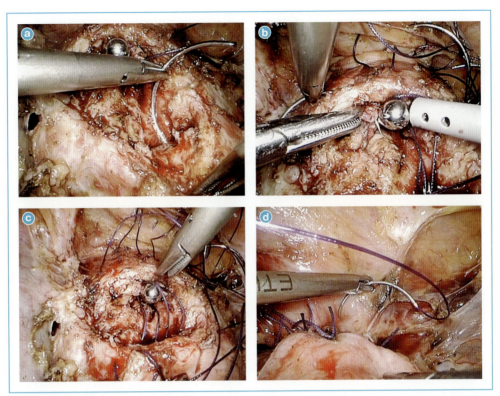

図8-14　子宮縫合
ⓐ子宮頸部側から体部側の順に運針する。左手運針で、体部側を正確に縫合する。
ⓑ頸部側3針目。頸管内膜にきちんと針先が出るように運針する。
ⓒ4針を頭側尾側の頸管内に通したところ。この症例ではさらに左に頸管を通さず1針追加した。
ⓓ2層目（減張縫合）として、1層目の隙間を埋めるよう遅延性吸収糸で縫合していく。この症例は3針。

8　帝王切開瘢痕症候群

8　子宮縫合（図8-14）

当院ではまず1-0吸収糸により単結紮で全層を縫合している。4〜5針運針後に順次、スリップノット法で結紮する。さらに1-0遅延性吸収糸で3〜4針減張縫合を置く。

匠の技

正中のトロカーからの運針だけでは角度が合わないため、適宜左右のトロカーから持針器を挿入し、運針する。

9　円靱帯縫縮（図8-15）

2-0非吸収糸で短縮縫合を追加して円靱帯を前屈化する。

Point

良好な創傷治癒には創部の減張が必要である。円靱帯の縫縮に恒久的な効果はないが、短期的な創傷治癒に寄与する。

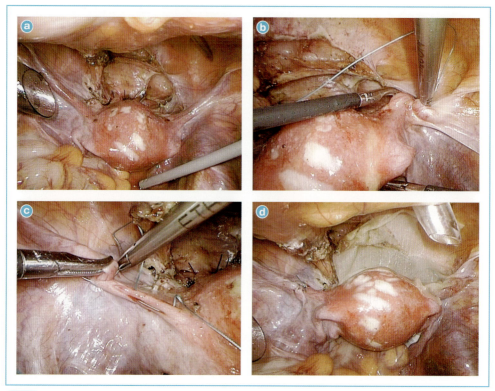

図8-15 円靱帯縫縮
ⓐ子宮縫合終了後で円靱帯縫縮前。
ⓑ右円靱帯を非吸収糸で縫縮する。
ⓒ左円靱帯を縫縮する。
ⓓ円靱帯を縫縮し、インターシード®を貼布したところ。ⓐと比較し、前屈化していることが分かる。

10 膀胱子宮窩腹膜

膀胱子宮窩腹膜は縫合せず、癒着防止剤を置いて手術を終了する。

11 再発例への対応

自験例では15％程度に再発（遺残）を認めている。腹腔鏡下手術後の再発例ではすでに子宮は前屈化し創部の厚み自体は回復しているため、基本的には子宮鏡下手術単独で対応する。

生殖外科の適応と手術の実際　第2章

術後管理と妊娠予後

　術後2〜3週目でセカンドルック子宮鏡検査を施行する。強固な癒着例の経験はないが、フィルム様の癒着があれば剝離する。

　当院では、術後3カ月で妊娠許可を出している。腹腔鏡下子宮筋腫核出術後の造影MRIでは創部の血流は3カ月後に回復しているため、帝王切開瘢痕症候群も同様に問題ないと考えている。手術時すでに35歳以上の症例が多く、長期にわたり避妊期間を置くことは望ましくない。

　当院における妊娠率は、2007年8月〜2016年10月までの腹腔鏡下修復例44例中29例（65.9％）であった。同時期の子宮鏡単独手術例では12/17（70.5％）である。より重症例を腹腔鏡で行っており、妊娠率に遜色はないと思われる。

　瘢痕部を広く切除した例で早産例を経験している。妊娠中は子宮頸管の短縮に注意し、分娩方法は帝王切開とする。

おわりに

　帝王切開瘢痕症候群の病態や手術適応、適切な手術法についてはエビデンスレベルの高い報告が少なく、いまだ明らかとは言えない[6]。しかし、患者自身や医療者に不妊症としての認識がない潜在性不妊として診断・治療が遅れる場合も多い。適切な手術時期を逸しないように生殖医療に携わる医師が"emerging manifestations"[7] として捉えることが必要である。

引用・参考文献
1）Tanimura S, et al. New diagnostic criteria and operative strategy for cesarean scar syndrome: Endoscopic repair for secondary infertility caused by cesarean scar defect. J Obstet Gynaecol Res. 41 (9), 2015, 1363-9.
2）Tanimura S, et al. Hemorrhage from a cesarean scar is a cause of cesarean scar syndrome. J Minim Invasive Gynecol. 24 (3), 2017, 340-1.
3）谷村悟ほか. 帝王切開瘢痕症候群に対する治療法：腺筋症類似疾患として考える. 産婦人科の実際. 66 (2), 2017, 145-52.
4）Donnez 1, et al. Gynecological and obstetrical outcomes after laparoscopic repair of a cesarean scar defect in a series of 38 women. Fertil Steril. 107 (1), 2017, 289-96. e2.
5）谷村悟ほか. 帝王切開瘢痕症候群は骨盤内膜症を高率に合併する：発症原因の考察. 第39回日本エンドメトリオーシス学会抄録集. 2018.
6）Setubal A, et al. Treatment for Uterine Isthmocele, A Pouchlike Defect at the Site of a Cesarean Section Scar. J Minim Invasive Gynecol. 25 (1), 2018, 38-46.
7）Tulandi T, Cohen A. Emerging Manifestations of Cesarean Scar Defect in Reproductive-aged Women. J Minim Invasive Gynecol. 23 (6), 2016, 893-902.

谷村　悟

9 生殖外科と生殖補助医療

Surgery-ART hybrid 療法：子宮筋腫

1 目的と適応

　妊孕性の視点から見て、手術治療が必要となる子宮筋腫は、着床の妨げになるもの、および妊娠の継続にトラブルを生じるものである。また生殖補助医療（assisted reproductive technology；ART）は、これ以外の治療によっては妊娠の可能性がないか極めて低いと判断されるもの、および ART を施行することが被実施者または出生児に有益であると判断されるものを対象として行われる（図9-1）。子宮筋腫核出術には、手術までの待機期間と術後の避妊期間が存在するため、ART を必要とする症例のうち、特に早期の妊娠成立が求められる症例においては、効率のよい手術スケジュールおよび ART スケジュールが望ましい。「子宮筋腫手術と ART の効率のよいコンビネーションスケジュール」という意味で、「Surgery-ART hybrid 療法」というタイトルの下に、本項を記載する。

2 Surgery-ART hybrid 療法の実際

　Surgery-ART hybrid 療法が望まれる背

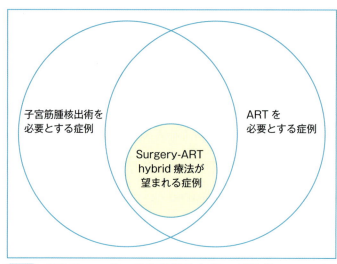

図9-1　妊孕性における子宮筋腫核出術と ART（Surgery-ART hybrid 療法：子宮筋腫）

景として、卵巣機能の低下が挙げられる。女性の年齢が37〜38歳以上になると卵巣機能が低下し、術前の待機期間や術後の避妊期間により不妊治療が先送りされる状況が憂慮され、Surgery-ART hybrid療法が検討される。Surgery-ART hybrid療法では、全胚凍結が前提となる（図9-2）。Surgery-ART hybrid療法には、preoperative ARTとpostoperative ARTとがある。

1）子宮筋腫核出術の適応

過多月経や貧血、頻尿などの圧迫症状や腹部腫瘤感などを生じる有症候性子宮筋腫や、粘膜下筋腫ならびに一部の筋層内筋腫など子宮内腔の変形・偏位を伴う子宮筋腫はもとより、無症候性子宮筋腫でも、「着床」の視点から手術治療の対象となるものが存在する。

子宮筋腫以外に不妊原因を認めない症例における子宮筋腫核出術は妊娠率を上昇させるが、これは子宮筋腫を核出することにより子宮の蠕動運動や収縮性が減少することに起因する[1]。子宮内膜の蠕動様運動をMRIの連続撮像により観察する（cine-MRI）と、分泌期（黄体期）中期の観察は、子宮の蠕動運動や収縮性評価に有用である。

また、妊娠・分娩経過に影響を与えることが強く懸念される子宮筋腫も核出術の適応となる。有茎性漿膜下筋腫で茎捻転のリスクが高いものや、妊娠歴のある患者では、妊娠中に増大を認めた筋腫や疼痛を来した筋腫は、妊娠に先立ち核出することが望ましい。子宮筋腫の存在による流産や早産、胎盤異常などの各種合併症の頻度は、筋腫径5cm以上で増加する[2]（表9-1）。

2）手術待機期間中に実施すべき検査と治療

子宮筋腫以外の不妊原因の有無に関する精査を行う。男性因子を認めた場合には、泌尿器科医と連携して手術待機期間中にその原因

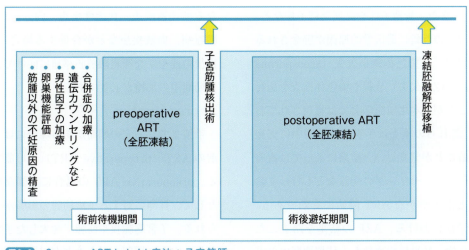

図9-2　Surgery-ART hybrid療法：子宮筋腫

表9-1　妊娠・出産を目指した子宮筋腫手術の適応

有症候性子宮筋腫	過多月経、貧血、月経困難症、腹部腫瘤感、頻尿などの圧迫症状など	
無症候性子宮筋腫	着床の妨げになるもの*	・子宮内腔の変形・偏位 ・子宮筋腫以外に不妊原因を認めない ・多発性 ・cine-MRI で分泌期中期に子宮内膜の蠕動亢進を認める
	妊娠継続の妨げになるもの**	・茎捻転のリスク ・既往妊娠中の増大や疼痛
	採卵の妨げになるもの***	

核出術を検討する大きさの目安：＊5〜6cm 以上、＊＊5cm 以上、＊＊＊10cm 以上

表9-2　子宮筋腫核出術前の採卵に関わるチェックリスト（一例）

- ☐ 1）卵巣が経腟超音波の視野に入っている
- ☐ 2）卵胞穿刺に十分な拡大像で、卵胞が明瞭に描出される
- ☐ 3）上記1）および2）が満たされない場合、経腹超音波で2）の要件が満たされる
- ☐ 4）卵巣と超音波プローベの間に子宮や子宮筋腫核が存在しない
- ☐ 5）上記4）が満たされない場合、子宮や子宮筋腫核を穿破して卵胞穿刺・吸引が可能である
- ☐ 6）上記5）におけるチェック項目
  - ☐ 卵胞が採卵針の届く距離にある
  - ☐ 採卵針の“しなり”を考慮した卵胞穿刺が可能である
  - ☐ 臓器損傷を生じない
  - ☐ 血管損傷を生じない

精査を進め、治療方法がある場合には加療し、精液所見の改善を図ることが望ましい[3, 4]。また、無精子症や高度乏精子症など、男性因子の背景に遺伝学的原因が懸念される場合には、Y染色体微小欠失（azoospermia factor；AZF欠失）分析や染色体検査を施行することが日本生殖医学会では推奨されており[5]、これらの検査は手術待機期間中に実施されることが望ましい。結果によっては術前に遺伝カウンセリングの受診なども行っておくことが速やかなART開始に有効である。無精子症における、AZFの結果を踏まえた精巣生検・精巣組織凍結も、待機期間中の実施が効率的である。

不妊原因以外にも、妊娠した場合に問題となる循環器疾患、代謝性疾患、内分泌疾患、膠原病、血液疾患などが合併する場合には、術後の速やかな凍結融解胚移植に向けて、待機期間中の加療が必要である。

3）preoperative ART

手術までに一定の期間がある場合には、術前のART（preoperative ART）が可能である。preoperative ARTの場合に重要な要件として、採卵に対する子宮筋腫の影響が挙げられる。子宮筋腫核や筋腫で腫大した子宮により、安全に採卵を行うことが困難であると

評価された場合には、子宮筋腫核出後の ART（postoperative ART）が選択される。子宮筋腫核出術前の採卵に関わる確認項目を表9-2に示す。子宮筋腫核や子宮を穿破して卵胞穿刺を行わざるを得ない場合には、卵胞の位置や採卵針の径、採卵針の"しなり"などを総合的に評価して実施する。採卵針の選択においては、一般的に、径の大きい針は"しなり"が少なく、径の小さい針は"しなり"が大きい。子宮や子宮筋腫核を穿破して卵胞穿刺・吸引を行う場合、子宮や子宮筋腫核の辺縁をかすめるより、それらの中央を穿刺することで、周辺臓器の損傷リスクや血管損傷のリスクを回避することができる。

preoperative ART が選択される要件として、卵巣予備能の低下が挙げられる。術後の避妊期間を考慮し、少しでも早い時点での採卵が望まれる場合である[6]。術前に GnRH アゴニスト投与を行う症例で、GnRH アゴニストの薬効が切れたのちに、投与前と同等のレベルまでの卵巣機能回復が見込まれない可能性が懸念される場合などにおいても、preoperative ART が検討される。

preoperative ART における卵巣刺激方法は conventional-ART における卵巣刺激方法の選択と同様でよいと考えられるが、GnRH アゴニスト投与症例では、GnRH アゴニスト投与直後の一過性の Gn 分泌亢進作用（フレアアップ）で発育した卵胞から採卵する選択肢が存在する。

Mini Memo

生殖外科と遺伝性疾患

　婦人科診療において外科治療を必要とする疾患に、家族性腫瘍がある。常染色体優性遺伝形式をとるため、家族性腫瘍か否かのリスク評価には、家族歴聴取と家系図作成が有効で、家族集積性のある、特に若年発症の腫瘍性病変では注意が必要である。その代表的なものとして、*BRCA1/BRCA2* 遺伝子の変異を有する遺伝性乳癌・卵巣癌症候群（hereditary breast and ovarian cancer；HBOC）があるが、HBOC では、両側付属器切除（risk reducing bilateral salpingo-oophorectomy；RRSO）により、卵管癌や卵巣癌・乳癌の発生率を低下させることに加え、生命予後を改善することができる。RRSO の実施時期として、全米を代表とするがんセンターで結成されたガイドライン策定組織（National Comprehensive Cancer Network；NCCN）では、35～40 歳で最後の出産が終了し次第が推奨されているが、挙児希望年齢の高年齢化などを背景として、RRSO に先立った ART の提供などが、今後検討されると思われる。

片桐由起子

4）postoperative ART

　術後の避妊期間においては、術前と異なり、子宮筋腫核や筋腫で腫大した子宮による採卵への影響を回避した採卵が可能である。Surgery-ART hybrid 療法が望まれる症例においては、術後避妊期間中の postoperative ART の実施が望ましい。術前に GnRH アゴニストを投与する場合には、GnRH アゴニスト作用持続中に、GnRH アゴニスト法（ロングプロトコール）として卵巣刺激を開始することが可能である。また、GnRH アゴニストによる長期のエストラジオール（E_2）分泌抑制の卵巣機能に対する影響が懸念される症例では、効果の消失が早い GnRH アゴニストを選択することで、月経周期の早期の再開が期待できる（次項の「Surgery-ART hybrid 療法：子宮内膜症性嚢胞」を参照）。

Surgery-ART hybrid 療法：子宮内膜症性嚢胞

1 目的と適応

　子宮内膜症は、自然妊娠や一般不妊治療による妊娠を目指す場合、その存在は臨床的妊娠率（clinical pregnancy rate；CPR）、出生率（live birth rate；LBR）を低下させるが、ART においては、CPR や LBR に有意な低下を認めない[7]。ART は、これ以外の治療によっては妊娠の可能性がないか極めて低いと判断されるもの、および ART を施行することが被実施者または出生児に有益であると判断されるものを対象として実施される医療技術であるが、妊娠成立のために ART が必要な子宮内膜症症例においては、CPR や LBR の点で手術治療は必要ないと言える。しかし、それらの中には、手術治療の適応を有する子宮内膜症、すなわち嚢胞性病変を伴う子宮内膜症が存在する。嚢胞性病変のうち、卵巣子宮内膜症性嚢胞では、手術手技による卵巣機能の低下が危惧され、手術治療の要否や時期の検討が必要である。「妊孕性に配慮した卵巣子宮内膜症性嚢胞手術と ART のコンビネーションスケジュール」という視点で、本項では「Surgery-ART hybrid 療法」というタイトルのドに、卵巣子宮内膜症性嚢胞と ART および卵巣機能について記載する。

2 Surgery-ART hybrid 療法の実際

　卵巣子宮内膜症性嚢胞症例に Surgery-ART hybrid 療法が求められる背景として、手術治療による卵巣機能低下の可能性が挙げられる。Surgery-ART hybrid 療法には、術前の preoperative ART と、術後の postoperative ART があるが、卵巣子宮内膜症性嚢胞症例では主に preoperative ART が検討される。

第2章 生殖外科の適応と手術の実際

表9-3	卵巣子宮内膜症性嚢胞の手術の要否を検討する要素

手術治療が危惧される	
・加齢：38 歳以上 ・AMH：＜ 1.5ng/mL ・卵巣手術の既往	

手術を選択するべき	手術治療が望まれる
・40 歳以上かつ 10cm 以上 ・急速な増大	・加齢：40 歳以上 ・嚢胞径：4cm 以上 ・増大傾向 ・病理診断による確定 ・破裂・感染の予防 ・採卵時の合併症の減少

1）卵巣子宮内膜症性嚢胞における治療の適応

　子宮内膜症のうち、卵巣子宮内膜症性嚢胞の治療では原則として手術療法が優先される。特に加齢や嚢胞径の増大による卵巣癌のリスクの上昇、病理学的診断の確定、破裂・感染の予防などの視点から手術治療が選択される。その一方で、挙児希望に対しては、加齢に伴う卵巣予備能の低下、手術侵襲によるさらなる卵巣機能低下などが懸念されることから、妊孕性の視点からは総合的な評価により、手術療法の要否を検討する（表9-3）。

2）preoperative ART

　卵巣子宮内膜症性嚢胞の外科的治療によって、卵巣予備能の低下がもたらされるという報告が存在することから[8, 9]、既に卵巣機能が低下傾向にある不妊症患者においては preoperative ART を検討する。preoperative ART における卵巣刺激方法は conventional-ART における卵巣刺激方法の選択と同様でよいと考えられるが、術後に調節卵巣刺激に対する反応が低下する可能性を考慮する

と[10]、採卵数の増加が望まれる。術前にジエノゲストや GnRH アゴニストを投与する場合には、それらに先立って ART を計画することになり、術前薬物療法開始までの期間も重要となる。

　preoperative ART では、手術治療による卵巣機能の低下を懸念することなく、卵巣刺激を実施することができる一方で、卵胞穿刺時に嚢胞を穿破する可能性や嚢胞により穿刺できない卵胞が存在する可能性があり、また、採卵を契機とした骨盤内炎症性疾患（pelvic inflammatory disease；PID）のリスクが上昇する。採卵に伴う PID の一般的発症頻度は約 0.3〜0.6％で、抗菌薬投与により 67〜75％に保存的治療が奏効するが[11]、卵巣膿瘍を形成した場合には卵巣摘出に至ることもあることから注意が必要である。

　採卵時には原則として、嚢胞は穿刺しない。やむをえず穿破する場合には、採卵針径が細い方が骨盤腔内への嚢胞内容の漏出を最小限にすることができる。採卵時に嚢胞内容を吸引するという選択肢が存在するが、嚢胞

生殖外科と生殖補助医療

157

表9-4　術前投与薬剤の比較

薬剤名（商品名）	GnRH アゴニスト[13]			ジエノゲスト[14]（ディナゲスト）
	酢酸リュープロレリン（リュープロレリン）	酢酸ゴセレリン（ゾラデックス®）	酢酸ブセレリン（スプレキュア®MP）	
製剤	徐放性注射剤	徐放性注射剤	徐放性注射剤	錠剤
投与量・投与法	1.88mg・皮下注／4週	1.8mg・皮下注／4週	1.8mg・皮下注／4週	2mg・分2・内服／日
最終投与から排卵までの期間（日）	19.3 ± 2.7 *	15.1 ± 2.2 *	17.7 ± 3.4	17.2 ± 5.8
最終投与から月経開始までの期間（日）	70.3 ± 12.4 *	62.1 ± 9.6 *	68.3 ± 13.5	
投与後初回月経中のFSH（mIU/mL）	3.9 ± 1.8 *	5.5 ± 1.9 *, **	3.7 ± 1.9 **	
投与後初回月経中のLH（mIU/mL）	2.9 ± 1.3	3.5 ± 1.4	3.1 ± 1.5	
投与後初回月経中のE2（pg/mL）	45.6 ± 18.7	53.6 ± 17.4	50.6 ± 22.3	
適応	子宮内膜症、子宮筋腫、中枢性思春期早発症	子宮内膜症	子宮内膜症、子宮筋腫	子宮内膜症、子宮腺筋症

*、＊＊ $P < 0.05$

（文献 13、14 より作成）

内容は粘性が高く、太い採卵針でも吸引は容易でない場合が少なくない。また、採卵時の囊胞内容の穿刺吸引により卵巣膿瘍を発症したという報告がある[12]。囊胞を穿破した場合でも内容は吸引せず、速やかに抜針することが感染防止につながると考える。preoperative ART では全胚凍結が前提となる。

3) postoperative ART

postoperative ART では、外科的処置による卵巣機能低下が危惧される。しかし、卵巣機能低下は手術治療全般に必発の影響ではなく、手術手技の工夫により回避することが可能である。また、卵巣子宮内膜症性囊胞症例では、囊胞のない患者に比較して平均採卵数（mean number of oocyte retrieved；MNOR）

が有意に少ないという報告があり[7]、卵巣子宮内膜症性囊胞の長期的な存在が、卵巣機能低下を引き起こす可能性を否定できない点では好ましい選択肢であると言える。

postoperative ART では、採卵に対する囊胞の影響や採卵に伴うリスクは回避される。術前に薬物療法を行う場合には、いかに早く月経周期が再開するかが Surgery-ART hybrid 療法の視点からは重要であり、術前に投与する薬剤選択での工夫が効果的である（表9-4）。卵巣子宮内膜症性囊胞の術後に避妊期間は必ずしも必要ではなく、胚凍結に加え新鮮胚移植も治療の選択肢となり得る。

引用・参考文献

1) Yoshino O, et al. Myomectomy decreases abnormal uterine peristalsis and increases pregnancy rate. J Minim Invasive Gynecol. 19 (1), 2012, 63-7.

2) 日本産科婦人科学会／日本産婦人科医会. 産婦人科診療ガイドライン 産科編 2017. 東京, 日本産科婦人科学会, 2017, 482p.

3) 日本産科婦人科学会／日本産婦人科医会. 産婦人科診療ガイドライン 婦人科外来編 2017. 東京, 日本産科婦人科学会, 2017, 374p.

4) Iijima M, Namiki M. Testicular Sperm Extraction and Varicocelectomy for Severe Male Infertility. J Mamm Ova Res. 32 (1), 2015, 11-7.

5) 日本生殖医学会. 生殖医療の必修知識 2017. 東京, 杏林社, 2017.

6) Kuroda K, et al. Surgery-assisted reproductive technology hybrid therapy: a reproductive procedure for an infertile woman of late reproductive age with multiple myomas. Obstet Gynaecol Res. 35 (4), 2009, 827-31.

7) Hamdan M, et al. The impact of endometrioma on IVF/ICSI outcomes: a systematic review and meta-analysis. Hum Reprod Update. 21 (6), 2015, 809-25.

8) 日本産科婦人科学会生殖・内分泌委員会. 生殖・内分泌委員会報告. 日本産科婦人科学会雑誌. 65 (6), 2013, 1355-73.

9) Raffi F, et al. The impact of excision of ovarian endometrioma on ovarian reserve: a systematic review and meta-analysis. J Clin Endocrinol Metab. 97 (9), 2012, 3146-54.

10) Benschop L, et al. Interventions for women with endometrioma prior to assisted reproductive technology. Cochrane Database Syst Rev. (11), 2010, CD008571.

11) Goharkhay N, et al. Comparison of CT- or ultrasound-guided drainage with concomitant intravenous antibiotics vs. intravenous antibiotics alone in the management of tubo-ovarian abscesses. Ultrasound Obstet Gynecol. 29 (1), 2007, 65-9.

12) Nargund G, Parsons J. Infected endometriotic cysts secondary to oocyte aspiration for in-vitro fertilization. Hum Reprod. 10 (6), 1995, 1555.

13) 合阪幸三ほか. 製剤の違いからみた GnRH agonist 注射製剤使用後の子宮内膜症例における卵巣機能回復に関する研究. 産婦人科の実際. 58 (7), 2009, 1037-40.

14) 合阪幸三ほか. 子宮内膜症に対する LEP およびジェノゲスト投与後の排卵周期回復に関する研究. 日エンドメトリオーシス学会誌. 38, 2017, 145-7.

片桐由起子

Mini Memo

生殖外科と不妊治療の終焉

　不妊治療技術が発展し、広く受け入れられるようになったが、「不妊治療をすれば何とかなる」という期待感が強く、不妊治療の限界が十分に理解されているとは言い難い。また、「不妊」は、本人の望む生殖機能が満たされない状態であり、本人の健康や生命を害する病態ではないことが他の疾患と異なる点である。不妊治療に求められる最終ゴールは生児獲得であるが、治療の先に「妊娠」「出産」という保証がないことは、治療の終焉を決断する上で難しい。

　妊娠成立のためには、卵子が必要であるが、第三者の卵子使用が実質的に行われていない状況では、自己卵での妊娠を目指すことになる。加齢などにより卵巣の活動性が次第に消失し、月経が永久に消失した状態を閉経というが、上記の状況の下、12カ月以上無月経となっているものが閉経と診断される。当院では不妊治療対象に年齢制限を設けず、患者本人の卵が回収できる限り医療を提供することを基本方針としており、卵胞発育モニタリングにおいて、1年間にわたり卵胞発育を認めなかった場合を不妊治療の終焉時期とすることを、治療開始の時点で患者に提示している。

　子宮や付属器の器質性疾患の合併では、「妊孕性の視点」から手術の要否や手術治療の時期が検討されるが、不妊治療が優先され器質性疾患の手術治療が選択されない状況で不妊治療の終焉を迎える場合には、「今後の健康の視点」から、改めて手術適応を検討することが重要である。

　挙児が叶わなかった患者においては、「子どものいない人生の受容」ができた時点が不妊治療の終焉となる。「夫婦二人で過ごしていく」という前向きな選択や「経済的理由によりやむなく不妊治療を断念する」という選択など、その理由はさまざまであるが、大切なことは患者本人が十分に納得して不妊治療を終わらせることだと考える。「あのとき、ああしておけばよかった」というような、やり残しや思い残しを抱き続けてしまうことなく不妊治療の終焉を迎えられるように、医療者として向き合うことが大切であると思われる。

片桐由起子

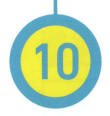

10 異所性妊娠

異所性妊娠と不妊症

　生殖補助医療（assisted reproductive technology；ART）による妊娠では、異所性妊娠が有意に増加することが知られている[1]。しかし次回妊娠を考慮すると、異所性妊娠の手術により術後不妊症に陥ることは絶対に避けなければならない。本項では、生殖外科医として低侵襲を目指し、術後不妊症を避ける術を身に付けるための術式に関して、異所性妊娠の中でも頻度の高い卵管妊娠への腹腔鏡下手術を中心に解説する。

　腹腔鏡は異所性妊娠の診断のために1980年代まで頻用されていた。しかし高感度ヒト絨毛性ゴナドトロピン（human chorionic gonadotropin；hCG）検出薬の開発や経腟超音波断層法の普及によって破裂前に発見され、妊娠初期の異常妊娠を疑われる症例が増えてきたことから、腹腔鏡の役割は診断から治療へとシフトしていった。現在、異所性妊娠は産婦人科救急疾患としても最重要であり、異所性妊娠に対する腹腔鏡下手術は必須手技である。

　腹腔鏡下異所性妊娠（卵管妊娠）手術では、妊孕性温存を目的とした腹腔鏡下卵管切開術と根治性を目的とした腹腔鏡下卵管切除術の2つが代表的な術式である。どちらを選択するかは議論が分かれるところだが、フランスの多施設共同ランダム化比較試験（RCT）であるDEMETER試験では、卵管切開術と卵管切除術の術後2年間での正常妊娠率はそれぞれ64％と71％で、統計学的有意差は認めなかった[2]。また、卵管切開術と卵管切除術の自然妊娠率や反復妊娠率を比較するヨーロッパの多施設共同前向きRCTであるEuropean Surgery in Ectopic Pregnancy（ESEP）試験では、術後3年間の自然妊娠率は卵管切開術60.7％、卵管切除術56.2％と、DEMETER試験と同様に有意差は認めなかった。さらに、存続絨毛症のリスクは卵管切開術が卵管切除術に比べて有意に高く（RR 15.0、$P=0.01$）、卵管妊娠の反復率は卵管切開術8％、卵管切除術5％（RR 1.6、$P=0.19$）と変わらなかった。したがって同試験では、卵管妊娠で対側が正常の場合には卵管切除術を勧めるのがよいと結論付けている[3]。また、体外受精技術の進歩により、卵管切除後でも効率よく妊娠可能であることから、十分なインフォームド・コンセントを得た上で積極的に卵管切除術を選択する方法も推奨されているが、その適応は慎重に選択する必要がある[4]。

腹腔鏡下卵管切開術

手術の目的と適応

【目的】
- 卵管を温存する。

【適応】
- 腹腔鏡下異所性妊娠（卵管妊娠）手術の適応は「産婦人科内視鏡手術ガイドライン」を用いるのが一般的である。

　腹腔鏡下異所性妊娠（卵管妊娠）手術の目的は、卵管切開術では卵管温存、卵管切除術では根治性である。この場合に卵管温存＝卵管機能の維持ではないことを認識し、術後の存続絨毛症発症を考慮した場合に卵管温存が必要であるかをおのおのの症例で検討する必要がある。

妊孕能温存の要点

　異所性妊娠のために卵管切除を施行し、その後、自然妊娠した場合に、切除した側からの排卵で妊娠するのは約30％である[5]。つまり、腹腔鏡でも観察することができるが、左右卵管卵巣は子宮の裏でほぼ隣り合わせで存在するため、排卵する卵巣の対側の卵管から卵子がピックアップされることが一定の割合で存在するということである。

　本術式の適応として「産婦人科内視鏡手術ガイドライン 2013年版」は、循環動態の安定を大前提とした上で、①挙児希望があること、②病巣の大きさが5cm未満であること、③血中hCG濃度が10,000IU/L未満であること、④初回の卵管妊娠であること、⑤胎児心拍がないこと、⑥未破裂であることの6項目を挙げている[6]。ガイドラインの適応のボーダーラインにある症例の場合には特に、術後の存続絨毛症発症の可能性についてインフォームド・コンセントを十分に得るべきである。一方で、卵管内の胎芽成分および絨毛組織をできる限り除去することで存続絨毛症発症のリスクを軽減することができる。そのため、除去操作で卵管内腔を損傷せずに妊娠成分を確実に除去する外科的技術が要求される[7]。

> **症例の背景**
>
> 　28歳、1妊0産。最終月経日から無月経にて妊娠反応陽性を確認した。5週5日に当院を受診したところ、子宮内に胎嚢（gestationl sac；GS）を認めなかった。1週間後（6週5日）でも子宮内GSを認めず、血中hCG値は5,800mIU/mLであった。3日後に診断的に子宮内容除去術を予定するも、翌日深夜に腹痛を認めたため救急外来を受診したところ、血中hCG値6,200mIU/mLで、経腟超音波でダグラス窩にエコーフリースペース、右付属器周囲に血腫を認めたため、腹腔鏡下手術となった。

1 術前の観察

　破裂前ではもとより、卵管内流産症例でも腹腔内出血が認められることがほとんどである。右卵管の峡部と膨大部の移行部に着床部位を確認することができる（図10-1、矢印）。

　着床部位の血流を減少させる目的でバソプレシン（ピトレシン®1Aを100～200mLの生理食塩水で希釈する）を卵管間膜に局注して浸潤させる（図10-2）。「産婦人科内視鏡手術ガイドライン2013年版」の「CQ9 バソプレシンの使用は効果的か？」によると、RCTの結果ではバソプレシンの使用は卵管切開時の出血を減らし、手術時間を短縮させる。

2 胎嚢組織の除去

　卵管の着床部位に卵管の走行に沿って線状に切開を加え、卵管内腔へアプローチする（図10-3）。切開部位は卵管の解剖学的な支配血管を意識して、卵管間膜の付着部位の反対側とする（図10-4）。卵管表面の切開には卵管の熱損傷を防ぐために鋏鉗子を用いるが、フック型電気メスを用いる場合もある。卵管

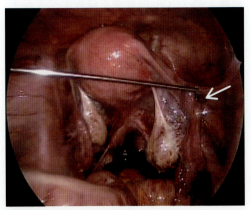

図10-1　卵管妊娠の着床部位

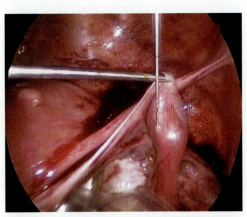

図10-2　卵管間膜へのバソプレシン局注

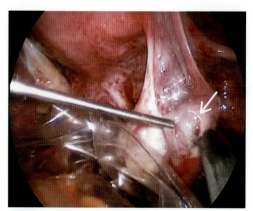

図10-3 卵管内腔へのアプローチ
鋏鉗子で卵管漿膜層のみを切開する（矢印）。

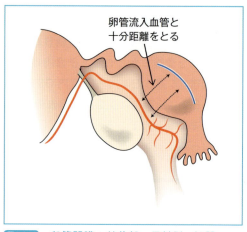

図10-4 卵管間膜の付着部の反対側の切開

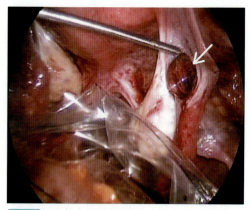

図10-5 卵管内の胎嚢組織

切開術の適応となる症例は、すでに流産に至っていることが多いため妊卵の着床がルーズで、切開を加えただけで胎嚢組織が自然に浮き出てくる（図10-5、矢印）。さらに鉗子などを用いて容易に摘出することが可能である。

適切に胎嚢組織を除去すると、着床部位を含む卵管が収縮するため出血はほとんど見られない。検体回収袋を操作下に敷くことで、切除した胎嚢組織が腹腔内に飛散しないようにする（図10-6-ⓐ）。胎嚢組織を卵管から除去する際、卵管と妊卵組織の間を流水の水圧で剥離する方法（aqua-dissection）を推奨する場合もあるが、当施設では絨毛組織の飛散を防ぐため、子宮側からインジゴカルミン入り生理食塩水で通水する方法を採用している。図10-6-ⓑでは切開部位を検体回収袋側に向けている。

3 卵管壁の縫合と癒着防止

「産婦人科内視鏡手術ガイドライン 2013年版」の「CQ8 卵管壁を縫合すべきか？」によると、RCTの結果では、卵管壁の切開創は縫合してもしなくても、術後の妊娠率に差がなく、セカンドルック手術時の卵管周囲癒着の程度にも差がなかった。卵管を適切な層で切開すると、卵管は収縮して出血はほとんど認めない（図10-7）。癒着防止剤を用いて術後性癒着による続発性不妊症を予防する（図10-8）。

第2章 生殖外科の適応と手術の実際

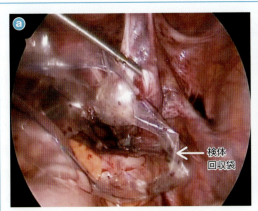
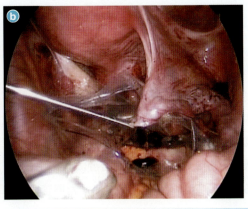

→ 検体回収袋

図10-6 胎嚢組織の除去・回収

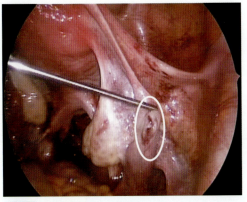

図10-7 切開創からの出血

卵管を適切な層で切開すると、卵管は収縮してほとんど出血を認めなくなる。

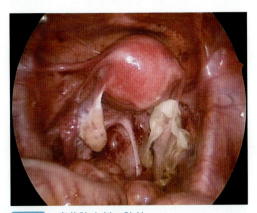

図10-8 癒着防止剤の貼付

10 異所性妊娠

匠の技

　図10-1と図10-6とを比較してもらいたい。図10-6の方が明るく鮮明に見える。視野内に出血があると、出血の赤黒い領域は光源の緑・青の光線を吸収する。その結果、視野内を照らす反射光は赤色成分が主体となる。人間の視覚は、緑、赤、青の順で明るさを感じる。明るさの主体である緑の光線が失われた結果、視野を照らす環境光が減少し、全体の明度が低下する。明るく鮮明にするためには、術中にこまめに出血を吸引して除去するのも大事なポイントである。

腹腔鏡下卵管切開術の術後管理と妊娠予後

卵管切開術の場合は存続絨毛症の早期診断および追加治療のために、定期的な血中hCG値の測定が必要となり、hCGが非妊時のレベルとなるまで管理を行う。なお、卵管切開術後の存続絨毛症の発生頻度は、その定義が定まっていないため報告者によって異なるが、3〜20％とされている。また卵管切開術の際に、局所的あるいは全身的にメトトレキサート（MTX）を併用することで存続絨毛症を予防する方法もあるが、次回妊娠への副作用が不明なので、極力避けたい。しかし、血中hCG値の下降不良例ではMTXの全身投与を行う。

血中hCG値が陰性化した場合には、卵管切開部の創傷治癒機転を考慮すると、一般的には術後3カ月以降に卵管通過性を確認した上で妊娠を許可している。ただし、術後の反復率は卵管切開術も卵管切除術も同等とされるが[3, 8]、術中に腹腔内癒着が高度の場合には反復率が高くなるという報告があるため[9]、そのような症例ではしっかりと患者教育を行う必要がある。いずれにしても反復異所性妊娠を予測することは困難であるため、妊娠した場合にはなるべく早く医療機関を受診するように指導する。また卵管切開術後に体外受精を行う場合、採卵は次周期から可能であるが、全胚凍結を行い、術後3カ月目以降に融解胚移植を実施することが勧められる。さらに、反復を防ぐ意味でも胚盤胞での凍結を行い、融解胚移植は単一移植が望ましいとされる（P.170、Mini Memo参照）。

腹腔鏡下卵管切除術

手術の目的と適応

【目的】
- 根治性を目指す。

【適応】
- 腹腔鏡下卵管切開術が困難な症例
- 腹腔鏡下異所性妊娠（卵管妊娠）手術の適応は「産婦人科内視鏡手術ガイドライン」を用いるのが一般的である。

第2章 生殖外科の適応と手術の実際

⑩ 異所性妊娠

卵管切除術は卵管喪失という不可逆的な処置であるため、術後にどれほど妊孕性が維持されるかを症例ごとに考察し、しっかりとしたインフォームド・コンセントを得る。

本術式の適応は「産婦人科内視鏡手術ガイドライン 2013年版」には特に記載されていないが、①循環動態が安定している症例、②挙児希望がない症例が絶対的適応であり、腹腔鏡下卵管切開術は困難であると判断した症例が相対的適応だと考えられる。一方で、将来的に体外受精を希望する患者に対しては卵管切除が卵巣機能を低下させる要因はなく、異所性妊娠の原因が卵管機能障害である可能性もあるため、積極的な卵管切除の選択が推奨される[10]。

> **症例の背景**
>
> 36歳、1妊0産。2週3日に自然周期で融解分割期胚の胚移植を行った。妊娠4週4日、尿中hCG定性検査にて陽性となり、5週5日に当院を受診したところ、子宮内に胎嚢（GS）を認めなかった。10日後（7週2日）の診察で右付属器に心拍を伴う胎芽を認め、血中hCG値35,000mIU/mLであったため、緊急腹腔鏡下手術を行った。

1 術前の観察

卵管采より胎嚢が露出している（図10-9、矢印）。骨盤漏斗靱帯で切断すると卵巣が摘出されてしまうので、切開を加える前に落ち着いて解剖を確認する。点線の部分で切開すれば卵巣は確実に骨盤内に残ることとなる。

2 卵管間膜の切開

鋏鉗子をうまく使うことで容易に卵管間膜隙を展開することができる（図10-10-ⓐ）。卵管実質と卵管に流入する血管（図10-10-ⓑ）との間を切開することを意識する。そうすればほとんど出血させることなく鋏鉗子のみで処理を行うことが可能である。しかし、出血に対しては適宜、バイポーラを使用する。

卵管切除で大切なことは、卵管間膜内の血管走行を知っておくことである。卵管の栄養血管は、図10-11-ⓐのように子宮動静脈の分枝と卵巣動静脈の分枝でループ状に形成され

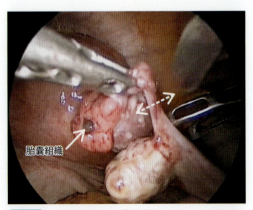

図10-9 卵管采内の胎嚢組織

胎嚢組織

167

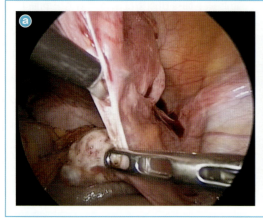
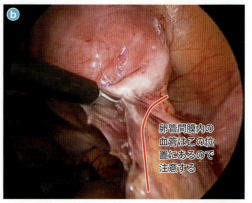

図10-10 卵管間膜の切開①

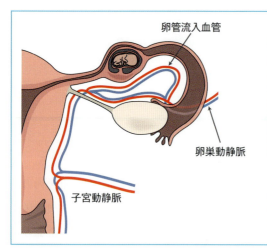
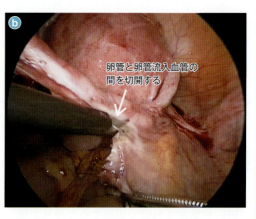

図10-11 卵管間膜の切開②

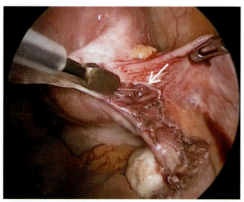

図10-12 卵巣固有靱帯内の血管叢

る。そのため、卵管に平行に走行する血管の上方で、卵管実質ぎりぎりのところを切開する（図10-11-ⓑ）。

子宮動静脈上行枝から卵巣へ血流を供給する血管叢が卵巣固有靱帯上端（図10-12、矢印）に存在し、それら血管分枝から卵管へも血流を供給している。そのため、むやみやたらに焼灼すると卵巣への血流が低下するため、適切な位置で切開して、できるだけ温存

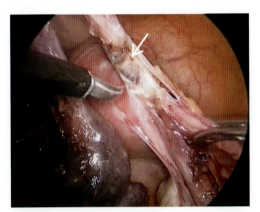

図10-13 卵管内出血の透見

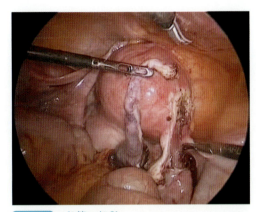

図10-14 卵管の切除

するように心掛ける。

3 卵管の切除

適切な位置で切開すると卵管実質直下に入ることができ、卵管内妊娠の出血を透見でき る（図10-13、矢印）。遺残卵管妊娠を防ぐため、卵管組織を残さないようにできるだけ子宮側で卵管角部の部分まで切除する（図10-14）。

腹腔鏡下卵管切除術の術後管理と妊娠予後

卵管切除術の場合は早急に非妊娠状態となるため、排卵周期になれば妊娠はいつでも可能である。しかし、臨床経過において診断的子宮内容除去術を施行している場合であれば、排卵周期後に1～2周期あけることがある。

おわりに

腹腔鏡下手術と体外受精を含む生殖医療の双方の進歩により、いずれも専門性が高まっている。そのため、生殖医療専門医が異所性妊娠の発症の際に内視鏡技術認定医に依頼することが今後も多くなることが予測されるが、次回妊娠のことを考えると、患者の骨盤内環境を術中に把握することができるため、生殖医療専門医によって手術されることはメリットが高いと考えられる。今後は、生殖医療専門医も生殖外科医としての側面を持ち、異所性妊娠に対応する必要がある。

引用・参考文献

1) Clayton HB, et al. Ectopic pregnancy risk with assisted reproductive technology procedures. Obstet Gynecol. 107 (3), 2006, 595-604.
2) Fernandez H, et al; GROG. Fertility after ectopic pregnancy: the DEMETER randomized trial. Hum Reprod. 28 (5), 2013, 1247-53.
3) Mol F, et al; European Surgery in Ectopic Pregnancy (ESEP) study group. Salpingotomy

versus salpingectomy in women with tubal pregnancy (ESEP study): an open-label, multicentre, randomised controlled trial. Lancet. 383 (9927), 2014, 1483-9
4) van Mello NM, et al. Ectopic pregnancy: how the diagnostic and therapeutic management has changed Fertil Steril. 98 (5), 2012, 1066-73.
5) Ross JA, et al. Ovum transmigration after

Mini Memo

生殖補助医療と異所性妊娠

　米国における約2,000万人の後方視的検討では、異所性妊娠は全妊娠の1.47％であり、近年減少傾向にある[1]。さらに生殖補助医療後の異所性妊娠は自然妊娠よりも発症率が高いと考えられていたが、オーストラリアとニュージーランドの約40,000人の体外受精データベース研究からは、凍結胚盤胞の単一胚移植では0.8％と自然妊娠よりも低いことが分かった[2]。さらに日本産科婦人科学会のデータによると、新鮮初期胚移植2.3％、凍結初期胚移植1.8％、新鮮胚盤胞移植1.6％、凍結胚盤胞移植0.8％と報告されており、前述のデータとほぼ一致している。

　また、ART 8,120サイクルの後方視的コホート研究によると、胚移植時の子宮内膜厚が9mm未満の女性と比較した場合の異所性妊娠のリスクは、子宮内膜厚が9～12mmの女性では約2分の1（調節オッズ比0.22、95％ CI 0.29-0.69、$P < 0.01$）、12mmを超える女性では約4分の1（調節オッズ比0.27、95％ CI 0.1-0.77、$P = 0.01$）と有意に低く、薄い子宮内膜厚は体外受精施行後の異所性妊娠の独立危険因子であった[3]。

　現在の凍結・培養技術の向上と単一胚移植の推奨、さらには着床の直前まで移植しないことが異所性妊娠の低下に結び付く可能性があると推測される。

引用・参考文献

1) Stulberg DB, et al. Ectopic pregnancy rates and racial disparities in the Medicaid population, 2004-2008. Fertil Steril. 102 (6), 2014, 1671-6.
2) Li Z, et al. Risk of ectopic pregnancy lowest with transfer of single frozen blastocyst. Hum Reprod. 30 (9), 2015, 2048-54.
3) Rombauts L, et al. Risk of ectopic pregnancy is linked to endometrial thickness in a retrospective cohort study of 8120 assisted reproduction technology cycles. Hum Reprod. 30 (12), 2015, 2846-52.

太田邦明

salpingectomy for ectopic pregnancy. Hum Reprod. 28 (4), 2013, 937-41.
6) 日本産科婦人科内視鏡学会編. "卵管妊娠". 産婦人科内視鏡手術ガイドライン 2013 年版. 第 2 版. 東京, 金原出版, 2013, 70-1.
7) 藤下晃ほか. 子宮外妊娠治療後 Persistent ectopic pregnancy 例の検討. 日本産科婦人科内視鏡学会雑誌. 11 (1), 1995, 127-31.
8) de Bennetot M, et al. Fertility after tubal ectopic pregnancy: results of a population-based study.

Fertil Steril. 98 (5), 2012, 1271-6.e1-3.
9) Li Z, et al. Effect of second-look laparoscopy on subsequent fertility outcome after laparoscopic salpingostomy for tubal pregnancy: a randomized controlled study. J Minim Invasive Gynecol. 22 (4), 2015, 612-8.
10) Kotlyar A, et al. The Effect of Salpingectomy on Ovarian Function. J Minim Invasive Gynecol. 24 (4), 2017, 563-78.

太田邦明、佐藤健二

Mini Memo

生殖外科と美容創部管理

　産婦人科手術では従来から、目的を達成し、安全の確保後、いかに術創をきれいにするかが QOL の観点から重要視されてきた。そのため、帝王切開では創部・創縁の縫合系による張力刺激が肥厚性瘢痕やケロイドの誘因となるため減張棒が使われてきた。また正中創は瘢痕を来しやすいため、美容上や若年者には下腹部横切開として Pfannenstiel 切開が行われてきた。この切開は皮膚分節知覚帯（デルマトーム）を障害しないので、術後の知覚麻痺も少ない。

　肥厚性瘢痕およびケロイドに対する予防としては、上皮再形成後のシリコンゲルの使用が推奨されている。形成外科領域におけるシリコンの使用は 2002 年 International Clinical Recommendations of Scar Management においてあらゆる瘢痕、特に肥厚性瘢痕およびケロイドの予防法においては第一選択とされ、今や患者のニーズに対し、満足度と QOL 向上にコンセンサスを得ている。今後、生殖外科においても「美容創部管理（aesthetic scar management）」にシリコンゲル使用のさらなる普及が望まれる。

太田博明

11 日帰り内視鏡下手術

日帰り内視鏡下手術と不妊症

　内視鏡下手術は低侵襲性が大きな利点の一つである。開腹手術よりも入院期間が少なく、海外では近年、日帰り内視鏡下手術の適応が拡大している。婦人科領域の腹腔鏡下子宮全摘術や腹腔鏡下子宮悪性腫瘍手術も一部の施設で日帰り手術が行われている[1]。国内でも外科領域の鼠径ヘルニアや胆石などを対象に日帰りでの内視鏡下手術が導入されているが、婦人科領域での導入はまだ十分に進んでいない。

　当院は入院施設を有さない不妊診療専門クリニックとして、2011年から不妊症例に特化した日帰り内視鏡下手術を導入した。本項では主な病態における日帰り内視鏡下手術の適応や注意点、当院での治療の実際について説明する。

1 腹腔鏡下手術における細径腹腔鏡の使用

　日帰り手術では疼痛を最小限にする必要があり、当院ではKarl Storz社の3mmの細径腹腔鏡を使用している。臍下部にクローズド法で1stトロカーを挿入し、左右下腹部にも3mmのトロカーを2本挿入し、3ポートで手術を行っている。Karl Storz社の細径腹腔鏡は3mmであっても十分な視野・画質が得られる。

　臍下1cmを3mm切開し、十分に腹壁を挙上しながら気腹針を挿入する（クローズド法、図11-1）。CO_2ガスを約1L注入した後に気腹針を抜去し、1stトロカーを挿入し、スコープ観察下で残り2ポートを上前腸骨棘内側3cmに挿入する。術中気腹圧は6mmHgとする。通常の8〜10mmHgと比較し、圧を低く維持することで気腹に伴う術後疼痛や皮下気腫が減少する。閉創は鉗子で密着した創部に市販のハイドロコロイド被覆剤（キズパワーパッド™）を貼付するのみで、容易である（図11-2）。創の整容性に優れており、術後数カ月が経過すると創部は視認できない状態になる。術後疼痛は軽微であり、術当日の退院が可能である。

2 腹腔鏡検査

　腹腔鏡の優れた拡大能を利用し、骨盤内を詳細に観察することができる。腹腔鏡検査は侵襲も小さいため日帰り手術に特に適している。子宮卵管造影（hysterosalpingography；HSG）で卵管に異常が疑われる症例や原因不明不妊症例が主な適応となる。

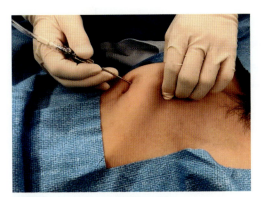

図11-1　臍下部への気腹針の挿入

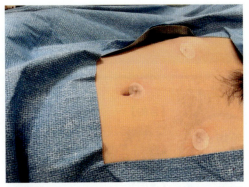

図11-2　閉創（ハイドロコロイド被覆剤の貼付）

1）子宮卵管造影で卵管に異常が疑われる症例

HSGは診断能に限界があり、腹腔鏡検査と比較すると卵管疎通性や卵管周囲癒着の所見の不一致例が少なくない。特に卵管周囲癒着に対するHSGの診断精度は感度0.65、特異度0.61と高くないため[2]、腹腔鏡で卵管周囲癒着を正確に評価する意義は高い。それにより術後に自然妊娠が可能か、体外受精（IVF）が必要かを判断することもできる。

2）原因不明不妊

「産婦人科内視鏡手術ガイドライン2013年版」は原因不明不妊に対する腹腔鏡検査の有用性を認めている。原因不明不妊に腹腔鏡検査を実施すると、69～87％に何らかの異常所見が認められた[3,4]。特に卵管周囲癒着は34～36％に認められた。また、不妊症例の25～50％が子宮内膜症を有し、腹腔鏡下の観察で初めて子宮内膜症を認めることも多い。R-AFS分類のⅠ期およびⅡ期の子宮内膜症では病巣除去や癒着剥離によって生児獲得率が上昇し、治療意義があることが示されている[5]。骨盤内を詳細に観察し内膜症病変を認めれば、くまなく電気メスによる焼灼を行う。

卵巣子宮内膜症性嚢胞に対する腹腔鏡下卵巣嚢胞摘出術

手術の目的と適応

【目的】
- 嚢胞破裂を予防する。
- 疼痛を改善する。
- 妊孕性を温存する。

【適応】
- 4cm以上の卵巣子宮内膜症性嚢胞

　卵巣子宮内膜症性嚢胞の手術適応には議論がある。術後に生殖補助医療（assisted reproductive technology；ART）が必要になる可能性がある症例では、腹腔鏡下卵巣嚢胞摘出術を行ってもARTの成績向上は見られず、卵巣予備能が低下するという報告もある[6]。一方、ART反復不成功症例でⅢ期・Ⅳ期の子宮内膜症に対して腹腔鏡下内膜症病巣除去術によって術後に比較的高い妊娠率を得ている報告も複数見られている[7]。卵巣子宮内膜症性嚢胞を有する不妊症例においては、十分なインフォームド・コンセントを行った上で、手術適応を慎重に検討する必要がある。

　当院では細径腹腔鏡を使用しており、一定の大きさがある卵巣嚢胞はトロカーから摘出不可能である。そのため、ダグラス窩（図11-3）または膀胱子宮窩（図11-4）を切開して摘出している。ダグラス窩の癒着が強ければ膀胱子宮窩から摘出する。また当院は

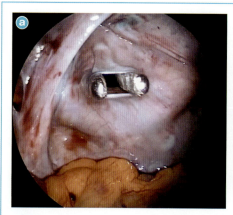
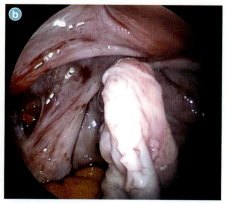

図11-3　ダグラス窩からの嚢胞摘出

入院設備を有さないため、5cm以上の卵巣子宮内膜症性囊胞、強固な癒着が予想される症例は日帰り内視鏡下手術の対象から除外し、入院設備のある施設へ紹介している。

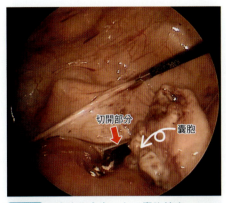

図11-4 膀胱子宮窩からの囊胞摘出

卵管遠位部病変に対する腹腔鏡下卵管形成術

▶web動画

手術の目的と適応

【目的】
- 卵管遠位部周辺の癒着を剥離して遠位部閉塞を解除し、術後の自然妊娠を可能にする。

【適応】
- 卵管遠位部の完全閉塞～非完全閉塞

症例の背景

34歳、1妊0産。2年間の続発性不妊。クラミジア感染の既往がある。経腟超音波検査で両側卵管留水症を認め、腹腔鏡下卵管形成術を施行した。

卵管遠位部閉塞に対しては癒着の程度が軽度であれば腹腔鏡下卵管形成術（卵管采形成術、卵管開口術）が有効である。当院では機能回復が可能だと判断した症例に対して腹腔鏡下卵管形成術を行っている。卵管留水症はARTでの妊娠率を低下させることが知られている（図11-5、図11-6）。卵管切除術や卵管閉塞術により、卵管留水症を認めない群と同程度まで術後のARTでの妊娠率を回復させることができる[8]。コクランレビューでも、胚移植の前に卵管留水症の手術を検討すべきであると記されている。

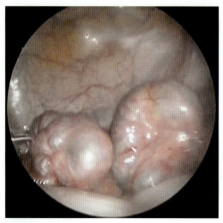

図11-5 卵管留水症

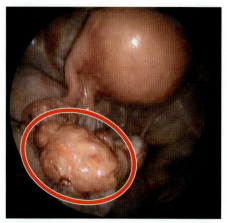

図11-6 卵管留水症に対する卵管采形成術（卵管疎通術）

卵管采を翻転する。再癒着防止のため卵管采を卵管漿膜と縫合する。卵管采の形成により卵子のpick upが可能となる。

卵管近位部閉塞に対する卵管鏡下卵管疎通術

手術の目的と適応

【目的】
- 卵管近位部閉塞を解除し、術後の自然妊娠を可能にする。

【適応】
- 卵管近位部閉塞

症例の背景

32歳、0妊0産。3年間の原発性不妊。子宮卵管造影で両側卵管近位部閉塞と診断された。腹腔鏡検査ならびに子宮鏡下卵管疎通術を施行した。

卵管近位部閉塞に対しては、卵管鏡下卵管形成術（falloposcopic tuboplasty；FT）または子宮鏡下卵管疎通術が有効である。FTは外来手術として実施可能で、85％の症例で卵管疎通性の回復を得られる。主としてわが国で行われている術式である。一方、子宮鏡下卵管疎通術は米国生殖医学会（ASRM）のCommittee Opinionにおいても有用な方

法として紹介されている[9]。子宮鏡下に卵管口へカテーテルを挿入後、ガイドワイヤーを数cm卵管峡部に挿入して閉塞部位を解除する。当院では腹腔鏡下のモニタリングおよび鉗子による誘導によって卵管穿孔を予防している（図11-7）。メタ解析によると、両側近位部閉塞に対する子宮鏡下卵管疎通術によって85％の症例で卵管疎通性の回復が得られている。当院では腹腔鏡検査とFTまたは子宮鏡下卵管疎通術を組み合わせて施行している。近位部閉塞および卵管采周囲癒着が併存する場合にも同時に対応することが可能である。

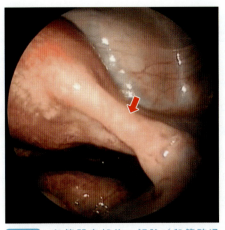

図11-7 卵管閉塞部位の解除（卵管疎通術）

多嚢胞性卵巣症候群に対する腹腔鏡下卵巣多孔術

手術の目的と適応

【目的】
- 排卵障害を改善し妊娠率を向上させる。

【適応】
- クロミフェン抵抗性の多嚢胞性卵巣症候群

腹腔鏡下卵巣多孔術はクロミフェン抵抗性の多嚢胞性卵巣症候群（polycystic ovary syndrome；PCOS）に対して有用である。術後の排卵率・妊娠率が上昇する。当院では針状モノポーラを用いて両側の卵巣に約20〜30ずつの開孔術を実施している。

子宮鏡下手術

子宮鏡下手術は腹腔鏡下手術よりも侵襲が少なく手術時間も短いため、日帰り手術に適している。腹腔鏡下手術では安全に行うために日帰り手術の適応を制限する必要があるのに対して、子宮鏡下手術は適応の制限がほとんどなく、日帰り手術で施行可能である。

1 子宮内膜ポリープ

子宮内膜ポリープを持つ不妊症例に対して子宮鏡下にポリープ切除を行った群は、観察のみを行った群に比較して、術後、有意に妊娠率が高いことがランダム化比較試験（RCT）で報告されている[10]。子宮内膜ポリープの術前診断として当院で子宮鏡下手術を行った症例の0.97%に術後病理診断で子宮体癌を認めた[11]。不正性器出血は悪性のリスク因子であり、より注意が必要である。悪性であることを除外をするためにも子宮鏡下手術を検討する必要がある。

2 子宮粘膜下筋腫

子宮粘膜下筋腫は妊孕性を低下させる。子宮粘膜下筋腫を有する不妊症に対する子宮鏡下子宮筋腫切除術の有用性にはコンセンサスが得られている。「産婦人科診療ガイドライン 婦人科外来編2017」では子宮鏡下手術の適応の目安として、筋腫径3cm以下または内腔への突出度が50%以上とされている。

3 子宮腔癒着

子宮腔癒着は不妊の原因となる以外に、流産のリスクを増加させる。子宮鏡下の癒着剥離は妊孕性の回復に有用な方法である。

4 中隔子宮

中隔子宮は不妊・流産のリスクを増加させることがメタ解析により示されている[12]。当院ではモノポーラを用いて中隔切断を行っている。

Point

近年、細径硬性子宮鏡が日本でも使用されるようになっている。径が5mm以下で事前の頸管拡張や麻酔が不要かつ、剪刀や把持鉗子が使用できるため、外来での手術が可能になっている。適応症例は限定されるが、今後普及していくことが予想される。

当院における日帰り内視鏡下手術の統計

1 腹腔鏡下手術

図11-8 は当院で2011年から2016年までに実施した1,820例の腹腔鏡下手術の統計である。腹腔鏡検査が47%と最も多く、卵管疎通術（腹腔鏡検査に加えて卵管近位部の閉塞解除を行った）が次に多い。異所性妊娠手術は未破裂の卵管妊娠に対して卵管線状切開術を中心に行った。

当院で施行した日帰り腹腔鏡下手術1,820例中、術後出血に対して再手術を要した症例を3例（0.16%）認めた（表11-1）。術後出血の経過観察目的で他院に搬送し入院管理を要した症例は6例（0.33%）、術後感染は1例（0.05%）であった。再手術例3例中2例が子宮内膜症、1例が卵管采周囲癒着の症例

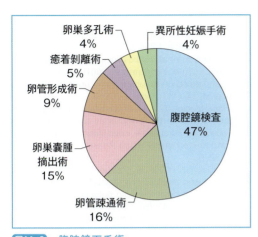

図11-8 腹腔鏡下手術
(2011〜2016年、杉山産婦人科、n＝1,820)

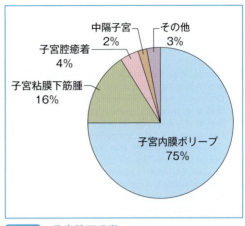

図11-9 子宮鏡下手術
(2011〜2016年、杉山産婦人科、n＝1,920)

表11-1 日帰り腹腔鏡下手術に伴う合併症
(2011〜2016年、杉山産婦人科、n＝20)

	症例数（%）
術後出血で再手術	3（0.16）
術後出血で入院管理	6（0.33）
術後感染	1（0.05）
術後悪心・嘔吐	10（0.55）
合計	20（1.09）

であった。子宮内膜症症例では特に術後出血への注意が必要である。

2 子宮鏡下手術

当院では2011年から2016年の間、1,920例の日帰り子宮鏡下手術を行った。症例の内訳は子宮内膜ポリープが75％と最も多く、次に子宮粘膜下筋腫16％である（図11-9）。術前処置として頸管拡張は必須で、手術当日の来院時、子宮頸管拡張器ラミセルを挿入し、30分以上経過した後に手術を実施している。

子宮鏡下手術の重大な合併症として子宮穿孔がある。当院の1,920例では子宮穿孔や輸血・再手術を要する異常出血は認めなかった。また高度な低ナトリウム血症を伴う水中毒も認めなかった。

おわりに

日本の将来にとって女性が輝くことが国策とされる今日、リプロダクティブヘルスの重要性がますます認識されている。日帰り内視鏡下手術は低侵襲で本人の疼痛緩和や美容のみならず、社会の負担を軽減する意義もある。本項で述べた腹腔鏡下手術や子宮鏡下手術は妊孕性の保持および回復に有用であり、今後の普及・発展が期待される。

引用・参考文献

1) Moawad G, et al. Movement to outpatient hysterectomy for benign indications in the United States, 2008-2014. PLoS One. 12 (11), 2017, e0188812.
2) Hiroi H, et al. High incidence of tubal dysfunction is determined by laparoscopy in cases with positive Chlamydia trachomatis antibody despite negative finding in prior hysterosalpingography. Reprod Med Biol. 6 (1), 2007, 39-43.
3) Nakagawa K, et al. Laparoscopy should be strongly considered for women with unexplained infertility. J Obstet Gynaecol Res. 33 (5), 2007, 665-70.
4) Corson SL, et al. Laparoscopy in the "normal" infertile patient: a question revisited. J Am Assoc Gynecol Laparosc. 7 (3), 2000, 317-24.
5) Duffy JM, et al. Laparoscopic surgery for endometriosis. Cochrane Database Syst Rev. (4), 2014, CD011031.
6) Hamdan M, et al. The impact of endometrioma on IVF/ICSI outcomes: a systematic review and meta-analysis. Hum Reprod Update. 21 (6), 2015, 809-25.
7) Soriano D, et al. Fertility outcome of laparoscopic treatment in patients with severe endometriosis and repeated in vitro fertilization failures. Fertil Steril. 106 (5), 2016, 1264-9.
8) Strandell A, et al. Hydrosalpinx and IVF outcome: a prospective, randomized multicentre trial in Scandinavia on salpingectomy prior to IVF. Hum Reprod. 14 (11), 1999, 2762-9.
9) Pérez-Medina T, et al. Endometrial polyps and their implication in the pregnancy rates of patients undergoing intrauterine insemination: a prospective, randomized study. Hum Reprod. 20 (6), 2005, 1632-5.
10) Kuribayashi Y, et al. Frequency of endometrial cancer and atypical hyperplasia in infertile women undergoing hysteroscopic polypectomy. J Obstet Gynaecol Res. 43 (9), 2017, 1465-71.
11) Practice Committee of the American Society for Reproductive Medicine. Role of tubal surgery in the era of assisted reproductive technology: a committee opinion. Fertil Steril. 103 (6), 2015, e37-43.
12) Chan YY, et al. Reproductive outcomes in women with congenital uterine anomalies: a systematic review. Ultrasound Obstet Gynecol. 38 (4), 2011, 371-82.

堤　亮、栗林　靖、許山浩司、薄井千絵、黒田恵司

中川浩次、杉山里英、井上正人、杉山力一、堤　治

12 生殖外科と悪性腫瘍
～子宮頸癌を中心に～

はじめに

　子宮頸癌では、上皮内癌や微小浸潤癌で妊孕性温存を必要とする場合に円錐切除が行われる。しかしながらⅠA2期以上の場合、従来では子宮摘出が必要となり、妊孕性は喪失してしまっていた。わが国では近年、特に20～30代に子宮頸癌が増加しつつあり、診断時に3分の1は40歳未満とされる。これを背景に、浸潤子宮頸癌であっても子宮を温存し、挙児を希望する患者が増えつつある。

　子宮頸癌の早期浸潤癌に対する広汎子宮頸部切除術は、1987年にフランスのDargentが腟式にて行った[1]。当院では、2001年12月から浸潤子宮頸癌に対して腹腔鏡下広汎子宮頸部切除術（laparoscopic radical trachelectomy；LRT）を開始し[2, 3]、2013年までに66例を施行した。また2014年からロボット手術（da Vinci Si）を導入し、ロボット支援腹腔鏡下広汎子宮頸部摘出術（robot-assisted laparoscopic radical trachelectomy；RRT）を2017年までに26例施行している。

ロボット支援腹腔鏡下広汎子宮頸部摘出

手術の目的と適応

【目的】
○妊孕性を温存する。
【適応】
○ⅠA1期で脈管浸潤のある子宮頸癌
○ⅠA2期、ⅠB1期およびⅡA期で腫瘍が2.5cm以内

　妊孕性温存を希望するⅠA1期で脈管浸潤のある症例、ⅠA2期、ⅠB1期およびⅡA期で腫瘍が2.5cm以内を腹腔鏡下広汎子宮頸部摘出術の手術適応としている。しかし、術前化学療法（neoadjuvant chemotherapy；NAC）後に縮小して2.5cm以内となったも

の、および内頸部に浸潤しているものは適応外としている。また、悪性度の高い組織型（例えば小細胞癌など）、リンパ節転移が疑われる症例も適応外としている。本術式は保険適用外であるため、自費診療を承諾した患者のみが対象となる。

> **症例の背景**
>
> 30代未婚、0妊0産。前医にて子宮頸部円錐切除を行い、15×8mmの扁平上皮癌を認めて紹介となった。子宮頸癌ⅠB1期と診断した。妊孕性温存の希望により、ロボット支援腹腔鏡下広汎子宮頸部切除術を施行することになった。

1 腟カフ形成（図12-1）

術前に特別な腸管処理は行わない。術前日の夜に大腸刺激性の緩下薬を内服し、当日には浣腸120mLのみを行う。術前に強度の貧血を認める症例以外は、自己血貯血を含め輸血の準備は行っていない。硬膜外麻酔併用の全身麻酔を行う。

子宮摘出時の腹腔内への腫瘍の露出を防ぐため、また腟壁を正確に切除できるように、腟カフ形成を行っている。よって初めの体位は砕石位となる。腟壁切除ラインは約1.5～2cmとし、切開ラインの手前に絹糸を全周性に約10カ所程度かけて牽引を行う。希釈エピネフリンを切開ラインに局注し、メスで腟粘膜を切開する。その後に牽引糸を抜きながら、1-0吸収糸で腟壁を前後に2層で縫合することにより、腟粘膜によって子宮頸部に腟カフが形成される。ここで患者の体位を開脚可能な仰臥位に変更する。

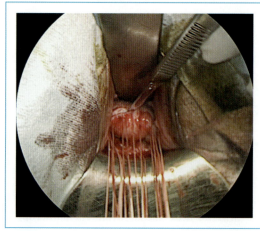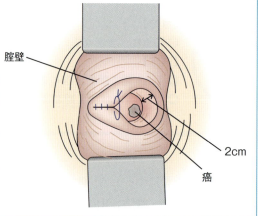

図12-1 腟カフの形成

2 体位とセッティング

ロボット手術の場合には、約20度の頭低位にするため、患者の固定に低反発素材の手術用体位固定マットと肩当てを使用する。また患者の顔面にロボットのカメラが当たらないようにリヒカなどを用いて保護する必要がある。

3 ポート配置とドッキング

当院でのロボット支援手術のポート配置を示す（図12-2）。カメラポートは臍上3cmに設置し、第3アームは患者の右側に配置する。カメラポートと同じ高さの一直線上に1番、3番トロカーを7〜8cm間隔で配置する。患者左側の第2アームも同じ一直線上でもよいが、アシストポートを配置する必要がある。そこでカメラポートから9〜10cm間隔として、さらに足側に2.5cm下げる。カメラポートと第2アームポートの中点から4.5

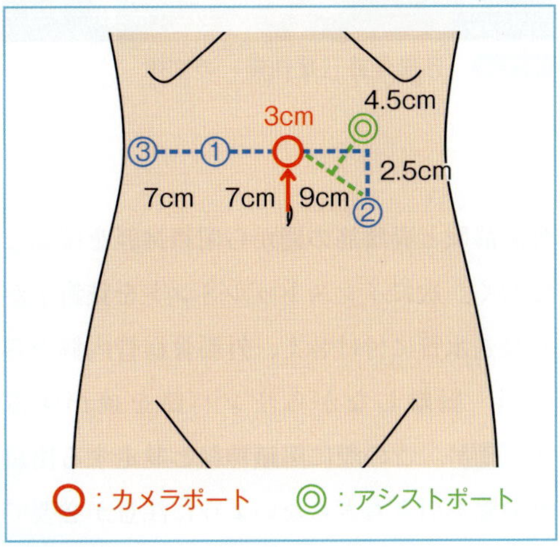

図12-2 ロボット手術のポート配置

○：カメラポート　◎：アシストポート

〜6cm上方にアシストポートを設置する。これにより助手のアシスト鉗子とロボットのインストゥルメントとの干渉が比較的少なくなる。なお、上記の配置間隔は気腹後の距離である。patient cartは患者の右側に、患者とロボットが接触しない範囲で、なるべくベッドに近い位置で足側から配置する。本体の位置が恥骨レベルあたりになるようpatient cartを固定し、トロカーとロボットアームを固定する。スコープは30度のダウンを使用している（表12-1）。

4 骨盤リンパ節郭清

子宮のマニピュレーションは基本的に右側に置いた第3アームで行い、左上のアシストポートからは助手が術野展開のサポートや糸の出し入れ、吸引を行う。解剖学的位置関係を把握するために、まず左右膀胱側腔と直腸側腔を展開する。膀胱側腔は内閉鎖筋膜が確認できるまで腔を展開する。直腸側腔は基靱帯血管の背面が見えるまで暫定的に展開を行う。また、側臍靱帯を恥骨上1cmの腹壁に吊り上げることで膀胱側腔は大きく広がる（図12-3）。

外腸骨節を外腸骨血管側に付けるように大腰筋と分離する。頭側は総腸骨動脈分岐部でクリッピングの上、切断する。足側は腸骨回旋静脈付近でクリッピングして切断する（図12-4）。外腸骨血管の血管鞘を分離するように、ロボットの鋏鉗子でモノポーラを併用しながらなるべくen blocに摘出する。

次に閉鎖リンパ節を摘出する。初めに外腸

表12-1 ロボット手術でのドッキング方法

ストレートドッキング	サイドドッキング	パラレルドッキング
・メーカーから推奨されている ・導入しやすい ・経腟操作が困難である ・砕石位を取る必要がある	・メーカーから推奨されていない ・アームの位置関係はストレートに近い ・経腟操作が平易である ・砕石位の必要はない	・メーカーから推奨されていない ・アームの位置関係が独特である ・仰臥位で手術が可能である

当院では導入から15症例以降はすべてパラレルドッキングで行っている。

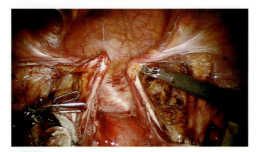

図12-3 側臍靱帯の吊り上げ
恥骨上1cmより直針を用いて側臍靱帯を吊り上げることで、膀胱側腔が大きく開かれる。

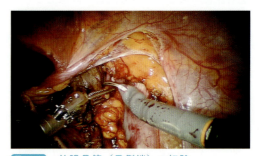

図12-4 外腸骨節（足側端）の切除

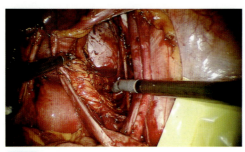

図12-5 閉鎖リンパ節の摘出

骨動静脈と腸腰筋の間から閉鎖神経を確認しておく。次にインストゥルメントを鋏鉗子から吸送水管に付け替え、外腸骨血管内側から吸引・剥離しながらリンパ節を摘出する（図12-5）。この際に閉鎖神経と並走する閉鎖動静脈を引きちぎらないように注意が必要である。en blocに摘出した外腸骨と閉鎖リン

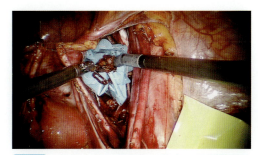

図12-6 外腸骨節と閉鎖節の摘出と回収袋への収納

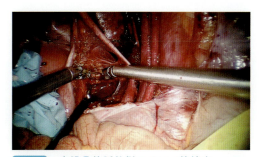

図12-7 内腸骨静脈外側のリンパ節摘出
内腸骨静脈には穿通枝があるため、リンパ節とともに引き抜かないように注意する。

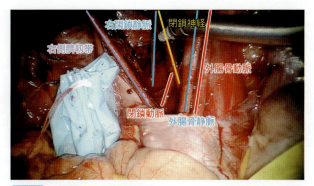

図12-8 骨盤リンパ節郭清後
右骨盤リンパ節郭清後、小さな静脈出血が継続する場合には暫定的に腹腔鏡ガーゼを挿入し圧迫しておく。

パ節は回収袋に収納しておく（図12-6）。内腸骨静脈外側のリンパ節摘出の際には、閉鎖神経背側の内腸骨静脈壁側枝および腰仙骨神経幹の損傷に気を付けなければならない。また内腸骨静脈内側のリンパ節は直腸側腔を展開した後、穿通枝を引き抜かないように摘出する（図12-7）。基靱帯血管背面のリンパ節も摘出し、深子宮静脈をある程度露出させておく。骨盤リンパ節郭清終了後、細かい静脈性出血がある場合には腹腔鏡用ガーゼで圧迫を行う（図12-8）。

5 広汎子宮頸部摘出術

子宮の円索基部を、右側の第3アームもしくはアシストポートから助手が把持・牽引する。RRTでは子宮円索や子宮動脈は切断しない。また、卵巣機能を落とさないためにも、骨盤漏斗靱帯は把持してはいけない。

まずは尿管トンネルを試掘する（図12-9）。広汎子宮全摘術では子宮動脈を切断して、切断した子宮動脈を牽引しながら子宮動脈尿管枝や中膀胱動脈を切断し、尿管を子宮動脈・尿管交差部から分離する。しかしRRTで

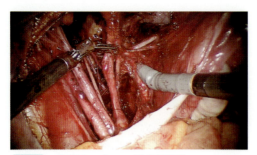

図12-9 尿管トンネルの暫定的開放

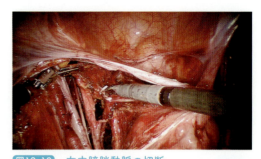

図12-10 左中膀胱動脈の切断
RRTでは子宮動脈は温存する。ここでは左中膀胱動脈をクリッピングの上で切断している。

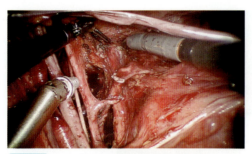

図12-11 cervico-vesical vessel の切断
左側 cervico-vesical vessel を分離し、クリッピングまたはバイポーラ凝固の後、切断する。

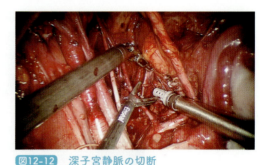

図12-12 深子宮静脈の切断
左深子宮静脈を分離してクリッピングした上でシーリングデバイスを用いて切断する。

は、子宮動脈が牽引できないこと自体が、この手術の難易度を上げている。子宮動脈を温存したまま、子宮動脈尿管枝や中膀胱動脈を切断する（図12-10）。これらの操作の前、膀胱を十分に尾側へ剥離しておくことが重要である。

次に腟側腔を展開することにより cervico-vesical vessel が遊離される。これにより、cervico-vesical vessel を凝固切断する際に、尿管との距離を十分に保ちながら処理することができる（図12-11）。cervico-vesical vessel を切断することにより尿管は子宮頸部から完全に分離される。

第3アームで子宮を背側から腹側に持ち上げ、ダグラス窩を展開する。ダグラス窩を開放した後、広間膜後葉を切開して仙骨子宮靱帯を露出する。次いで仙骨子宮靱帯から下腹神経を外側に分離し、子宮靱帯をエネルギーデバイスで切断する。次に深子宮静脈を分離する。内腸骨静脈系はバリエーションが多い。多くの場合、閉鎖静脈流入部付近に内側から深子宮静脈も流入するので目安にできる。分離した深子宮静脈をクリッピングして切断する（図12-12）。下腹神経をメルクマールにして、その上縁レベルまで深子宮静脈の削ぎあげを行い、骨盤神経叢膀胱枝の一部を温存する（図12-13）。尿管を転がすように外側に移動させ、膀胱子宮靱帯後層をエネル

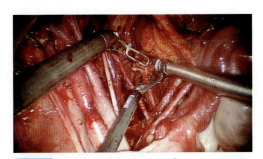

図12-13 深子宮静脈の削ぎあげ

骨盤神経叢膀胱枝を一部温存するように深子宮静脈を削ぎあげる。

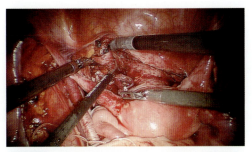

図12-14 膀胱子宮靱帯後層の切断

尿管を十分に外側に圧排しながら膀胱子宮靱帯後層を切断する。

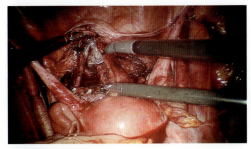

図12-15 腟管の切開

腟パイプガイド下に腟管を切開する。腟パイプ内にはあらかじめ回収袋を入れておく。

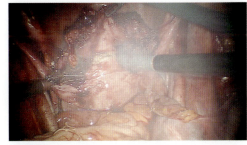

図12-16 子宮頸部と体部の切離

子宮を上下反転させて、内子宮口レベルで頸部と体部を切離する。

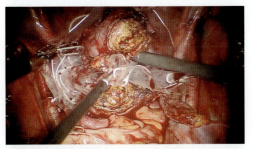

図12-17 摘出組織の回収

切除した子宮頸部およびリンパ節を収納したバッグを、大型回収袋に収納して経腟的に回収する。

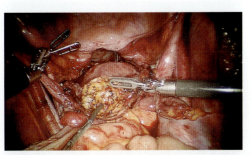

図12-18 子宮ゾンデを用いた子宮腔長の計測

ギーデバイスで切断する（図12-14）。

腟パイプガイド下に腟管を切開する（図12-15）。尿管に気を付けながら腟傍組織をエネルギーデバイスで切断すると、子宮が腟管より完全に分離される。子宮を上下反転させ、子宮動脈の上行枝を温存し、下行枝を切断しながらモノポーラを用いて子宮頸部と体部は内子宮口レベルで分離する（図12-16）。

摘出した子宮頸部は腟パイプに入れた回収バッグに摘出リンパ節とともに収納する。回

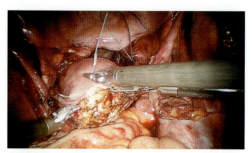

図12-19　子宮下部の縫縮

内子宮口のレベルで2号非吸収糸で子宮下部を縫縮する。

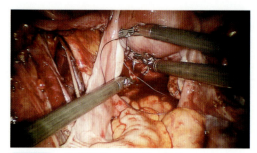

図12-20　子宮断端と腟断端の縫縮

子宮断端と腟断端を全周性に2-0合成吸収糸で連続縫合する。

収バッグの糸を腟内に誘導し、経腟的に回収する（図12-17）。この際、摘出標本の腫瘍と摘出断端に1cm以上のマージンが取れていることを確認する。

次に子宮ゾンデを用いて子宮腔長が5.5cm以下であることを確認する（図12-18）。子宮下部縫縮を2号非吸収糸で行う（図12-19）。

子宮断端と腟断端を2-0合成吸収糸で連続縫合し、子宮体部が腟壁とつながる（図12-20）。縫合後には経腟的に内子宮口が腟内に開放しているかどうかを確認する。最後に膀胱子宮窩腹膜および広間膜後葉を連続縫合にて閉鎖し、ダグラス窩にドレーンを設置する。

術後管理と予後解析

1 術後管理

翌日の朝から水分摂取を開始し、昼から流動食を始める。その後、5分粥、全粥、普通食と2食ごとに上げていく。そのため、術後3日目昼からは普通食となる。手術翌日には歩行も開始し、2日目には腹腔内ドレーンを抜去する。3日目にはシャワー浴が可能となる。また同じ3日目には膀胱内留置カテーテルを抜去し、自己導尿の訓練を開始する。4日目に退院診察を行い、経過が問題なければ術後5日目には退院とする。

術後の病理検査で断端陽性であれば追加で子宮を摘出する。またリンパ管侵襲の陽性など再発リスクが高い場合には、抗がん薬治療を追加する。特にリスクがない場合には術後3カ月目、6カ月目に子宮断端の細胞診検査およびCT検査を行い、術後合併症や再発がないことを確認する。術後6カ月目に問題がなければ妊娠を許可する。

2 予後分析

2006年1月から2015年12月まで、LRTおよびRRTを行った63症例を対象とし、予後分析を行った。年齢は平均で32.5歳、ⅠA2期が7.9％、ⅠB1期が92.1％であっ

表12-2 LRT および RRT 実施症例の背景
（倉敷成人病センター、2006 年 1 月～2015 年 12 月、n＝63）

症例数	63
年齢（歳）*	32.5 ± 3.8
BMI（kg/m²）*	20.5 ± 2.5
FIGO stage	I A2　　5（7.9%） I B1　58（92.1%）
組織系	扁平上皮癌　　　45（71.4%） 腺癌　　　　　　17（27.0%） 腺扁平上皮癌　　 1（1.6%） その他　　　　　 0（0%）
腫瘍径（mm）†	14（2-32）

＊ mean ± SD　　† median（min-max）
LRT：腹腔鏡下広汎子宮頸部切除
RRT：ロボット支援腹腔鏡下広汎子宮頸部摘出

表12-3 LRT および RRT 実施症例の手術データと合併症
（倉敷成人病センター、2006 年 1 月～2015 年 12 月、n＝63）

手術方法数（%）	腹腔鏡下手術 48（76.2%）
	ロボット手術 15（23.8%）
手術時間（分）* 出血量（mL）* 在院日数（日）*	315 ± 75 375 ± 270 13.4 ± 4.3
合併症、数（%） 　腸管損傷 　膀胱尿管損傷 　血管損傷 神経損傷 静脈血栓症 術後出血 輸血 開腹移行	 1（1.6%） 0（0%） 1（1.6%） 0（0%） 0（0%） 4（6.3%） 4（6.3%） 0（0%）

＊ Mean ± SD

た。また扁平上皮癌が 71.4％で、腫瘍径の平均は 14mm であった（表12-2）。LRT は 48 例で 76.2％、RRT は 15 症例で 23.8％であった。平均手術時間は 315 分、平均出血量は 375mL、輸血症例は 4 症例で 6.3％であった。

一方、開腹移行症例は 0％であった（表12-3）。子宮体部断端に再発症例を 1 例（1.6％）認め、子宮全摘術を行った。上記のとおり再発症例があり、5 年無病生存率は 98.4％、5 年生存率は 100％であった。

周産期管理と妊娠予後

　産科予後を 2001 年 12 月から 2017 年 12 月までの 92 症例で検討すると、妊娠数は延べ 40 回で、自然妊娠が 18 回、人工授精が 6 回、体外受精が 14 回であった（表12-4）。そのうち生児獲得数は 28 人（すべて単胎）である。術後は、子宮頸部が欠損しているため上行性感染を非常に来しやすく、前期破水による早産が起こりやすい。妊娠 37 週以降の正期産に至った症例は 13 症例あり、32.5％であっ

た。比較的予後が良好な妊娠 33 週以降とすると 20 例、50％の症例が該当する（表12-5）。そのため近年は妊娠初期から採血と腟分泌物培養、子宮頸管好中球エラスターゼを 2 週間ごとに行っている。血中の炎症反応にわずかな上昇が見られた場合や腟分泌物培養や好中球エラスターゼが陽性の場合には、メトロニダゾールの腟錠の投与を行う。また状況により、ウリナスタチン腟錠を使用する（自費診

表12-4 LRT および RRT 実施症例の予後
（倉敷成人病センター、2001 年 12 月～2017 年 12 月、n ＝ 92）

	自然妊娠	人工授精	体外受精	不明
総妊娠数	18	6	14	2
流産	6	1	4	0
出産	11	5	10	2
妊娠中	1	0	0	0

表12-5 LRT および RRT 実施症例の流産・出産期別割合
（倉敷成人病センター、2001 年 12 月～2017 年 12 月、n ＝ 92）

産科予後割合	数（%）
流産（妊娠 14 週未満）	9（22.5%）
流産（妊娠 28 週未満）	2（5.0%）
出産 　妊娠 22～28 週 　妊娠 29～32 週 　妊娠 33-36 週 　妊娠 37 週以降 　不明 　妊娠中	28（70%） 5（12.5%） 2（5.0%） 7（17.5%） 13（32.5%） 1（2.5%） 1（2.5%）

療）。これらの管理で早産は減少しつつあり、基本的に外来で十分管理することができる。妊娠中期を過ぎると子宮頸管長は 1cm 前後となり、後期には腟鏡で胎胞が見えることがある。しかし、感染さえ来さなければ破水は起こらず、子宮下部の縫縮糸が最後まで支えとなり、正期産まで管理することができる。約 37 週で予定帝王切開を施行し、通常の深部横切開で胎児を娩出する。子宮下部の縫縮糸はそのまま留置する。

広汎子宮頸部摘出術後の妊娠とロボット手術

　現在では 1,200 件以上の広汎子宮頸部摘出術が報告されている[4~11]。その適応はⅠA1 期でリンパ管侵襲のあるもの、ⅠA2 期、ⅠB1 期で腫瘍サイズが 2cm 以下、神経内分泌腫瘍や明細胞癌などのハイリスクな組織系を除外するのが一般的である。これはこの基準で広汎子宮頸部摘出術後の再発率が 6% 未満、死亡率が 3% 未満で、根治的広汎子宮全摘術と同等であると報告されているからである[4, 5, 7, 10, 12, 13]。当院では、腫瘍径 2.5cm 以下かつⅡA 期を含めているが、5 年無病生存率は 98.4%、5 年生存率は 100% であり、十分に腫瘍学的予後も担保されている。

　広汎子宮頸部摘出術後は全例で妊娠を試み

生殖外科の適応と手術の実際　第2章

表12-6　LRT および RRT 実施症例の手術時間・術中出血量の比較
（倉敷成人病センター）

		ロボット支援腹腔鏡下 広汎子宮頸部切除	腹腔鏡下 広汎子宮頸部切除	P
期間		2014 年 4 月～ 2015 年 12 月	2012 年 1 月～ 2013 年 9 月	
数		15	17	
年齢（歳）		37.7（4.3）（25～42）	32.1（3.4）（27～42）	NS
BMI（%）		21.0（2.0）（18～25）	21.0（2.5）（18-29）	NS
FIGO stage	ⅠA1	0	2	
	ⅠA2	3	0	
	ⅠB1	12	15	
	ⅠB2	0	0	
	ⅡA	0	0	
	ⅡB	0	0	
	ⅢA	0	0	

るわけではなく、妊娠率は43%に過ぎない[14]。一方で、先天性子宮形態異常の術後の患者では妊娠希望が強く、妊娠率は80%と報告される[4, 9, 14~18]。当院で電話調査を行った結果、92症例中妊娠を試みた患者はわずか30例であり、そのうち22例が出産し、生児獲得率は58%であった[19]。妊娠を試みる症例がさらに多ければ、LRT および RRT の術後妊娠率はもっと高いものと考察される。

　LRT と RRT のどちらが子宮頸部摘出術にすぐれているのだろうか。2012年1月から2013年9月まで（1年9カ月）のLRTを施行した17例と、2014年4月から2015年12月まで（1年9カ月）にRRTを施行した15例について、手術時間および術中出血量を比較検討した。ロボット手術導入から6カ月以内に行われたRRTの1症例は棄却した。

LRT および RRT の術者は同一であり、平均年齢やBMIは両群間で有意差はなかった（表12-6）。RRT の手術時間は平均で約47分で、LRTに比べて有意に長かった（P＜0.0001）。また、出血量もRRTはLRTに比べて平均で261mL多かった（P＜0.01）。この結果からはLRTの方が優れていることになる。しかし、ロボット手術は左右スコープの移動に時間がかかること、導入から6カ月しか棄却していない点を考慮すると、一概にも向かないとは言えない。実際に尿管周囲の操作、特に子宮下部と腟壁の全周性連続縫合における操作はRRTの方がはるかに行いやすい。出血量についても、今後、ラーニングカーブを考慮し、棄却期間を長くすれば、結果は変わってくる可能性がある。

　現在、日本ではLRT、RRTともに保険収

載されていない。しかし、2018年4月より子宮頸癌に対する腹腔鏡下広汎子宮全摘術が保険収載された。また子宮体癌に関しては、ⅠA期のみで限定的ではあるが、ロボット支援手術の保険適用が追加となった。今後、国内でもLRTやRRTを行う施設は増加すると予想される。その腫瘍予後や周産期予後が良ければ保険収載される可能性もあり、安全に普及させるためにもトレーニングは不可欠である。

引用・参考文献

1) Dargent D, et al. Pregnancies following radical trachelectomy for invasive cervical cancer. Gynecol Oncol. 52, 1994, 105.

2) 安藤正明ほか. 浸潤子宮癌に対する妊孕性温存手術：腹腔鏡下広汎性子宮頸部摘出術. 産婦人科治療. 85 (2), 2002, 131-41.

3) 安藤正明ほか. 浸潤子宮癌に対する妊孕能温存手術 腹腔鏡下広汎性子宮頸部摘出術 -Laparoscopic Radical Trachelectomy (class III). 産婦人科手術. 14, 2003, 127-35.

4) Johansen G, et al. Reproductive and oncologic outcome following robot-assisted laparoscopic radical trachelectomy for early stage cervical cancer. Gynecol Oncol. 141 (1), 2016, 160-5.

5) Gizzo S, et al. Radical trachelectomy: the first step of fertility preservation in young women with cervical cancer (Review). Oncol Rep. 30 (6), 2013, 2545-54.

6) Plante M, et al. The vaginal radical trachelectomy: an update of a series of 125 cases and 106 pregnancies. Gynecol Oncol. 121 (2), 2011, 290-7.

7) Martinez A, et al. Fertility-preserving surgical procedures, techniques. Best Pract Res Clin Obstet Gynaecol. 26 (3), 2012, 407-24.

8) Persson J, et al. Robot-assisted abdominal laparoscopic radical trachelectomy. Gynecol Oncol. 111 (3), 2008, 564-7.

9) Shepherd JH, Milliken DA. Conservative surgery for carcinoma of the cervix. Clin Oncol (R Coll Radiol). 20 (6), 2008, 395-400.

10) Lanowska M, et al. Radical vaginal trachelectomy (RVT) combined with laparoscopic lymphadenectomy: prospective study of 225 patients with early-stage cervical cancer. Int J Gynecol Cancer. 21 (8), 2011, 1458-64.

11) Gien LT, Covens A. Fertility-sparing options for early stage cervical cancer. Gynecol Oncol. 117 (2), 2010, 350-7.

12) Xu L, et al. Radical trachelectomy versus radical hysterectomy for the treatment of early cervical cancer: a systematic review. Acta Obstet Gynecol Scand. 90 (11), 2011, 1200-9.

13) Schneider A, et al. Clinical recommendation radical trachelectomy for fertility preservation in patients with early-stage cervical cancer. Int J Gynecol Cancer. 22 (4), 2012, 659-66.

14) Ramirez PT, et al. Fertility preservation in patients with early cervical cancer: radical trachelectomy. Gynecol Oncol. 110 (3 Suppl 2), 2008, 25-8.

15) Dargent D, et al. Laparoscopic vaginal radical trachelectomy: a treatment to preserve the fertility of cervical carcinoma patients. Cancer. 88 (8), 2000, 1877-82.

16) Jolley JA, et al. Management of pregnancy after radical trachelectomy: case reports and systematic review of the literature. Am J Perinatol. 24 (9), 2007, 531-9.

17) Kim CH, et al. Reproductive outcomes of patients undergoing radical trachelectomy for early-stage cervical cancer. Gynecol Oncol. 125 (3), 2012, 585-8.

18) Boss EA, et al. Pregnancy after radical trachelectomy: a real option? Gynecol Oncol. 99 (3 Suppl 1), 2005, S152-6.

19) 安藤正明ほか. 子宮頸癌：腹腔鏡下広汎子宮頸部摘出術－浸潤子宮頸癌に対する子宮温存手術－. 産婦人科の実際. 67 (3), 2018, 287-95.

太田啓明、安藤正明

Mini Memo

生殖外科と薬物療法

　生殖外科は子宮内膜症、多嚢胞性卵巣症候群など、初潮直後から症状が顕性化する疾患の結果として適応される。特に子宮内膜症は炎症や癒着によって、卵管

の狭窄・閉塞を来すのみならず、線維化、炎症性サイトカインや酸化ストレスへの曝露など卵子を直接障害する疾患であり、早期から薬物療法による将来の手術療法の回避を目的に使用されるべきである。そして子宮内膜症によって癒着・狭窄した卵管は、腸管、尿管と同様、薬物療法で改善することはない。以前から子宮内膜症患者への不妊治療の前治療として、GnRH アゴニスト療法を施行してもその妊娠率は変わらないと報告されており、わが国の「子宮内膜症取扱い規約第 2 版」においても、薬物療法より不妊治療を優先することが推奨されている。したがって、確定診断の前から薬物療法は予防的に第一選択として施行されるべきものであり、外科療法が必要な状態で検討する場合はセカンドチョイスだと思われる。

　一方、多嚢胞性卵巣症候群などの月経不順で長期にわたるエストロゲン・プロゲスチン配合薬（EP 配合薬）を使用しているケースでは、挙児希望の段階で子宮が萎縮していることがある。これは長期にわたる薬物療法によるものではなく、EP 配合薬を投与し、月経を周期的に発来させたとしても、血中のテストステロン濃度は高いまま保たれることに由来する。1990 年代の報告によると、これらの萎縮は EP 配合薬に関連すると議論されていたが、当時の EP 配合薬はアンドロゲン活性の高いプロゲスチンを現在より高用量で使用していたため、生来の高テストステロン環境にプロゲスチンによるアンドロゲン作用がさらに子宮萎縮を増長したと考える。生殖医療の中で、生殖補助医療（assisted reproductive technology；ART）に使用する薬剤を除くと、先行する薬物療法として効果的なのは、現在 ART 直前に使用されているカウフマン療法か EP 療法に限られると思われる。

　最後に、生殖医療の分野で最も頻度が高い手術は子宮内膜症に対するものであるが、現在、子宮内膜症は慢性疾患と位置づけられ、リウマチや糖尿病と共通したアプローチ法が提唱されている。このアプローチは「treatment to target approach；T2T approach」と呼ばれ、未症候の確定診断前の段階からリスク群にあらかじめ定期観察・早期介入を行う。特に子宮内膜症の場合、外科手術を必要とする状態になる前に、あらかじめ早期に薬物療法を施行することが前提であり、また「個人のニーズに合わせて、最適な治療を個々に選択する」というこの概念をもってすると、不妊治療の段階においては、必要があれば外科手術が最適と考え得る。そして外科手術による卵巣機能の低下を考慮し、あらかじめ卵子を採卵しておくことを検討することも現在は提唱されている。

太田郁子

13 がん・生殖医療

がん・生殖医療総論

1 はじめに

　近年のがん治療の目覚ましい進歩により、がん患者における治療後の quality of life（QOL）への関心が高まりつつある。中でも、近年の生殖医療の発達によって治療後の妊娠（挙児）を希望することが可能となりつつあり、妊孕性温存療法や疾患治療後の生殖医療を包括する「がん・生殖医療」が注目され始めている。がん・生殖医療は、2006年に米国の Teresa Woodruff 博士によって提唱された"Oncofertility"という概念をわが国に当てはめたものであり、がん患者（もしくは生存者）が将来、安全かつ効率的に自身の子どもを持つ可能性を残すための医療である。一方、子どもを持たない選択、持つことができなかった際の心理社会的サポートも、がん・生殖医療として対応するべき事案となる。わが国では2012年に設立された日本がん・生殖医療研究会（現 学会）が主導的に本領域の医療の普及・啓発に取り組んできた。がん・生殖医療は、「がん治療前の妊孕性温存療法」と「がん治療後の妊娠に向けた生殖医療」とに大別されるが、本項では主に妊孕性温存療法について概説する。

2 化学療法と放射線治療が妊孕性に与える影響

　性腺組織は一部の化学療法および放射線治療から影響を受けやすく、その障害が永続的となり得る。それらの治療が与える影響は、化学療法では薬剤の種類と投与量、放射線治療では性腺に照射される線量、患者年齢によって規定され[1]、米国臨床腫瘍学会（ASCO）が2013年に刊行した妊孕性温存のガイドラインでは、化学療法および放射線療法の各種レジメンが卵巣機能に与える影響が示されている（表13-1）[2, 3]。

3 妊孕性温存療法とは

　将来の妊娠を希望する患者に対し、その可能性を残すための治療を妊孕性温存療法という。ASCO および米国生殖医学会（ASRM）、米国小児科学会（AAP）は、治療開始前に将来の挙児を希望する可能性のある患者に対し、診断早期に妊孕性について言及し、必要時は速やかに妊孕性温存療法の専門家にコンサルトすることが重要であると強調している[4〜6]。また、2017年に日本癌治療学会がわが国初の妊孕性温存の診療に関するガイドラ

第2章 生殖外科の適応と手術の実際

表13-1 悪性腫瘍の治療法が卵巣機能不全に及ぼすリスク分類（女性）（ASCO、2013）

リスクの程度	治療内容	治療対象疾患
高リスク	アルキル化薬＋全身放射線照射	白血病への造血幹細胞移植の前処置、リンパ腫、骨髄腫、ユーイング肉腫、神経芽細胞腫、絨毛癌
	アルキル化薬＋骨盤放射線照射	肉腫、卵巣癌
	シクロホスファミド ① 5g/m^2（＞ 40 歳の症例） ② 7.5g/m^2（＜ 20 歳の症例）	白血病の造血幹細胞移植の前処置、乳癌、非ホジキンリンパ腫、多発がん
	プロカルバジンを含むレジメン ① MOPP ＞ 3 サイクル ② BEACOPP ＞ 6 サイクル	ホジキンリンパ腫
	全腹部または骨盤放射線照射 ①＞ 6Gy　成人女性 ②＞ 10Gy　月経発来後 ③＞ 15Gy　月経発来前	ウィルムス腫瘍、神経芽細胞腫、肉腫、ホジキンリンパ腫、卵巣癌
	全身放射線照射	造血幹細胞移植
	全脳放射線照射＞ 40Gy	脳腫瘍
中リスク	シクロホスファミド総量 5g/m^2（30〜40 歳）	乳癌、多発がん
	乳癌に対する AC 療法 4 コース ＋パクリタキセル／ドセタキセル（＜ 40 歳の症例）	乳癌、多発がん
	モノクローナル抗体（ベバシズマブ） ※中リスクとする判断には注意が必要であり、今後さらなる検証が望まれている。	大腸癌、非小細胞肺癌、頭頸部癌、乳癌
	FOLFOX4（フルオロウラシル、フォリン酸、オキサリプラチン）	大腸癌
	シスプラチンを含むレジメン	子宮頸癌
	腹部または骨盤放射線照射 ① 10〜15Gy　月経発来前 ② 5〜10Gy　月経発来後	ウィルムス腫瘍、神経芽細胞腫、脊髄腫瘍、脳腫瘍、急性リンパ性白血病または非ホジキンリンパ腫再発
低リスク	アルキル化薬以外や低レベルのアルキル化薬を含むレジメン（ABVD、CHOP、COP、白血病に対する多剤療法）	ホジキンリンパ腫、非ホジキンリンパ腫、白血病
	シクロホスファミド含む乳癌に対するレジメン（CMF、CEF、CAF）（＜ 30 歳の症例）	乳癌
	アンスラサイクリン＋シタラビン	急性骨髄性白血病
非常に低いリスク リスクなし	ビンクリスチンを用いた多剤併用療法	白血病、リンパ腫、乳癌、肺癌
	放射性ヨウ素	甲状腺癌
	モノクローナル抗体（セツキシマブ、トラスツズマブ）	大腸癌、非小細胞肺癌、頭頸部癌、乳癌
リスクの程度が不明	チロシンキナーゼ阻害薬（エルロチニブ、イマチニブ）	非小細胞肺癌、膵臓癌、慢性骨髄性白血病、消化管間質腫瘍

（文献 2、3 より引用改変）

（日本癌治療学会「小児、思春期・若年がん患者の妊孕性温存に関する診療ガイドライン 2017 年版」金原出版）

インを刊行し、その普及が進んでいる[7]。

女性における妊孕性温存療法は、子宮頸癌における腹式子宮頸部摘出術（trachelectomy）や早期の卵巣癌で行われる片側卵巣手術などの縮小手術に代表される"fertility sparing treatment"と、未受精卵子凍結や受精卵凍結、卵巣組織凍結などの"fertility preservation treatment"とに大別される。生殖医療領域は主に後者をカバーしており、患者年齢、原疾患、配偶者の有無、妊孕性温存のために与えられた猶予期間などによってそれらを選択する（図13-1）[8]。未受精卵子凍結は、2013年から確立された医療として位置づけられた治療法であるが、ある一定の治療期間が必要であり、原則的には経腟操作を要することから、年齢的な制限があると言える。また、受精卵凍結は最も確立された医療であるが、未受精卵子凍結と同様に一定の治療期間が必要な上、原則的に配偶者が不可欠である。また、両者ともに調節卵巣刺激によって血中エストロゲンおよび血中プロゲステロンの増加を伴うため、ホルモン感受性のある乳癌や子宮体癌などの疾患を増悪させる可能性は否定できない。卵巣組織凍結は治療期間も短く、小児にも適応可能である。そのため、先のASCOガイドラインでは「小児患者にこそ適応がある」とされているが、いまだ試験的な医療という位置づけである[2]。なおわが国では、医学的適応でこれらの妊孕性温存療法を行うにあたり、日本産科婦人科学会への施設登録が義務付けられている。

4 卵巣組織採取・凍結術

卵巣組織凍結（ovarian tissue cryopreservation；OTC）は腹腔鏡下手術などで一部の卵巣組織もしくは卵巣そのものを摘出して凍結保存する方法である。本法によって既に130例以上の生児獲得が報告されており[9]、その妊娠率はおよそ30%程度であるとされている[10~12]。温存された卵巣組織は原疾患の治療後に解凍し、現時点では原則的に再び腹腔鏡下に卵巣組織移植を行うことになる。前述の如く、本法のメリットは、原疾患の治療までに期間の残されていない患者に対しても短期間で妊孕性温存を完了することができる点や月経周期に左右されない点、理論的には一度に大量の卵子を保存できる点、調節卵巣刺激や経腟操作を必要としない点などが挙げられる。一方、本法における最大の問題点は凍結保存した卵巣組織に微小残存病変（minimal residual disease；MRD）が残存した場合、卵巣組織を移植することによって腫瘍細胞も共に移植することにより、腫瘍が再発する可能性があることである。現時点ではMRDの有無を評価する有効な手段は確立されていないが、凍結された卵巣組織にMRDが存在するリスクは原疾患によって異なり（表13-2）、白血病のような血液がんは高リスクであることが指摘されている[13, 14]。

欧州ヒト生殖医学会（ESHRE）のワーキンググループの報告では、2010年から2014年までの5年間で4,474例もの卵巣組織凍結

生殖外科の適応と手術の実際　第2章

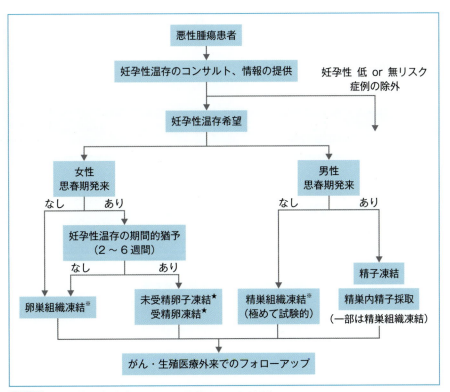

図13-1 妊孕性温存治療のフロー（文献8より引用改変）
※試験的医療（倫理委員会の認可が必須）。
★ただしわが国では未受精卵子・受精卵凍結でも倫理委員会および日本産科婦人科学会の認可・登録が必要である。

表13-2 悪性腫瘍が卵巣に転移するリスク

高リスク	中リスク	低リスク
白血病 神経芽細胞腫 バーキットリンパ腫 卵巣癌	乳癌（stage Ⅳ、浸潤性小葉癌） 大腸癌 子宮頸癌（腺癌） 非ホジキンリンパ腫 ユーイング肉腫	乳癌（stage Ⅰ～Ⅱ、浸潤性乳癌） 子宮頸癌（扁平上皮癌） ホジキンリンパ腫 骨肉腫 非遺伝性横紋筋肉腫 ウィルムス腫瘍

（文献13、14より引用改変）

が実施されており、185例の卵巣組織移植が実施されていたことが報告されている[15]。また2018年のAndersenらの報告では、全世界で既に360例の卵巣組織凍結が実施されていることが示されている[16]。2016年に実施された厚生労働省子ども・子育て支援推進調査事業「若年がん患者に対するがん・生殖医療（妊孕性温存治療）の有効性に関する調査研究」（研究代表者：鈴木　直、分担研究者：髙江正道）の報告では、2006年から

13 がん・生殖医療

197

2016年11月までの間にわが国において201例の卵巣組織凍結と3例の卵巣組織移植が行われていることが明らかにされているが、今後その件数は徐々に増加することが見込まれる。

腹腔鏡下卵巣採取・凍結術

手術の目的と適応

【目的】
- 卵巣組織を凍結し、女性患者の妊孕性を温存する。

【適応】
- 原疾患の治療などで卵巣機能低下を来し、妊孕性が失われることが予見される患者
- 原疾患治療後に安全な妊娠・出産が見込める患者

※手術実施可能な全身状態であることを的確に判断し、手術実施を決定する必要がある。

本術式の目的は、卵巣組織を安全に摘出して凍結保存することによって、将来の妊娠・出産の可能性を残すことである。本法は「試験的な治療」であり、有効性および安全性はいまだ確立されたものではない。ASCOによると、卵巣組織採取・凍結術は主に小児患者で妊孕性温存を希望する場合に適応とされているが、諸外国およびわが国の現状を鑑みた場合、「生殖年齢以下で妊孕性温存を希望するが、猶予期間などの因子により未受精卵子凍結もしくは受精卵凍結の実施が困難な患者」となっている。前述のMRDの問題から白血病などを適応外とする施設も多く存在するが、将来的な医療技術の革新を期待して凍結するという考え方もあり[17]、現時点では共通の基準はない。現在は、各施設において患者選択基準を設け、本法の無秩序な実施を予防している状態と言える。参考としてWallaceらが提唱する、本法を実施するための患者選択基準（The Edinburgh OTC selection criteria）を 表13-3 に示す[18]。

生殖外科の適応と手術の実際　第2章

表13-3　卵巣組織凍結の患者選択基準の例（The Edinburgh OTC selection criteria）

- 35歳未満であること
- 15歳以上であれば、化学療法および放射線治療未施行例であること
  15歳未満であれば、卵巣への障害が軽度な治療を受けた例も許容される。
- 5年以上生存することが見込まれること
- 50%以上の確立で早発卵巣不全になると予見されること
- インフォームド・コンセントが両親および（可能な限り）本人に実施できること
- HIV、梅毒、B型肝炎ウイルス検査が陰性であること
- 子がおらず、妊娠していないこと

（文献18より引用改変）

症例の背景

　初経前の15歳、最重症型の再生不良性貧血である。継続的な輸血治療を受けており、手術の3日前にも濃厚赤血球2単位、血小板20単位を輸血されていた。しかしながら、術前日のヘモグロビン値は7.0g/dL、白血球400/μL（好中球20%）、血小板10.2万であった。さらに手術当日のヘモグロビン値は7.3g/dL、白血球100/μL（好中球60%）、血小板8.1万とさらなる低下傾向を認めた。そのため、手術日に濃厚赤血球2単位と血小板10単位の輸血を要した。

1　患者背景の評価

　卵巣組織採取・凍結術は、手術手技としては非常にシンプルであり、いわゆる「腹腔鏡下卵巣切除術」である。しかしながら、患者背景として担がん状態にあることや、白血球やヘモグロビン値、血小板数が低い場合があることから、極めてハイリスクの手術であることを忘れてはならない。特に、麻酔科との綿密な連携は必須であり、患者の全身状態を正確に評価する必要性がある。当院では特に小児患者の場合には、術前カンファレンスを麻酔科、小児科、小児外科、看護師、心理士と共に行っている。また本法は臨床試験とし

て行われている手術であり、手術合併症も含めて自費での対応となることから、経済的な点から考慮しても、術後合併症を発症しないように極めて慎重に手術を行う必要性がある。

2　手術の流れ

　手術の流れはシンプルであり、片側卵巣摘出の場合は以下の①〜⑤の行程で実施する。
①腹腔内を観察し、両側卵巣の大きさを比較する。基本的には大きい方の卵巣を摘出するが、凍結効率の問題から黄体や主席卵胞がない側がよい。
②鈎付きの鉗子にて摘出卵巣を把持し、牽引

199

して切開線を決定する。
③バイポーラにて卵巣堤索を焼灼止血処理し（図13-2-ⓐ）、卵管と卵巣の間を鋏鉗子にて切離する（図13-2-ⓑ）。卵巣への焼灼止血のダメージを最小限にするため、一般的には卵巣堤索と卵巣固有靱帯以外は止血をせずに卵巣を切離し、後から止血を行うイメージで行う。しかし、このステップは患者の出血リスクなどを考慮し、適宜切開前のバイポーラ止血を考慮する。
④切開を進め、最後に卵巣固有靱帯をバイポーラ鉗子にて処理し（図13-2-ⓒ）、鋏鉗子で卵巣固有靱帯を切断する（図13-2-ⓓ）。

⑤卵巣をバッグなどに回収し、体外へ取り出す。

上述の如く、本術式はシンプルな術式ではあるが、術後の感染リスクを極限まで低減させること、手術操作が可能な範囲で reduced port surgery にすること、卵巣組織および卵子のクオリティを考慮してスムーズに卵巣組織を体外へ運び出す必要があることから、術者それぞれによる工夫を要する術式である。そのため、本術式のバリエーションは多岐にわたっており、片側卵巣摘出以外にも皮質組織の生検のみに留まる施設もあれば、卵巣部分切除、両側卵巣を摘出する施設もあ

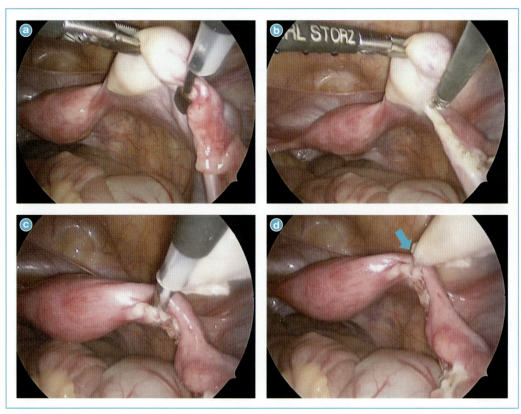

図13-2　腹腔鏡下卵巣採取術

る。さらに、単孔式および多孔式の腹腔鏡下手術のほか、開腹手術で行っている報告もある[19]。図13-3に、例として筆者らの施設における本術式の工夫を示す。

本症例では、卵巣の大きさと出血および感染のリスクを考慮して多孔式で行い、手術時

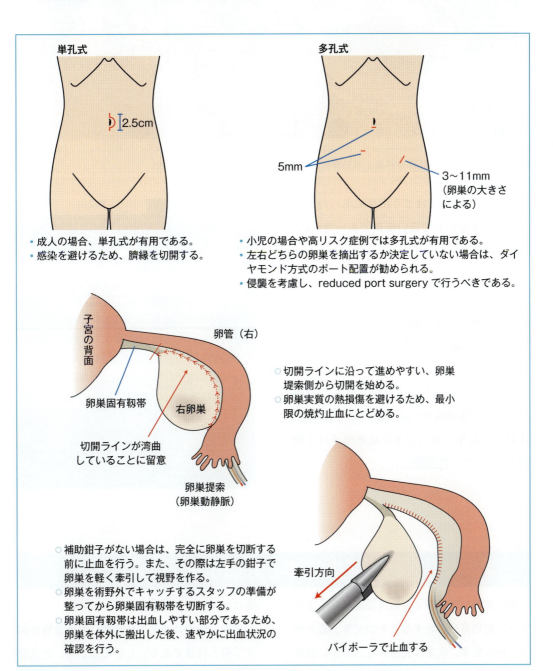

図13-3 腹腔鏡下卵巣採取・凍結術の工夫（聖マリアンナ医科大学）

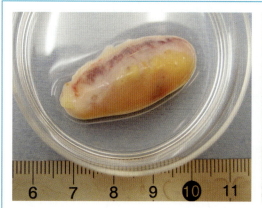
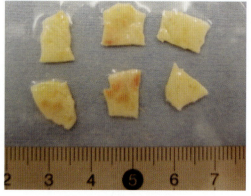

図13-4 採取した初経前の卵巣と凍結保存のためにシート化した卵巣皮質片

間は60分で出血量はごく微量であった。出血のリスクが極めて高い症例であったため、バイポーラによる焼灼止血を多用しながら卵巣採取を施行した。翌日の採血検査では、ヘモグロビン値は6.0g/dL、白血球100/μL（好中球60％）、血小板8.6万であったが、明らかな出血の徴候はなく、特に合併症を認めず術後2日目に退院とした。卵巣組織は約1cm^{2}のシートが6片と未熟卵子が14個採取されたが、体外成熟（*in vitro* maturation；IVM）の結果、凍結できた成熟卵子は1個のみであった（図13-4）。

> **Point**
> 初経後患者では卵巣組織から未熟卵子が採取できることが多く、IVM後に卵子や受精卵の凍結に用いることができる（combined procedure）。そのため、卵巣組織は素早く愛護的に体外へ搬出する必要性があり、単孔式手術（約2cmの創部）の場合は卵巣組織の搬出がより容易である。したがって、術後出血および易感染性、鉗子の操作性などを熟慮して術式を決定するべきである。なお、われわれの検討では、卵巣組織凍結の際の卵子回収個数や成熟率は月経周期に影響を受けなかった[20]。

術後管理と妊娠予後

本症例では、術後2週間後に遅滞なく予定通りに前処置を開始することができ、造血細胞移植の結果、疾患は完治した。術後に初経は認めたものの明らかな稀発月経であり、現在はホルモン補充療法を行っている。

術後の管理は通常の付属器に対する腹腔鏡下手術と同様である。しかしながら、原疾患が血液疾患の場合には術後感染のリスクや再

出血のリスクが高くなるため、異常をいち早く検知することが肝要である。また膠原病の場合には、急性増悪による血栓症のリスクが高くなる場合があり、その点にも注意を要する。術後合併症の報告例によると、卵巣組織採取・凍結術のうち0.2〜2.3％の症例で術後合併症が起こることが指摘されており、Beckmannらがまとめた1,898例を対象とした報告では、再手術を必要とした術後出血が合併症のうち最多であった[19, 21]。また、卵巣組織移植では0.8〜1.4％に創部感染などの合併症が発症していた[21, 22]。わが国においても201例中1例（0.5％）に手術合併症が

発症し、手術侵襲による全身性エリテマトーデスの急性増悪に起因すると考えられる術後血栓症が報告されている。いずれにせよ、本術式では予定された原疾患治療の遅滞を招かないよう、最小限のリスクで術式を遂行する必要があることを再度強調しておきたい[19]。

　近年、徐々に卵巣組織採取・凍結および移植による妊娠予後に関しての報告が散見されるようになってきたが、その妊娠率はおおよそ30％程度である[10, 11]。ただしインフォームド・コンセントを得る際には、その年齢における流産率を加味して患者に伝える必要性がある。

引用・参考文献

1) Wallace WH, et al. Fertility preservation for young patients with cancer: who is at risk and what can be offered? Lancet Oncol. 6 (4), 2005, 209-18.
2) Loren AW, et al; American Society of Clinical Oncology. Fertility preservation for patients with cancer: American Society of Clinical Oncology clinical practice guideline update. J Clin Oncol. 31 (19), 2013, 2500-10.
3) 日本癌治療学会. 小児、思春期・若年がん患者の妊孕性温存に関する診療ガイドライン. 2017年版. 東京, 金原出版, 2017, 14.
4) Lee SJ, et al; American Society of Clinical Oncology. American Society of Clinical Oncology recommendations on fertility preservation in cancer patients. J Clin Oncol. 24 (18), 2006, 2917-31.
5) Ethics Committee of the American Society for Reproductive Medicine. Fertility preservation and reproduction in cancer patients. Fertil Steril. 83 (6), 2005, 1622-8.
6) Fallat ME, Hutter J; American Academy of Pediatrics Committee on Bioethics; American Academy of Pediatrics Section on Hematology/Oncology; American Academy of Pediatrics Section on Surgery. Preservation of fertility in pediatric and adolescent patients with cancer. Pediatrics. 121 (5), 2008, e1461-9.
7) Suzuki N. Clinical Practice Guidelines for Fertility Preservation in Pediatric, Adolescent, and Young Adults with Cancer. Int J Clin Oncol. 2018 Mar 26. [Epub ahead of print]
8) Burns KC, et al. Fertility preservation options in pediatric and adolescent patients with cancer. Cancer. 124 (9), 2018, 1867-76.
9) Donnez J, Dolmans MM. Fertility Preservation in Women. N Engl J Med. 377 (17), 2017, 1657-65.
10) Van der Ven H, et al; FertiPROTEKT network. Ninety-five orthotopic transplantations in 74 women of ovarian tissue after cytotoxic treatment in a fertility preservation network: tissue activity, pregnancy and delivery rates. Hum Reprod. 31 (9), 2016, 2031-41.
11) Jensen AK, et al. Outcomes of transplantations of cryopreserved ovarian tissue to 41 women in Denmark. Hum Reprod. 30 (12), 2015, 2838-45.
12) Jadoul P, et al. Efficacy of ovarian tissue cryopreservation for fertility preservation: lessons learned from 545 cases. Hum Reprod. 32 (5), 2017, 1046-54.
13) Dolmans MM, et al. Risk of transferring malignant cells with transplanted frozen-thawed ovarian tissue. Fertil Steril. 99 (6), 2013, 1514-22.
14) von Wolff M, et al. Practical recommendations for fertility preservation in women by the FertiPROTEKT network. Part II: fertility preservation techniques. Arch Gynecol Obstet. 297 (1), 2018, 257-67.
15) Shenfield F, et al; The ESHRE Working Group on Oocyte Cryopreservation in Europe. Oocyte and ovarian tissue cryopreservation in European countries: statutory background, practice, storage and use. Human Reproduction Open. 1, 2017, hox003.
16) Gellert SE, et al. Transplantation of frozen-thawed ovarian tissue: an update on worldwide activity published in peer-reviewed papers and on the Danish cohort. J Assist Reprod Genet. 35 (4), 2018, 561-70.

17) Balduzzi A, et al. Fertility preservation issues in pediatric hematopoietic stem cell transplantation: practical approaches from the consensus of the Pediatric Diseases Working Party of the EBMT and the International BFM Study Group. Bone Marrow Transplant. 52 (10), 2017, 1406-15.

18) Wallace WH, et al. Fertility preservation in prepubertal girls with cancer: the role of ovarian tissue cryopreservation. Fertil Steril. 105 (1), 2016, 6-12.

19) Corkum KS, et al. A review of reported surgical techniques in fertility preservation for prepubertal and adolescent females facing a fertility threatening diagnosis or treatment. Am J Surg. 214 (4), 2017, 695-700.

20) Takae S, et al. The role of menstrual cycle phase and AMH levels in breast cancer patients whose ovarian tissue was cryopreserved for oncofertility treatment. J Assist Reprod Genet. 32 (2), 2015, 305-12.

21) Beckmann MW, et al. Operative techniques and complications of extraction and transplantation of ovarian tissue: the Erlangen experience. Arch Gynecol Obstet. 295 (4), 2017, 1033-39.

22) Beckmann MW, et al. Fertility protection: complications of surgery and results of removal and transplantation of ovarian tissue. Reprod Biomed Online. 36 (2), 2018, 188-96.

髙江正道、鈴木　直

Mini Memo

生殖外科と妊孕性温存

　　生殖外科において、卵巣組織採取・凍結術ならびに移植術を含めた妊孕性温存治療は、近年になって出現した新しい術式である。われわれは、早発卵巣不全患者における不妊治療として in vitro activation の開発に携わり、vitrification 法による卵巣組織凍結の後に解凍および卵管に対する卵巣組織移植を行い、体外受精を経て3例の生児を得ている。本術式は生殖外科領域においてもまだまだ未開の分野であり、安全かつ最も有効な移植法や移植部位が模索されている最中である。そのため、本術式に携わる生殖外科医は、卵巣組織をどの場所にでも迅速に最小限の侵襲をもって移植できる技術を身に付ける必要性がある。

　　さらに本編でも言及したように、卵巣組織採取・凍結は担がん状態の患者にとって極めて大きな侵襲になることがあり、腹腔鏡下手術を最後まで安全に完遂する安定した手術遂行力が必要である。また、これらの未確立の手技に挑む学究的姿勢も求められる分野であり、筆者としてもその興味は尽きるところがない。

　　いずれにしても、今後の生殖外科の発展が本術式を成功裏に導く一つの因子であることに疑いの余地はなく、生殖外科医として科学的思考に基づいた手術と、それを可能にするための継続的な手技の修練・研鑽が必要と考えられる。また、他診療科（原疾患担当科、麻酔科、小児科、小児外科など）のみならず、看護師や心理士を含めたすべての医療スタッフ（ヘルスケアプロバイダー）による包括的アセスメントと支援が必要であり、それらをコーディネートし得る医師としての能力も重要となる。

　　末筆ではあるが、特に世代を共にする若手の生殖外科医の先生方においても、本術式に対して積極的に挑んでいただくことを強く望む。

髙江正道、鈴木　直

第3章

これからの
生殖外科

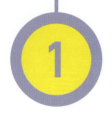

生殖外科医の育成①
生殖外科と内視鏡技術認定医

日本産科婦人科内視鏡学会技術認定医とは

　一般社団法人日本産科婦人科内視鏡学会（以下、内視鏡学会）は、「産婦人科領域における内視鏡手術に携わる医師の技術と知識を評価し、内視鏡手術を安全かつ円滑に施行する者を認定し、本邦産婦人科領域における内視鏡手術の発展と普及を促し、さらには国民の健康維持に寄与すること」を目的として日本産科婦人科内視鏡学会技術認定制度規則（以下、技術認定制度規則）を定め[1]、日本産科婦人科内視鏡学会技術認定医（以下、内視鏡学会技術認定医）の審査、認定を行っている。技術認定制度規則に基づき技術認定制度委員会が設置されている。技術認定制度委員会により審査、選定され、内視鏡学会理事長から任命された技術審査委員は、腹腔鏡もしくは子宮鏡技術認定申請者から提出された申請書および動画を見ることで技量や学識経験に関して審査を行う。

　技術認定審査では、2名の審査員が審査提出者による匿名化された未編集の手術動画を公表されている動画審査基準に基づいて審査するという点で、医療技量そのものが公平に審査されるという産婦人科領域では他にない特徴を持つ。それゆえ取得した技術認定医資格は安定した内視鏡下手術における技術レベルの証明となり得る。技術認定医の氏名と所属医療機関は本学会ホームページ[2]において公開されている。医療を受ける側にとっては、医療機関を選択する上での一助となる。

技術認定医資格取得の意義

　技術認定医資格を取得しなくても腹腔鏡下手術・子宮鏡下手術の執刀は可能である。逆に、技術認定医資格を有していても、医療保険上の優位性は現在のところ存在しない。内視鏡下手術は、整容性、低侵襲性、拡大視野による繊細な手術操作など多くの長所があるものの、手術操作や視野確保の制限、特異的な合併症など開腹手術とは異なる困難性をはらんでおり、内視鏡下手術に関する十分な知識と経験が必要とされる。内視鏡学会は、技術認定医資格の取得を目的としたさまざまなトレーニングカリキュラムと研修会を開催しており、学会ホームページで告知されている[2]。技術認定医資格の取得を目的とするこ

とにより、技術革新と安全性、合併症・偶発症の発生リスクとその原因解析についての知識と経験が共有され、安全性に対する知識と認識がさらに強化されることが期待できる。これが内視鏡学会が目指した技術認定制度を定めた本来の目的だと言える。

技術認定制度発足の歴史と背景

1973年に産婦人科内視鏡研究会が本学会の前身として発足した[3]。以後、現在まで年1回の学術講演会が行われている。同研究会は1984年に日本産科婦人科内視鏡学会と名称変更され、1986年に会則が制定された。

1992年より婦人科良性疾患手術において腹腔鏡下手術が保険収載されるようになり、これに呼応するようにわが国で婦人科領域での腹腔鏡下手術件数が飛躍的に増加した。その一方で、腹腔鏡下手術による合併症などが特に他科領域においてクローズアップされるようになり、腹腔鏡下手術そのものが忌避されるべきとするような風潮も生じたため、腹腔鏡下手術のエビデンスに基づいた有用性と、技術と安全性の知識を共有することの必然性が問われるようになった。

この背景に合わせて、本学会では1994年より学術研修会を開始し、1996年からは実技研修会を開始して技術と知識の共有を目指した。さらに2000年に研修指導医師選定基準が作成され、2002年には技術認定制度が他科に先駆けて発足した。そして、2003年に技術認定医の第1回合格者発表（2002年度）が行われた。また2005年から、技術審査基準の標準化を目的にコンセンサスミーティングが開催されている．2007年度からは腹腔鏡とは別に、子宮鏡技術認定医の審査が開始された。

2016年度より腹腔鏡技術認定申請の要件に日本産科婦人科内視鏡学会認定研修施設（以下、認定研修施設）での6カ月以上の研修もしくは、認定研修施設の技術認定医のもとで、執刀医もしくは助手として25例以上の腹腔鏡下手術を行うことが必須条件という要件が加わった。認定研修施設の施設基準の要件の1つに技術認定医（腹腔鏡）が1名以上常勤していることが定められたことにより、腹腔鏡技術認定医を目指すためには認定研修施設の腹腔鏡技術認定医のもとで手術修練を積む必要があり、現状では施設内あるいは協力関係にある認定研修施設の腹腔鏡技術認定医がいなければ腹腔鏡技術認定の申請資格が得られないことになる。なお、子宮鏡の技術認定については、現在（2018年2月）の時点で認定研修施設の制度はない。

技術認定申請資格の条件と資格認定試験

技術認定申請資格の条件の概略（抜粋）を示す（表1-1）[1]。これらは改訂されている場合があるので、申請を行う年度の最新の本学会技術認定制度規則および細則を学会誌ないしは学会ホームページ[2]で必ず確認しておく必要がある。

技術認定審査の流れを示す（図1-1）。技術認定審査は書類審査と動画審査からなる。書類審査では、提出された技術認定申請証、履歴書、研修履歴書、認定研修施設研修証明書、日本産科婦人科学会専門医認定証（写）、産婦人科内視鏡下手術の手術実績一覧表、学会発表業績目録およびその抄録と演題一覧のコピー、研究論文発表業績目録およびその別刷りまたはコピー、そして提出症例動画添付用症例レポートが審査され、技術認定申請資格の有無が審議される。なお、子宮鏡技術認定審査には認定研修施設研修証明書は不要である。

書類審査に合格した後に、技術認定審査は動画審査に移る。動画審査は、技術認定制度委員会より指名された技術審査委員によって審査される。提出された1本の未編集手術動画につき匿名化を行い、2名の技術審査委員が本学会が公表している評価項目（図1-2、図1-3）に基づいて審査する。どの申請者に対してどの審査員が当たるのかは完全にダブルブラインドで行っており、匿名性が担保されているのがこの審査の大きな特徴である。

腹腔鏡動画審査の評価項目は6つの大項目

と26の小項目からなる。評価項目1から25は、2点：優れている、1点：適切であるが、改善の余地がある、0点：適切でない、もしくは評価不能で評価される（50点満点）。評価項目26は手術全体を通しての総合評価（10点満点）で、上記25項目だけでは評価されにくい手術全体の印象が総合的に評価される。各術式特有のポイントが安全にかつスムーズに行われているかが総合評価の対象となる。全26項目を加算して60点満点中36点以上を合格とする。子宮鏡動画審査は、評価項目18項目50点に手術全体を通しての総合評価（10点満点）を加算して60点満点中36点以上を合格とする。評価項目に該当する手技が収録内容にない場合は、その項目は0点とする。安全原則違反、修復を要する臓器損傷が認められた場合には、総合点数にかかわらず不合格とする。動画審査において、2名の技術審査委員がいずれも36点以上の採点をすれば、動画審査は合格となる。2名の技術審査委員がいずれも35点以下の採点をすれば、動画審査は不合格となる。技術審査委員の採点が36点以上と35点以下とに評価が割れた場合には、技術認定制度委員会に審査が委ねられる。ここで技術認定制度委員により動画再審査が行われ、技術認定制度委員の評価に基づいて技術認定小委員会および技術認定制度委員会において再々審査が行われ、最終的な合否が決定される。動画審査合格者は、理事会の議を経て評議員会に報告さ

これからの生殖外科　第3章

表1-1　技術認定申請要件（新規）（日本産科婦人科内視鏡学会）

腹腔鏡	子宮鏡
1）継続3年以上本学会会員であること。	1）継続3年以上本学会会員であること。
2）公益社団法人日本産科婦人科学会認定産婦人科専門医であること。	2）公益社団法人日本産科婦人科学会認定産婦人科専門医であること。
3）産婦人科専門医取得後に、通算2年以上の産婦人科内視鏡手術の修練を行っていること。腹腔鏡技術認定医を申請しようとするものは、うち、6カ月間以上の日本産科婦人科内視鏡学会指定の認定研修施設において、修練を行わなければならない。なお、この条件を満たさない場合は、認定研修施設の技術認定医のもとで、執刀医もしくは助手として25例以上の腹腔鏡下手術に参加すること。	3）産婦人科専門医取得後に、通算2年以上の産婦人科内視鏡手術の修練を行っていること。
4）術者として100例以上の腹腔鏡下手術の経験を有する（ロボット支援下手術は含まない）。	4）術者として50例以上の子宮鏡下手術（そのうち子宮粘膜下筋腫25例以上を含む）の経験を有する（マイクロ波子宮内膜アブレーション〔以下MEA〕は含まない）。
5）産婦人科内視鏡手術に関係する学会、研究会、研修会、セミナー等に複数回出席していること。	5）産婦人科内視鏡手術に関係する学会、研究会、研修会、セミナー等に複数回出席していること。
6）国外、国内内視鏡関連学会、および公益社団法人日本産科婦人科学会中央専門医制度委員会が認め研修出席証明される都道府県レベル以上での関連学会、または本学会が認定する研修会において、筆頭演者として学会発表5題以上の内視鏡手術に関係する発表があること*。 　＊この学会発表は技術認定制度委員会の審査により内容が適切であると認められたものでなければならない。また本法人が開催する学術講演会において、1回以上筆頭演者として学会発表することが必須である。	6）国外、国内内視鏡関連学会、および公益社団法人日本産科婦人科学会中央専門医制度委員会が認め研修出席証明される都道府県レベル以上での関連学会、または本学会が認定する研修会において、筆頭演者として学会発表5題以上の内視鏡手術に関係する発表があること*。 　＊この学会発表は技術認定制度委員会の審査により内容が適切であると認められたものでなければならない。また本法人が開催する学術講演会において、1回以上筆頭演者として学会発表することが必須である。
7）国内外において、内視鏡手術に関係する論文を、査読の証明がある医学雑誌に発表していること【論文5題以上（うち1題は筆頭著者）】*。 　＊本法人主催実技研究会、本法人主催縫合結紮講習会、本法人が認定する実技研修会（ウェットラボのみ）、本法人学術研修会および日本内視鏡外科学会（JSES）教育セミナー、JSES内視鏡下縫合・結紮手技講習会への参加1回は、学会発表1回、または論文発表（筆頭著者以外）1回のいずれかに相当する。なお代替の場合にも内視鏡手術に関係する学会発表3題、論文発表3題（うち筆頭1題以上）は必須とする。 　＊ロボット支援下手術およびマイクロ波子宮内膜アブレーション（以下MEA）に関しては、内視鏡手術に関係する論文に含んでよい。	7）国内外において、内視鏡手術に関係する論文を、査読の証明がある医学雑誌に発表していること【論文5題以上（うち1題は筆頭著者）】*。 　＊本法人主催実技研究会、本法人主催縫合結紮講習会、本法人が認定する実技研修会（ウェットラボのみ）、本法人学術研修会および日本内視鏡外科学会（JSES）教育セミナー、JSES内視鏡下縫合・結紮手技講習会への参加1回は、学会発表1回、または論文発表（筆頭著者以外）1回のいずれかに相当する。なお代替の場合にも内視鏡手術に関係する学会発表3題、論文発表3題（うち筆頭1題以上）は必須とする。 　＊ロボット支援下手術およびマイクロ波子宮内膜アブレーション（以下MEA）に関しては、内視鏡手術に関係する論文に含んでよい。
8）本学会の技術認定を有していたが更新申請ができずに失効したものは、技術認定申請書・履歴書、提出症例動画添付用症例レポートに加えて、技術認定証のコピーを添付する。	8）本学会の技術認定を有していたが更新申請ができずに失効したものは、技術認定申請書・履歴書、提出症例動画添付用症例レポートに加えて、技術認定証のコピーを添付する。

① 生殖外科医の育成①生殖外科と内視鏡技術認定医

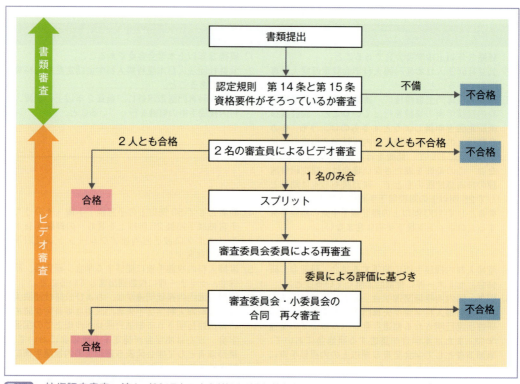

図1-1 技術認定審査の流れ（2017年日本産科婦人科内視鏡学会コンセンサスミーティング資料より）

れ、技術認定証が交付される。

生殖外科と内視鏡技術認定医

　現在、妊孕能の向上を目的とした生殖外科手術の多くは内視鏡下手術により行われている。その主たるものには、子宮筋腫摘出（核出）術（腹腔鏡／子宮鏡）、子宮内膜症病巣除去術（腹腔鏡）、多嚢胞性卵巣焼灼術（腹腔鏡）、卵管形成術（腹腔鏡／卵管鏡）、子宮内膜ポリープ切除術（子宮鏡）、子宮中隔切除術（子宮鏡）、子宮内腔癒着切除（剝離）術（子宮鏡）がある。なかでも、腹腔鏡下子宮筋腫核出術や腹腔鏡下子宮内膜症病巣除去術は高度な技術と経験、知識を要し、不十分な技量での手術遂行は妊孕性向上に寄与せず逆に悪化させる可能性があるだけでなく、重篤な合併症を引き起こす可能性もある。子宮鏡下子宮筋腫摘出術や子宮中隔切除術なども同様に子宮穿破などの合併症を来すリスクがある。これらの難易度の高い婦人科内視鏡下手術を行うにあたっては、内視鏡手術技術認

これからの生殖外科　第3章

技術審査委員へのお願い
1. 各評価項目の判定は、評価配点欄へ評価点（2又は1又は0）を入力してください。
2. 評価合計点は自動処理されますので入力不要です。合否の判定は計算式により自動的に判定されます。
3. 合否に関わらず、お気付きの点や審査を受けている先生へのアドヴァイスなどをコメント欄へ必ず入力してください。特に不合格点をつけた場合には、改善点を記載してください。
4. 採点日とお名前を入力してください。

日本産科婦人科内視鏡学会技術認定 腹腔鏡ビデオ審査基準・採点表

ビデオ審査にあたっては、内視鏡下手術操作における安全性と確実性について評価を行い、評価項目は以下にあげる項目で、それぞれの小項目をすべて以下基準で判定する。
◆採点についての注意点
　1．満点は６０点、３６点以上を合格とする。
　2．評価項目２６のみ１０点満点、それ以外は２点満点とする。
　3．評価項目に該当する手技が収録内容にない場合はその項目は「０点」とする。
　4．安全原則違反が認められた場合には、総合点数にかかわらず不合格とする。
　5．充分な評価が不可能なビデオ内容の場合は、不合格とすることが可能である。
　6．判断が困難な場合、審査委員会へのコメント欄に内容の詳細と再審査請求を記載する。
◆採点表の取り扱いについて
　1．受験者に担当審査委員のコメント及び総合点を通知するが、審査委員名は公開しない。
　2．担当審査委員の審査委員会へのコメントは公開しない。

評価点	
評 価	配点
優れている	2
適切であるが、改善の余地がある	1
適切でない　・　評価不能	0

評 価 項 目	配点
Ｉ．トロカールの挿入・抜去と視野の確保	
1 トロカール（セカンド・パンクチュア以降）の挿入と維持は適切か	
2 視野が鮮明な画像を保っているか	
3 適切な機器で術野は十分展開されているか	
4 トロカールの抜去を確認しているか	
5 助手との動きは術者とよく連携しているか	
ＩＩ．切開、剥離操作	
6 器具の出し入れは安全に行われているか	
7 操作の際、臓器を愛護的に扱っているか	
8 切開は、正確にスムーズに行われているか	
9 剥離は、適切な補助のもと、正しい剥離面で行われているか	
10 電気メスや超音波凝固切開装置などの使用法は適切か	
ＩＩＩ．縫合、結紮操作	
11 針糸の腹腔内への挿入ならびに腹腔外への針の抜去は適切に行なわれているか	
12 適切に針を把持して縫合しているか	
13 運針は適切に行なわれているか	
14 結紮は確実に速やかに行なわれているか	
15 創部は適切に縫合されているか	
ＩＶ．出血のコントロールと止血操作	
16 不必要な出血を回避できているか	
17 止血操作は迅速か	
18 バイポーラや超音波メスの選択とその使用法は適切か	
19 他臓器など不要な凝固を回避できているか	
20 止血は十分に確認されているか	
Ｖ．手術運営の良否	
21 手術としての完遂度は充分か	
22 安全性への配慮が充分か	
23 手術時間は適切か	
24 使用している機器の特性を理解し、安全に使用しているか	
25 手術開始時、及び手術終了時に腹腔内の状況を確認しているか	
ＶＩ．総合評価	
26 手術全体を通しての総合評価（10点満点）	

合　計　点　数	

登録番号：　　　　　　　　　　　　　　　合・否判定：

コメント
良かった点

改善点

審査委員会へのコメント

教育的見地から見本として相応しい映像の有無（有の場合には該当箇所の収録箇所時間と内容を簡単にご記入下さい）

収録箇所	分〜　　　分	内容

審査に関わる関係書類と審査DVDは確実に廃棄しました事を報告します。

審査月日：　　　月　　　日　　　　　　審査委員名：

図1-2　腹腔鏡動画審査基準・採点表（日本産科婦人科内視鏡学会）

生殖外科医の育成①生殖外科と内視鏡技術認定医

技術審査委員へのお願い
1. 各評価項目の判定は、採点欄へ評価点を入力してください。
2. 評価合計点数は自動処理されますので入力不要です。合否の判定は計算式により自動的に判定されます。
3. 合否に関わらず、お気付きの点や審査を受けている先生へのアドバイスなどをコメント欄に必ず入力してください。
4. 採点日とお名前を入力してください。

日本産科婦人科内視鏡学会技術認定 子宮鏡ビデオ審査基準

ビデオ審査にあたっては、内視鏡下手術操作における安全性と確実性について評価を行い、評価項目は以下にあげる項目で、
それぞれの小項目をすべて以下基準で判定する。

1. 満点は６０点、３６点以上を合格とする。
2. 以下の場合には総合点数にかかわらず不合格とする。
  ① 保険適用として収載されていない内容の手術ビデオ提出
  ② 安全原則違反
3. 充分な評価が不可能な場合には、不合格となる可能性がある。
4. 審査基準は公表する。審査委員は公開しない。

	評 価 項 目	採点基準 ○	採点基準 ×	採点
	子宮鏡の挿入と視野の確保			
1	子宮鏡の挿入は適切か　→出血、子宮頸管・子宮内膜などへの損傷はないか	3	0	
2	画像は適切な鮮明度を保っているか　→ピントが合っているか　→出血などによって視野の鮮明性が失われていないか	3	0	
3	視野の明るさが保たれているか	3	0	
4	子宮内腔の空間が一定に保たれているか　→灌流量は保たれているか　→手術操作時に空間は一定に保たれているか	3	0	
	子宮内腔のオリエンテーション			
5	両側卵管口を確認したか	1	0	
6	子宮底部を確認したか	1	0	
7	病変部を確認したか	1	0	
8	手術開始部位を的確に確認したか　→症例などによって指定部位を確認できない場合はその旨を症例レポートに記載。	1	0	
	安全性の確保			
9	子宮穿孔に対する対策を行っているか　→術中、術後のモニタリングは行われているか　※可能であれば超音波検査あるいは腹腔鏡の静止画像を添付。	3	0	
10	器具の選択と使用法は適切か	3	0	
	手術操作			
11	操作の際、子宮内膜などを愛護的に扱っているか	4	0	
12	切開や蒸散などの手術操作は正確に行われているか	4	0	
13	切開や蒸散などの手術操作は安全に行われているか	4	0	
14	手術時間は適切か	4	0	
	出血のコントロールと止血操作			
15	不必要な出血を回避できているか	3	0	
16	止血操作は迅速でなおかつ的確か	3	0	
	手術終了時の注意点			
17	手術終了時に子宮内と子宮頸管の状況と止血を充分に確認しているか	3	0	
18	子宮鏡の抜去時に安全を確認しているか　→子宮鏡の機器に欠落など（ループの破損など）がないか　→子宮内腔に機器の異物などがないか	3	0	
	総合評価	1～10点		
19	手術全体を通しての総合評価（完遂度を含む）（10点満点）	1～10		
	合 計 点 数			

登録番号: _____　　**合否判定** _____

コメント
［　　　　　　　　　　　　　　　　　　　　　　　　　　　　　　　　］

審査委員会へのコメント
［　　　　　　　　　　　　　　　　　　　　　　　　　　　　　　　　］

教育的見地から見本として相応しい映像の有無(有の場合には該当箇所の収録箇所時間と内容を簡単にご記入下さい)

収録箇所	分～ 　分	内容	

審査に関わる関係書類と審査DVDは確実に廃棄しました事を報告します。

審査月日: ___ 月 ___ 日　　審査委員名: _____

図1-3 子宮鏡動画審査基準・採点表（日本産科婦人科内視鏡学会）

定医の管理（執刀もしくは指導）のもとで行われることが望ましいと考えられないだろうか。

　腹腔鏡下手術技術認定審査における腹腔鏡下子宮筋腫核出術の審査指針は本学会技術認定制度委員会で慎重に審議が重ねられている。その主な評価項目は、手術適応、摘出筋腫回収後の筋腫片異残の有無、子宮筋層の過度な焼灼の有無、組織のゆるみや dead space がない筋層縫合であり、これらすべては妊孕性温存手術という観点から検討された評価項目である。腹腔鏡下子宮内膜症病巣除去術においても、病巣の取り残しや卵巣組織への過度な侵襲のない過不足のない病巣除去、尿管、腸管などの重要な周辺臓器損傷を回避するための解剖学的知識と技術が問われる。子宮鏡下子宮筋腫摘出術、子宮中隔切除術の評価項目も同様に、手術適応、病巣の異残、子宮内膜の過度な侵襲や凝固の有無が問われ、妊孕性温存手術という観点に基づいて想定されている。生殖外科を担うにあたり内視鏡技術認定医を取得することは、技量の担保として避けては通れない通過点の一つといっても過言ではないと言えよう。

内視鏡下手術を取り巻く環境の課題

　内視鏡学会員数、技術認定医数は年々増加傾向にあり、2018 年 4 月現在で内視鏡学会員数は 3,800 名を超え、技術認定医も 700 名を超えている。今後、さらなる内視鏡下手術の増加とともに、技術認定医制度の重要性はますます増すものと考えられる。しかし、技術認定医数は都道府県により大きな隔たりがあり、産婦人科内視鏡下手術において地域間格差が大きい現状は否めない[4]。人口比や地域性など単純に比較できない要素はあるものの、地域によっては、患者が内視鏡下手術を受けること、あるいは技術認定医を志すものが審査基準を満たした修練を行うことが難しいという状況が存在することが推察される。居住する地域にかかわらず、治療を必要とする患者に対して等しく安全で高い技術が提供されるべきである。この産婦人科内視鏡下手術の地域間格差に対して何らかの方策が望まれ、これは産婦人科内視鏡下手術を取り巻く今後への大きな課題と言える。

引用・参考文献

1) 一般社団法人日本産科婦人科内視鏡学会：一般社団法人日本産科婦人科内視鏡学会技術認定制度規則. 日本産科婦人科内視鏡学会雑誌. 33 (2), 2017, 63-120.
2) 日本産科婦人科内視鏡学会ホームページ. http://jsgoe.jp/member/index.html#medical_specialist
3) 佐藤和夫. "産婦人科内視鏡下手術の歴史". 産婦人科内視鏡下手術スキルアップ 改訂 2 版. 東京, メジカルビュー社, 2010, 168-75.
4) 楠木泉ほか. "日本産科婦人科内視鏡学会技術認定医". キャリアアップのための産婦人科関連専門医・認定医ガイド. 産科と婦人科 85 巻増刊. 東京, 診断と治療社, 2018, 63-73.

楠木　泉、北脇　城

生殖外科医の育成② 生殖外科と生殖医療専門医

生殖医療専門医とは

　日本生殖医学会は生殖医療の進歩に応じ、広い知識、練磨された技能、高い倫理性を備えた生殖医療従事者の養成と、生涯にわたる研修を推進することにより、わが国における生殖医療の水準を高めて、国民の福祉に貢献することを目的として、生殖医療従事者資格の認定と生涯研修などに必要な事業を行っている。生殖医療従事者資格としては、生殖医療専門医ならびに生殖医療コーディネーターを認定している。医師の場合は生殖医療専門医に申請することになる。

　生殖医療専門医とは、生殖医療の進歩に応じ、生殖医学に関する広い知識、不妊症および不育症の治療に関わる練磨された技能、患者および生まれてくる子を含む家族に対する高い倫理性を備えている、生殖医療を専門的に行う医師である。生殖医療専門医の使命は不妊症・不育症の患者に対して適切な生殖医療を安全に提供することである。よって、生殖医療専門医取得後は、わが国における生殖医療の水準を高めて、国民の福祉に貢献することが求められる。生殖医療専門医取得のためには、生殖医療専攻医として指導責任医のもと、学会の定めた研修内容に沿って臨床研修を行い、試験に合格することが必要である（後述）。学会は生殖医療専攻医研修のために認定研修施設・研修連携施設の指定を行っている。2018年4月1日現在、生殖医療専門医725名、生殖医療コーディネーター103名、認定研修施設223施設、研修連携施設154施設が存在する。なお生殖医療専門医は厚生労働省通達によって定められた、広告が可能な医師の専門性に関する資格の一つである。

生殖医療専門医制度の歴史

　日本生殖医学会は2002年10月3日に生殖医療従事者資格制度規約、生殖医療専門医制度細則ならびに生殖医療コーディネーター制度細則を制定した。2006年4月1日にこれらの規約ならびに細則が改定され、それに合わせて第1回の生殖医療専門医が認定された。その後、生殖医療専門医制度細則が改定され、2010年11月12日から施行されている。なお、生殖医療専門医は一般社団法人日本専門医機構の専門医制度整備指針の基準に

沿うものとして評価・認定されている。

日本生殖医学会の生殖医療従事者資格制度委員会は、生殖医療専門医の育成と認定を目的とした本制度の円滑な運営を行うため、2007年7月に「生殖医療専門医到達目標」を設定した。この到達目標は、生殖医療従事者資格制度委員会において国内外の現在の生殖医療のレベルとわが国における生殖医療の現状を分析・検討し、わが国において生殖医療専門医として備えおくべき標準的な知識や技術の項目を抽出して、それぞれの項目の最低の要求基準を示したものである。到達目標は生殖医療の進歩や環境の変遷により常に改変されていくべきで、今後、日本専門医機構の専門医制度整備指針などに基づいて専門医制度の改定が行われる可能性がある。

生殖医療専門医取得の方法

生殖医療専門医認定申請を行う（専門医試験の受験資格を得る）ためには、まず、生殖医療専攻医として登録して専攻医研修を行う。研修修了認定の条件としては、研修期間内に下記(1)～(7)を満たすことが必要である。3年間の研修修了後の6月頃に専門医認定試験申請書類一式を提出し、合格すると12月頃の二次審査（筆記試験と口頭試験）を受験する。二次審査に合格すると生殖医療専門医が取得できる。詳しくは日本生殖医学会のホームページをご覧いただきたい。

(1)引き続き日本生殖医学会会員（かつ産婦人科専門医または泌尿器科専門医）であり、日本生殖医学会の年会費を完納していること。

(2)少なくとも1年間以上、認定研修施設に専任で所属の上で研修を行う。

(3)一般不妊症例（不妊関連手術症例を含む）を5例以上、体外受精-胚移植または顕微授精症例を5例以上の計10例以上を経験し、10例分について症例レポートを作成する。

(4)生殖医療従事者講習会（通常年3回）に出席し、所定の単位を取得する。

(5)日本生殖医学会学術講演会に3回出席する。

(6)日本生殖医学会学術講演会で筆頭演者として1回以上の発表をする。

(7)生殖医学に関する論文を、査読のある医学雑誌に筆頭著者として1編以上発表する。

なお、研修期間中あるいは研修開始前に生殖医学に関する学位を取得していて学位の内容の証明が可能である場合、または、研修開始前に生殖医学に関する論文を査読のある医学雑誌に筆頭著者として1編以上発表している場合には、上記の(6)および(7)が免除される。

生殖医療専門医取得のための生殖外科

日本生殖医学会生殖医療従事者資格制度の「生殖医療専門医到達目標」には、「不妊の治療」として子宮形成術、腹腔鏡下手術、子宮鏡下手術が明記されている（表2-1）。すなわち、生殖医療専門医は生殖補助医療（ART）のみできればよいのではなく、生殖外科においても一定水準以上の知識と技術が必要とされている。実際に、生殖医療専門医試験においては筆記試験、口頭試問のいずれにおいても生殖外科の問題が出題されることがある。

今後、日本専門医機構のサブスペシャリティとして生殖医療専門医が位置づけられるようになると、生殖医療専門医における生殖外科における修練の要件は、経験すべき症例数などの観点などからさらに厳密になっていくものと考えられる。すなわち不妊症症例に対して腹腔鏡下手術を行っている施設において一定期間研修を行うことは、今後ますます重要になると予想される。

生殖医療専門医を考える上での 生殖補助医療と生殖外科手術の歴史的推移

わが国で ART が急速に普及したの卵細胞質内精子注入法（ICSI）が広まった 1990 年代後半以降であり、それ以前は不妊症に対する腹腔鏡下手術が広く行われていた。1990 年頃までは卵管閉塞に対して手術用顕微鏡を用いた開腹下でのマイクロサージェリーが数多く行われており、特に間質部閉塞に対する卵管部分切除・端々吻合術では数十パーセントの妊娠成績が報告されていた。これと関連して、不妊症の原因を探るために診断目的での腹腔鏡は早くから発展し 1980〜2000 年代頃までは一般的な診療に取り入れられていた。同時に、1980〜2000 年代は卵管因子の不妊症例に対する腹腔鏡下卵管癒着剥離術や多嚢胞性卵巣症候群（PCOS）に対する卵巣多孔術が行われることが多かった。現在これ

らの手術を行わずに ART を選択する症例が増えている背景には、凍結融解胚移植が定着し、どこでも安全に ART を行える状況があると考えられる。また、ART の補助金制度の開始と拡充により、経済的にも ART が以前より身近になり、保険診療である手術療法への依存が相対的に低下していることが考えられる。

子宮内膜症に関しては、1990 年頃からの腹腔鏡下手術の急速な技術的進歩により、不妊症の原因としての子宮内膜症が腹腔鏡下に治療されることが増えた。特に、海外での無作為ランダム化試験により、初期の子宮内膜症を焼灼などで手術的に除去することにより自然妊娠率が有意に上昇することが示され、初期の子宮内膜症による不妊症には腹腔鏡下

これからの生殖外科　第3章

表2-1 生殖医療従事者資格制度生殖医療専門医到達目標（抜粋）（日本生殖医学会）

不妊の治療	a) 女性因子に対する薬物療法	① hCG 療法
		② クロミフェン療法
		③ サイクロフェニール療法
		④ ブロモクリプチン療法
		⑤ GnRH 律動投与法
		⑥ human menopausal gonadotropin（hMG）律動投与法
		⑦ hMG-hCG 療法
		⑧ エストロゲン大量衝撃投与法
		⑨ グルココルチコイド投与法
		⑩ 跳ね返り療法
		⑪ カウフマン療法
		⑫ 卵巣楔状切除法
		⑬ ドパミンアゴニスト療法
		⑭ 外科的治療法
	b) 手術療法	① 子宮形成術
		② 腹腔鏡下手術
		③ 子宮鏡下手術
	c) 人工授精	① 精子濃縮洗浄法
		② 精子凍結保存法
	d) 体外受精・胚移植（顕微授精を含む）	
	e) 男性因子に対する治療	① 薬物療法
		② 精索静脈瘤根治術
		③ 精巣内精子採取術
		④ 精管精管吻合術
		⑤ 精巣上体精管吻合術
		⑥ 経尿道的射精管切開術
不育症の治療	a) 手術療法	① 子宮形成術
		② 頸管縫縮術
	b) 薬物療法	
	c) 手術療法	① 子宮鏡下手術
	d) 免疫療法	

生殖外科医の育成②生殖外科と生殖医療専門医

217

治療がゴールドスタンダードと考えられる時期があった。しかしながら初期の子宮内膜症を術前に診断することは困難で、かつ、不妊症診断としての腹腔鏡は低侵襲と言いつつも入院、麻酔などの必要があることからARTの普及に伴って施行されることが少なくなった。結果として、現在では妊娠を目指して初期の子宮内膜症を腹腔鏡下に治療することは少ない。また、自然妊娠率は有意に上昇するが、その程度があまり大きくないことも初期子宮内膜症の腹腔下治療の減少傾向に影響している。

　チョコレート嚢胞に関しては、もう少し事情が複雑である。1990年代の腹腔鏡下手術の急速な進歩により、チョコレート嚢胞を低侵襲に治療することが容易となった。このため、不妊症症例においてチョコレート嚢胞が広く腹腔鏡下で摘出されることとなった。一方で、2000年代に入りチョコレート嚢胞の摘出が卵巣予備能を低下させることが問題となってきた。その後、多くの研究が行われ、現在はART前にはチョコレート嚢胞の摘出は行わず、そのままARTを行うことが推奨

されている。ただし、チョコレート嚢胞そのものが卵巣予備能を低下させることも指摘されており、未婚の場合や自然妊娠を目指している場合には手術療法が果たす役割はいまだ大きい。

　子宮筋腫に関しては、生殖外科の役割は以前より増してきている。不妊患者の高年齢化に伴い子宮筋腫合併不妊は増えている。従来は子宮筋腫の手術は開腹手術で行われていたため、侵襲の大きさを理由として不妊症を適応としての手術は躊躇される傾向があった。しかしながら、腹腔鏡下手術の普及により子宮筋腫核出術が低侵襲に施行されるようになったため、侵襲を理由に躊躇する傾向は減り、むしろ子宮筋腫が不妊症の原因となるというエビデンスが蓄積されてきたため手術を行うことが多い。子宮腺筋症も子宮筋腫と同様に不妊症患者の高年齢化のために不妊症に合併することが増えている。手術手技についてはいまだ改良の余地は見られるが、着床不全の原因と考えられる場合は手術が行われることが増えている。

生殖外科手術を行う際に生殖医療専門医が果たす役割

　生殖医療専門医は生殖医療に関して広い知識、練磨された技能、高い倫理性を持っている。よって不妊患者の治療方針を個別化して考える際に、現在の生殖医療で大きな柱となっているARTと生殖外科手術をバランス

よく患者の背景に応じて組み入れることができる。前述の歴史的推移で生殖外科手術とARTの役割が時代とともに変遷したことを書いたが、生殖医療専門医は時代の変化に応じて最先端の治療方針を取り入れる能力を有

している。さらに、生殖外科手術を行う場合は、手術のみで妊娠できなかった場合の不妊治療を理解しており判断を適切に行うことが可能である。例えば、卵管留水症では卵管切除が適切である場合と卵管開口・形成術が適切である場合とがあるが、生殖医療専門医は患者の背景や卵管の状態などを総合的に判断して決定することができる。さらに、外科手術という侵襲を伴う治療を不妊症に対して行う際に、手術の結果として必ずしも児が得られるとは限らないことを考えると、高い倫理性をもって患者と向き合う必要があり、まさにここに生殖医療専門医が求められている。

一方、ART治療中の患者においては、ARTにおける子宮筋腫や子宮内膜症の影響について十分に理解していなければ手術適応を判断することができないが、この点においても生殖医療専門医は十分な知識のもとに判断でき、また、自ら手術を行う際には患者背景に応じて手術中に考慮すべき点を理解してベストの手術を施行することが可能になると考える。さらに、生殖外科の知識には骨盤解剖学の知識も含まれており、採卵の穿刺針により万が一臓器損傷を併発した場合にも、より正しい判断と対応が可能になると考える。

おわりに

　生殖外科とARTは対立するものではなく、ベストの不妊治療を行うにはいずれの理解も必要である。これから生殖外科を行うことを目指している医師は、是非、生殖医療専門医の資格を取得していただくように切望す

る。また、生殖外科は一般の婦人科手術と異なる技術を要するものが多いので、しかるべき施設でしっかりと研鑽を積まれることを心より願う。

引用・参考文献
1）　一般社団法人日本生殖医学会．資格制度．http://　　www.jsrm.or.jp/qualification/index.html

大須賀　穣

3 生殖外科と医療保険

はじめに

　生殖診療において、内視鏡下手術は、体外受精・胚移植などの生殖補助医療（ART）とは違い、妊孕性の回復や不妊因子の改善を目的として保険適用されている。そこで、本項では生殖外科医として知っていなければならない保険診療の基本と実際の運用例を解説する。

わが国における保険診療

1 医療保険制度 （図3-1）[1]

　わが国の医療保険制度は、国民皆保険制度により運用され、すべての国民が医療保険に入る権利と義務を有する。この医療保険には職域別の被用者保険（健康保険組合、協会けんぽ、共済組合）と、居住地で加入する国民健康保険、75歳以上が加入する後期高齢者医療制度に大別される。国民（被保険者）は、毎月一定額の保険料を保険者（医療保険を運営する組織）に支払うことにより、医療機関を受診した際に医療サービスを受けることができる。被保険者は、受診にかかった医療費の3割を一部負担金として医療機関に支払い、医療機関は審査支払機関（社会保険診療報酬支払基金、国民健康保険連合会）に請求書（レセプト）を送り、審査支払機関は被保険者に実施された医療サービスが適切なも

のであったかを審査した後、医療費の7割を医療機関に支払う。

2 保険医療機関と保険医

　保険医療機関の療養担当は、保険医療機関及び保険医療養担当規則の第1章に定められている。療養の範囲は、診察、薬剤または治療材料の支給、処置、手術その他の治療、入院などである。第18条には、「保険医は特殊な療法又は新しい療法等については、厚生労働大臣の定めるもののほかは行ってはならない」とされている。したがって、保険収載されていない内視鏡下手術は自費診療となる。この場合、手術料のみでなく、入院から手術に際して行う検査や処置から手術に伴った副損傷や合併症に対する診療費まで、すべてが自費となる。また、第20条の診療の具体的方針では、「検査は、診療上必要があると認

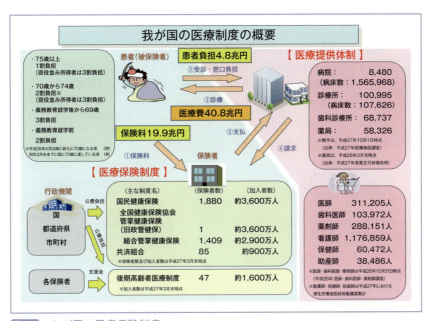

図3-1 わが国の医療保険制度
（厚生労働省, http://www.mhlw.go.jp/stf/seisakunitsuite/bunya/kenkou_iryou/iryouhoken/iryouhoken01/index.html）

められる場合に行う」「研究の目的をもって行ってはならない」「手術は、必要があると認められる場合に行う」ことが定められている。第23条の2には、保険医は、診療に関する情報の提供等について、「保険医療機関が行う療養の給付に関する費用の請求が適正なものとなるよう努めなければならない」とされている。

3 診療報酬制度

　保険者から受け取る報酬の根拠となる<u>医科診療報酬点数表</u>は、健康保険法に基づく厚生労働大臣告示「健康保険法の規定による療養に要する費用の額の算定方法」のことであり、2年ごとに改定される（厚生労働大臣告示）。診療報酬点数表は、個々の技術やサービスを点数化して評価（告示に記載）する。実施した医療行為ごとに、それぞれの項目に対応した点数が加えられ、1点の単価を10円として計算される。例えば、子宮筋腫で入院・手術した場合、入院日数に応じた入院料、子宮筋腫の手術代、検査料、薬剤料と加算される。いわゆる「<u>出来高払い制</u>」である。保険医療機関は、その合計額から患者の一部負担分を差し引いた額を審査支払機関から受け取ることになる。

　一方、2003年4月から特定機能病院に導入された急性期入院医療の包括評価の<u>DPC (diagnosis procedure combination)</u>は、「出来高払い制」とは異なり、入院患者の病名や症状をもとに手術などの診療行為の有無に応じて、厚生労働省が定めた1日当たりの診断

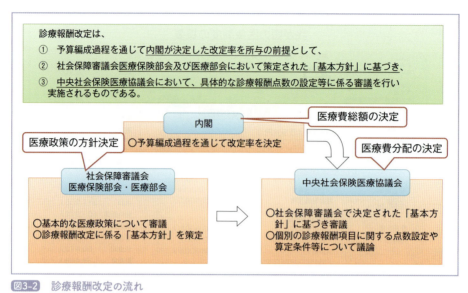

図3-2 診療報酬改定の流れ
（厚生労働省、2017年11月24日、「平成30年度診療報酬改定の基本方針（骨子案）に関する参考資料」より、http://www.mhlw.go.jp/file/05-Shingikai-12601000-Seisakutoukatsukan-Sanjikanshitsu_Shakaihoshoutantou/0000187024.pdf）

群分類点数をもとに医療費を計算する会計方式で、包括評価による「定額払い」会計方式（診断群別定額払い方式）である。

4 診療報酬改定（図3-2）[2]

診療報酬は2年ごとに改定されるが、その基本方針は、社会保障審議会医療保険部会及び医療部会において審議され、その改定率は予算編成過程を通じて内閣が決定する。この「基本方針」に基づき中央社会保険医療協議会（中医協：健康保険組合連合会〔健保連〕など支払い側の7名と、日本医師会・日本歯科医師会など診療側の7名、そして公益代表6名の三者による計20名の委員で構成されている）において、個別の診療報酬項目に関する点数設定や算定要件などについて審議される。

診療報酬改定に際して、手術、処置、生体検査に関する新規技術の保険適用や既存技術の点数などの見直しの要望は外科系学会社会保険委員会連合（外保連）を通して、また検体検査や管理料・指導料などに関しては内科系学会社会保険連合（内保連）を通して、要望書（医療技術評価提案書）を厚生労働省に提出する。提出された医療技術評価提案書は、中医協医療技術評価分科会ワーキンググループによる一次評価において、学術的・専門的見地から検討される。その後、厚労省保険局医療科のヒアリングを経て、医療技術評価分科会による二次評価が行われ、厚生労働大臣諮問を受けて、具体的な診療報酬点数設定に係る調査・審議が行われ、中医協総会を経て、厚生労働大臣に診療報酬点数改定案が答申される。そして、国民意見の募集ととも

表3-1	生殖外科に関する内視鏡下手術一覧表（平成30年度 診療報酬点数）		
部位	K番号	術式	
腟	K859-2	腹腔鏡下造腟術	
子宮	K863	腹腔鏡下子宮内膜症病巣除去術	
	K863-2	子宮鏡下子宮中隔切除術、子宮内腔癒着切除術（癒着剥離術を含む）	
	K863-3	子宮鏡下子宮内膜焼灼術	
	K865-2	腹腔鏡下仙骨腟固定術	
	K872-2	腹腔鏡下子宮筋腫摘出（核出）術	
	K872-3	子宮鏡下有茎粘膜下筋腫切出術、子宮内膜ポリープ切除術	
	K873	子宮鏡下子宮筋腫摘出術	
	K876-2	腹腔鏡下子宮腟上部切断術	
	K877-2	腹腔鏡下腟式子宮全摘術	
	K878-2	腹腔鏡下広靱帯内腫瘍摘出術	
	K879-2	腹腔鏡下子宮悪性腫瘍手術	
子宮付属器	K886	子宮附属器癒着剥離術（両側）　2　腹腔鏡によるもの	
	K887	卵巣部分切除術　2　腹腔鏡によるもの	
	K887-2	卵管結紮術（腟式を含む）（両側）　2　腹腔鏡によるもの	
	K887-3	卵管口切開術　2　腹腔鏡によるもの	
	K887-4	腹腔鏡下多嚢胞性卵巣焼灼術	
	K888	子宮附属器腫瘍摘出術（両側）　2　腹腔鏡によるもの	
	K888-2	卵管全摘術、卵管腫瘤全摘除術、子宮卵管留血腫手術（両側）　2　腹腔鏡によるもの	
	K890-2	卵管鏡下卵管形成術	
	K890-3	腹腔鏡下卵管形成術	
産科手術	K912	異所性妊娠手術　2　腹腔鏡によるもの	
その他	K913-2	性腺摘出術　2　腹腔鏡によるもの	

に地方公聴会が開催され、厚生労働大臣から診療報酬改定に係る告示・通知発出される。

5 先進医療

　保険収載されている内視鏡下手術の一覧を表3-1に示す。これ以外の内視鏡下手術を行う場合、自費診療以外には先進医療として行うことが可能である。この先進医療は、医療技術ごとに一定の施設基準が設定され、施設基準に該当する保険医療機関は届出により保険診療と併用できる。将来の保険導入のための評価を行うものとして、保険診療の対象に至らない先進的な医療技術などと保険診療との併用を認めたものである。厚生労働大臣が定める「評価療養」の一つである。先進医療会議において、技術的妥当性（有効性、安全

性、技術的成熟度）と社会的妥当性（倫理性、普及性、費用対効果）が評価され、保険収載の必要性があると判断された技術は医療技術評価分科会において審議され、中医協総会を経て保険収載とされる。

生殖外科に関連する医療保険の運用例

Q1「K890-3 腹腔鏡下卵管形成術」「K890-2 卵管鏡下卵管形成術」は、1回の手術時に両側に行った場合、2回請求することは可能か？

A1 両側請求の場合は、両側卵管閉鎖、狭窄の傷病名が必要である。

Q2「K872-2 腹腔鏡下子宮筋腫摘出（核出）術」と「K873 子宮鏡下子宮筋腫摘出術」の併施は可能か？

A2 複数手術費用に係る費用の特例で、主たる手術の点数と、この場合は腹腔鏡下子宮筋腫核出術と従たる手術の二分の一、つまり子宮鏡下子宮筋腫核出術の点数の二分の一が算定可能である。

Q3「K872-2 腹腔鏡下子宮筋腫摘出（核出）術」を施行した症例で「L008 マスク又は気管内挿管による閉鎖循環式全身麻酔－4」の算定が9分となっており、詳記によると、腹腔鏡で腹腔を観察した9分後に腹壁に小切開を入れ、腹腔鏡を併用しながら直視下で筋腫核出術を施行した。この場合、「K872-2 腹腔鏡下子宮筋腫摘出（核出）術」は算定可能か？

A3 原則として腹腔鏡での観察のみで、開腹に移行した場合には開腹手術が妥当である。器具を挿入して何らかの手術方法を試みたが腹腔鏡下手術が困難なため開腹した場合には、腹腔鏡下手術での算定は可能である。

Q4 子宮鏡下に選択的卵管通水検査を行う際、インジゴカルミン注射液0.5％、5mLの算定は可能か？

A4 卵管の疎通性を確認することができるインジゴカルミン液に代わる他の薬剤がないため、子宮鏡検査時あるいは腹腔鏡検査時の疎通性検査のためのインジゴカルミン液は、各地区において認められているのが現状である。

Q5「K872-2 腹腔鏡下子宮筋腫摘出（核出）術」と「K872-3 子宮鏡下子宮内膜ポリープ切除術」の併施について、主たる手術と従たる手術の二分の一の算定は可能か？

A5 別々の病名に対し別のアプローチであるので算定可能である。

Q6「K872-2 腹腔鏡下子宮筋腫摘出（核出）術」と「K867 子宮頸部（腟部）切断術」は、同一臓器なので、主たるもののみの算定か？

A6 アプローチの方法が異なるので、「子宮筋腫」と「子宮頸部異形成」の両疾病名があれば、おのおのの請求は可能である。

Q7 卵巣チョコレート嚢胞の腹腔鏡下手術で、癒着を剥離してチョコレート嚢胞を核出した場合、
①子宮内膜症の傷病名で「K863 腹腔鏡下子宮内膜症病巣除去術」「K886 子宮附属器癒着剥離術（両側）2. 腹腔鏡によるもの」の複数手術での算定
②卵巣チョコレート嚢胞の傷病名で「K888 子宮附属器腫瘍摘出術（両側）2. 腹腔鏡によるもの」での算定
①②のどちらが可能か？

A7 ①②ともに算定可能であるが、傷病名により規定される。

Q8 卵管妊娠の傷病名で、腹腔鏡下手術で「K912 異所性妊娠手術」でなく「K888-2 卵管全摘除術 2. 腹腔鏡によるもの」の算定は可能か？

A8 卵管妊娠の傷病名であれば、異所性妊娠手術での算定となる。卵管全摘は卵管留膿症などが適応となる。

Q9 胎盤ポリープ、子宮頸管妊娠に対する予防的手術としての「K615 血管塞栓術 3. その他のもの」は算定可能か？

A9 現に大量出血があり止血の必要があるために実施された血管塞栓術であれば塞栓術の算定は適応であるが、予防的手術は認められない。

Q10 診断用ヒステロファイバースコープで子宮内膜ポリープを無麻酔で除去することができる LIN スネアにより子宮内膜ポリープを切除した場合、子宮ファイバースコピーと内視鏡下生検法で算定するのか、「K872-3 子宮鏡下子宮内膜ポリープ切除術」で算定するのか？

A10 同器材で子宮内膜ポリープを全部切除できるのであれば、子宮内膜ポリープ切除術での算定は可能である。

引用・参考文献
1) 厚生労働省. 我が国の医療保険について. http://www.mhlw.go.jp/stf/seisakunitsuite/bunya/kenkou_iryou/iryouhoken/iryouhoken01/index.html
2) 厚生労働省保険局. 平成 30 年度診療報酬改定の基本方針（骨子案）に関する参考資料. http://www.mhlw.go.jp/file/05-Shingikai-12601000-Seisakutoukatsukan-Sanjikanshitsu_Shakaihoshoutantou/0000187024.pdf
3) 診療報酬 2018 BASIC 点数表. 東京, 医学通信社, 2018, 766.
4) 厚生労働省保険局調査課. 平成 28 年度 医療費の動向. http://www.mhlw.go.jp/file/04-Houdouhappyou-12401000-Hokenkyoku-Soumuka/0000177607.pdf
5) 厚生労働省保険局医療課. 平成 30 年度診療報酬改定の概要 医科Ⅰ. http://www.mhlw.go.jp/file/06-Seisakujouhou-12400000-Hokenkyoku/0000198532.pdf
6) 厚生労働省保険局医療課. 平成 30 年度診療報酬改定の概要 医科Ⅱ. http://www.mhlw.go.jp/file/06-Seisakujouhou-12400000-Hokenkyoku/0000197984.pdf
7) 日本産科婦人科学会. 産婦人科医のための社会保険 ABC. 第 5 版. 東京, メジカルビュー社, 2007, 224.

西井　修

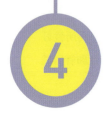

4 生殖外科の未来

はじめに

　わが国は少子高齢化社会に突入した。疾病構造の変化により、医療においても治療から予防へとパラダイムシフトが起こっており、健全で活力のある次世代を作ることが目標となっている。われわれが専攻する産婦人科学が、次世代に向けた未来志向型の医療であることに贅言を要しない。同時に女性の生涯を通じての健康に奉仕する総合支援型医療として、職域の拡大が唱提されている。女性が生涯を通じて健康で明るく、充実した日々を自立して過ごせるように、女性のさまざまな健康問題を社会全体で総合的に支援する運動が展開されている。近年の未婚化・晩婚化・晩産化の傾向により、挙児を希望する年齢と妊娠・分娩に影響を与える疾患の好発年齢が一致するようになっており、妊孕性温存のための生殖外科学が重要視されている。これまで婦人科における鏡視下手術は、生殖外科領域から発展してきた。近年の生殖医療の進歩と低侵襲性の妊孕性温存手術の発展のコラボレーションは、生殖外科に新たな展開をもたらすかもしれない。

生殖外科の必要性

　女性では、生理的ライフステージによってホルモン状態が大いに変化し、エストロゲンの消長に伴って、さまざまな病気が発生する。女性のヘルスケアには、単一臓器や器官のみならず、全身の系統的な機能評価に基づく予防法や治療法の選択が重要であり、さまざまな婦人科系疾患に対する、適正で標準的な診断や治療の選択肢を提供することが肝要となる。治療ガイドラインや教科書を鳥瞰すると、その大部分は20世紀後半に得られた知見や技法であることが多く、その時代における最新医療が、21世紀に入り次々に標準医療として定着している。

　病気の概念は医学の進歩により、また時代とともに変化し得る。病態の解明や新しい治療法の開発などにより、疾病の診断および治療のみならず、予防といった新たなツールを供与できるようになった。この新たな治療技術や科学的手法の開発には、安全性や経済性のみならず、倫理的妥当性も評価されなければならない。女性の社会進出が進み、妊孕性を考える時、子宮内膜症や子宮筋腫などの良

性疾患のみならず、子宮頸癌や卵巣癌などの悪性腫瘍の存在を考えなければならなくなってきている。

近年、evidence-based medicine（EBM）に基づく標準的治療から、疾患および個人の多様性に応じた個別化治療へのパラダイムシフトが起こっている。未婚女性や挙児希望のある女性に対する手術は、可能な限り妊孕性温存を第一義に考えるべきである。現在、腹腔鏡による内視鏡下手術が手術療法の主流となったが、手術介入は個人の置かれた状況に大いに影響され、個別対応が必要とされる。基本的に手術に適した時期は妊娠を希望する時期であり、それまでは内分泌療法などにより病態の進行を遅らせ、改善しておくことも大切になる。しかしながら、過多月経、月経困難症、圧迫症状などが強く、直ちに手術を行わなければならない症例も多く、個々のラ

イフサイクルを考慮した妊孕性温存療法が必要になる。

妊孕性温存のための手術適応拡大は、腹腔鏡下手術を中心とした生殖外科学の発展に負うことが大きい。これまで婦人科領域における腹腔鏡下手術は、ほとんどすべての良性疾患の治療に用いられてきた。近年の手術の低侵襲化の流れは外科領域すべてに及んでおり、腹腔鏡下手術の普及に伴い生殖外科領域においてもその低侵襲化が求められている。低侵襲化を目指した医療機器の開発も進み、単孔式腹腔鏡、細径腹腔鏡が実地臨床で汎用されるようになった。現在、ロボット支援手術は悪性腫瘍を中心に汎用されているが、今後は従来の腹腔鏡下手術では難易度が高い重症子宮内膜症や子宮頸部筋腫、また容易に縫合結紮が行えることにより、子宮筋腫核出術などにも適応可能だと考えられる。

妊孕性と根治性の調和

性成熟期にある女性が、ライフサイクルの変化に伴い、さまざまな産婦人科領域の疾患に罹患するようになっている。その中でも、子宮内膜症、子宮筋腫、子宮腺筋症、卵巣腫瘍、子宮頸癌、子宮体癌、卵巣癌などはその後の妊孕性にも影響を与える疾患である。近年の晩婚化のため、結婚してこれらの疾患に遭遇したり、発見されたりすることが増加している。是非とも妊娠し、生児を授かりたいとの強い願望を持つ女性もいる。したがって挙児希望のある女性の治療にあたっては、常

にその疾患の根治性と妊孕性温存の両方を念頭に置いて手術する必要がある。多くの場合、腹腔鏡下手術が選択されるが、非常に難易度の高い技術を要求される場合が多い。

特に子宮内膜症においては、腹腔鏡下手術が疼痛などの症状緩和には有用であるが、術後の妊孕性低下が重要な問題となる。卵巣子宮内膜症性嚢胞合併不妊症症例に対しては、生殖補助医療（ART）の適応がある場合には極力不要な手術療法は回避することも考慮に入れなければならない。腹腔鏡下手術の適

応の有無を的確に判断し、適応があると判断した場合にはこれを積極的に行い、骨盤内病変の評価を行うとともに癒着剥離術や卵巣嚢胞に対する適切な処置を行うことが、不妊症に対する治療のみならず、QOL 改善を含めた有効な治療法となり得る。卵巣予備能の低下を恐れすぎるあまり ART に固執したり、逆に嚢胞のサイズだけを見て単純に手術療法を選択してしまったりといった一義的な対応は回避すべきである。しかしながら、妊孕性温存を考えるあまり、悪性腫瘍を見逃すことがあってはならない。

子宮頸部病変に対し円錐切除を行う場合、癌治療目的では大きく切除することが望ましいが、大きな円錐切除はその後の不妊、頸管無力症、流早産を引き起こすことになる。その他のがんに対しても妊孕性温存手術を行った場合には、がんの根治性とその後の妊娠に与える影響につき考慮した手術が要求される。子宮筋腫や子宮腺筋症などの良性疾患の場合は、子宮筋腫の再発、妊娠時の子宮破裂の可能性を念頭に置いた術後の管理が必要となる。このため、手術にあたっては、原疾患治療とその後の再発、妊娠合併症のリスクに対する十分なインフォームド・コンセントを、本人だけでなく家族も含めて取得しておくことが重要である。

がん・生殖医療の充実[1]

1 医療技術の向上

現役世代では、女性のがん患者数は男性を大きく上回り、働き盛りの女性のがん罹患率は、20 代では男性の 1.7 倍、30 代では男性の約 2.6 倍にも達している。しかし、がんの診断および集学的治療は著しく向上し、手術療法、放射線療法、がん化学療法、骨髄移植法などの進歩により、その完全寛解率は著しく向上している。その一方で、治療により卵巣機能の廃絶に追い込まれることが多く、手術により卵巣組織を温存して将来の妊孕性を確保しておく気運が高まってきている。

生殖年齢にある女性であれば、未受精卵子の凍結保存が第一選択であるが、思春期前の患者や、直ちに原病治療開始の必要性があり卵巣刺激を行う余裕のない患者に対しては、卵巣組織の凍結が選択される。腹腔鏡下手術により卵巣組織はいつでも採取できる利点を有しているが、摘出と移植に手術操作が必要となる。組織融解後移植しても、低い生着率や生着期間の短さが大きな問題となっている。妊孕性温存のためにも、生殖外科の新たな展開としての卵巣組織の凍結方法や移植手技の改良が必要となる。

移植する組織内に悪性細胞が含まれている可能性が否定できないため、施術後の安全性の検証が最重要課題である。現在、移植組織の一部を対象として、病理組織検査や PCR 法で腫瘍細胞の有無が評価されているが、検

査された組織を移植に利用することはできないため、実際に移植を行う組織内のがん細胞の有無を検証することはできない。今後は、移植組織の異種移植により悪性腫瘍細胞の残存の有無を確認する方法の開発なども考慮されなければならないかもしれない。卵巣組織内の未成熟卵子を採取し、体外成熟培養により卵子を成熟させた後に凍結保存する方法や、組織を融解した後に卵胞や卵子を体外培養し、成熟した卵子を得るなどの臨床研究が必要となる。また将来的には、原始卵胞や卵子幹細胞の利用も大いに期待される。

2 登録システムの確立

卵巣組織凍結ならびにその自家移植の件数が増加し、今後もこの治療技術を希望する患者の数が増加すると考えられる。がん・生殖医療が有効かつ安全な施術であることを示すデータの蓄積が急務である。日本産科婦人科学会は医学的適応による未受精卵子、胚および卵巣組織の凍結・保存を実施する医療機関に登録を義務づけているが、オンライン登録の個票ではがん・生殖医療に関連した項目は未受精卵子のみであり、卵巣組織の登録は設定されていない[2]。がん・生殖医療を生殖外科学として発展させるためには、通常の生殖医療で生まれた子ども以上に、妊孕性温存手術後のがんの再発を含めた長期の予後の検証が必要となる。そのためには、日本がん・生殖医療学会を中心としたがん生殖医療に特化した登録システムの構築が急務である。

子宮頸癌の治療と妊孕性温存

若年者の子宮頸癌の増加、晩婚化により、妊孕性温存手術を希望する早期子宮頸癌患者が年々増加している。妊孕性温存手術として従来からの円錐切除に加え、若年で将来妊娠を希望する女性がⅠA2期やⅠB1期の一部の子宮頸部微小浸潤癌に罹患した時に、子宮頸部だけを完全に切除して子宮体部を温存する広汎性子宮頸部摘出術が妊孕性温存治療として試みられ、わが国でも急速に普及しつつある[3]。本法は再発なく将来生児を獲得することを目指した生殖外科術式として、その発展が大いに期待される。現在は開腹手術で行われる場合が多くなっているが、今後は腹腔鏡下で広汎性頸部摘出術を実施する施設が増加していくと思われる。リンパ節郭清は腹腔鏡下手術の利点を生かし、拡大された視野で根治的かつ神経温存も含めた低侵襲手術が可能となる。

しかしながら、この治療は円錐切除術と同様に縮小手術であるため、標準治療に比較して追加治療や再発のリスクが高くなる。また術後の不妊や妊娠した場合にも早産となるリスク増加が懸念される。不妊の原因としては、頸管の狭窄、頸管粘液の減少、術後の癒着、子宮血流量の減少による内膜菲薄化などが考えられる。そのため術後の妊娠にART

が必要となる場合が多く、術後の再発のフォローアップとともに生殖医療の専門医による治療が必要となる。また妊娠後には、頸管短縮に伴う絨毛膜羊膜炎による切迫早産や前期破水などの妊娠合併症が起こることが多く

なる傾向が見られる。広汎性子宮頸部摘出術は癌の根治性と妊孕性温存のバランスの上に成立する術式であり、腫瘍・生殖・周産期のすべての領域が深く関与しており、総合的診療が必要となる。

子宮移植に関する臨床研究

先天的に子宮がない女性や、子宮頸癌などの疾患により子宮を摘出した女性に対し、代理懐胎に代わる選択肢として、子宮移植という新たな生殖外科技術が考えられるようになっている。子宮移植はドナーからの子宮の提供を受け、子宮の移植を受けるレシピエントに妊娠や出産を可能にさせるための技術である。その概要は、まず夫婦の受精卵を事前に凍結保存しておき、レシピエントにドナーの子宮を移植する。この際、卵巣は移植しない。次に移植子宮がレシピエントに生着したのを確認し、1年間かけて拒絶反応の有無を確かめ免疫抑制薬を減量する。その後、凍結胚を移植し、妊娠および出産を目指すものである。出産後は移植子宮を摘出するので、レシピエントは出産後に免疫抑制薬を服用する必要はない。

子宮移植の目的は、臓器の生着および機能回復だけではなく、その先にある健児を得ることにある[4]。子どもを持ちたいという希望を叶えるための移植手術であり、究極の生殖外科医療技術と言える。しかし、生命を維持するための他臓器の移植手術とは異なった特性を有しており、より高い安全性が求められ

る。また、移植は一時的なものであり、免疫抑制薬投与による副作用を減らすために、移植子宮は1児か2児の出生後、摘出されるという点では新しいタイプの移植である。手術リスクは腎移植におけるそれと類似しているが、子宮移植の場合、細い血管の吻合を両側で行わなければならない点でより難易度の高い手術となる。手術時の感染、術後出血、血栓症、手術麻酔もリスクとなり得る。免疫抑制は臓器移植を受ける患者にとってのリスクとしてよく知られているが、長期的に見た場合の皮膚癌やリンパ腫といった悪性腫瘍のリスクに関しては、注意深く観察していかなければならない。

子宮移植により生まれてくる子どもは、胎内において免疫抑制薬の下に置かれる。他の臓器移植による免疫抑制下にある母親から生まれた子どもについては、特筆すべき先天形態異常発生率の上昇は認められていないが、妊娠高血圧症候群や早産リスクの上昇、低出生体重児の増加が報告されている。そのため臓器移植後の妊娠には、少なくとも1年の間を置くべきだと言われており、これは創傷治癒と免疫抑制の安定化に十分な時間を取るこ

とが大切となる。

2014年スウェーデンにおいて、26歳の女性が子宮移植後1年で胚移植を受け、妊娠し、健康な男児を出産している[5]。しかしながら、子宮移植の臨床応用にあたっては、検討を要するさまざまな医学的、倫理的、社会的な問題点が挙げられる。その中でも特にレシピエント、ドナー、生まれてくる子に与える負担やリスクは最大限配慮されなければならない課題である。手術手技の困難性、組織適合性、妊娠中に使用する免疫抑制薬の胎児への影響など、医学的にも解決されなければならない問題が多い。またさまざまな領域にまたがる医療であり、幅広い職種で構成されたチーム医療体制が必要とされる。産婦人科医や移植外科医のみならず、形成外科医、精神科医、小児科医、内科医、麻酔科医、移植コーディネーター、看護師、薬剤師、カウンセラーなどのサポート体制の基盤が構築された上で考慮されるべき医療である。

おわりに

低侵襲手術としての腹腔鏡下手術は、生殖外科においても中心的役割を果たしている。しかし、腹腔鏡下手術では十分な触診が行えないことにより、視野が狭くて全体像を捉えにくく、血管の走行や病変と周辺臓器との関係など個々の患者の外科解剖の把握が困難なこともある。近年、CT、超音波検査、MRIなどの画像処理技術を用いて、さまざまな手術画像支援システムが開発されている。3DのCT画像を術中の超音波画像とリアルタイムにリンクさせ、病巣の位置や個数を正確に把握できるような手術シミュレーションやナビゲーションシステムが開発されている。妊孕性温存を目指す生殖外科領域においても、より安全で確実な手術を目指した最新の画像支援システムの応用が期待される。

引用・参考文献

1) 吉村泰典. "わが国におけるがん・生殖医療の展望は？". がん・生殖医療ハンドブック. 大阪, メディカ出版, 2017, 333-7.
2) 日本産科婦人科学会. 医学的適応による未受精卵子・胚（受精卵）および卵巣組織の凍結・保存に関する見解. 日本産科婦人科学会雑誌. 63 (8), 2017, 1608-10.
3) 田中京子. 子宮頸がん・子宮体がんの妊孕性温存治療. 日本産科婦人科学会雑誌. 69 (12), 2017, 2320-3.
4) 阪埜浩司ほか. 子宮移植の現状と課題. Pharma Medica. 34 (4), 2016, 39-45.
5) Brännström M, et al. Livebirth after uterus transplantation. Lancet. 385, 2015, 607-16.

吉村泰典

索引

欧文・数字

1st エントリー ……………………………… 12, 14
Cループ ……………………………………… 38
cesarean scar syndrome；CSS
　　→帝王切開瘢痕症候群
FTシステム ……………………………… 105
GnRHアゴニスト ‥‥‥ 61, 73, 90, 92, 155, 156, 158
Harry Reichの手技 ……………………… 34
Hassonの手技 …………………………… 14
hCG値 …………………………………… 166
hysterosalpingography；HSG→子宮卵管造影
incision法 ……………………………… 132
junctional zone ………………………… 88
MRIゼリー法 ………………………… 71, 80
polycystic ovary syndrome；PCOS
　　→多嚢胞性卵巣症候群
postoperative ART ……………… 156, 157
preoperative ART ……………… 154, 157
resection法 …………………………… 132
Surgery-ART hybrid療法 …………… 152, 156
transvaginal hydrolaparoscopic ovarian drilling；
　　THL-OD→経腟腹腔鏡下卵巣多孔術
transvaginal hydrolaparoscopy；THL→経腟腹腔鏡
Veress針 ………………………………… 14

あ 行

悪性腫瘍 ………………………… 181, 197, 227
異所性妊娠 ………………………… 103, 161, 170
遺伝性乳癌・卵巣癌症候群 ………………… 155
インジゴカルミン … 96, 101, 114, 126, 164, 224
運針 ………………………………… 35, 37, 53
円靱帯縫縮 ………………………… 142, 149
エントリー ………………………………… 12
　　オープン法での—— ……………… 12, 14
　　クローズ法での—— …………… 12, 14, 172
男結び ……………………………………… 38
女結び ……………………………………… 38

か 行

カウフマン療法 ………………… 68, 134, 196

カウンタートラクション ……………… 42, 52, 74
化学療法 ………………………………… 194
肩当て ………………………………… 11, 183
合併症 …………………… 9, 11, 61, 66, 79
がん・生殖医療 ………………………… 194
鉗子 ………………………………… 22, 23
灌流液 ………………………… 62, 67, 140
気腹 ………… 12, 14, 40, 76, 147, 172
　　——針 ………………………………… 172
仰臥位 ……………………………………… 11
凝固モード ………………………… 28, 86
筋腫核 ………………………… 49, 51, 54
筋層内筋腫 ………………………………… 48
グラニーノット ………………………… 38
クローズ法 ………………… 12, 14, 172
クロミフェン療法 ………………… 120, 125
経腟腹腔鏡 ………………………… 112, 125
経腟腹腔鏡下卵巣多孔術 …………… 125, 126
外科結び ……………………………… 39
血管収縮薬 ……………………………… 49
結紮 ……………………………………… 36
ケロイド ………………………………… 171
コアキシャルポジション ………………… 17
高アンドロゲン血症 ……………… 119, 123
広汎子宮頸部切除術 …………………… 181
広汎子宮頸部摘出術 …………………… 185
　　ロボット支援腹腔鏡下—— ……………… 181
骨盤内炎症性疾患 ……………………… 157
骨盤リンパ節郭清 ……………………… 183
ゴナドトロピン療法 ……………… 121, 125
コンパートメント症候群 ………………… 11

さ 行

細径腹腔鏡 …………………………… 172
再生医療 ………………………………… 89
砕石位 …………………………………… 11
酢酸ゴセレリン ……………………… 158
酢酸ブセレリン ……………………… 158
酢酸リュープロレリン ……………… 158
ジエノゲスト ………………… 62, 132, 158
支脚器 …………………………………… 11
子宮移植 ………………………………… 89

子宮鏡下
　——子宮形成術 ……………………………… 130
　——子宮筋腫切除術 ……………………… 58
　——手術 ……………………………………… 177
　——帝王切開瘢痕部焼灼術 …………… 137
子宮鏡補助下卵管鏡下卵管形成術 …… 108
子宮筋腫 …………………… 48, 51, 63, 93, 152
　——偽カプセル ……………………………… 63
　筋層内—— ………………………………… 48
　漿膜下—— ………………………………… 48
　靭帯内—— ………………………………… 56
　粘膜下—— ……………………… 48, 58, 178
子宮筋腫核出術 …………………………… 48
　——の適応 …………………………………… 153
　腹腔鏡下—— ……………………………… 48
子宮筋腫切除術
　子宮鏡下—— ……………………………… 58
子宮腔癒着 ………………………………… 68, 178
子宮頸癌 …………………………………………… 181
子宮頸管拡張 ………………………… 62, 64, 140
子宮形成 ………………………………………… 92, 95
子宮形成術
　子宮鏡下—— ……………………………… 130
　卵管鏡下—— …………………………… 101, 103
子宮血管の同定 ………………………………… 147
子宮腺筋症 …………………………………………… 88
　——に対するホルモン療法 ……………… 90
　局所性—— ………………………………… 93
　びまん性—— ……………………………… 94
子宮腺筋症核出術 …………………………… 90
子宮腺筋症病巣除去術 ……………………… 90
子宮穿孔 ………………………… 67, 110, 134
子宮底部の形成 ………………………………… 95
子宮動静脈 ……………………………………… 167
子宮内反症 ……………………………………… 67
子宮内膜
　——の修復 …………………………………… 93
　——欠損 ……………………………………… 68
子宮内膜炎 ……………………………………… 67
子宮内膜症 ………………… 70, 92, 156, 173, 192
　——の癒着剥離 …………………………… 75
　深部—— …………………………………… 72, 79
　腸管—— …………………………………… 71, 80
（卵巣）子宮内膜症性嚢胞 ……… 71, 73, 78, 156

子宮内膜症性嚢胞摘出術
　腹腔鏡下—— ……………………………… 73
子宮内膜ポリープ ……………………………… 178
子宮付属器炎 …………………………………… 67
子宮付属器癒着剥離 ………………………… 101
子宮壁切開 ……………………………………… 51
　——創の縫合 ……………………………… 53
子宮マニピュレーター …………… 25, 74, 80
子宮卵管間質部完全閉鎖 ………………… 103
子宮卵管造影 …………… 99, 104, 110, 111, 173
死腔 ……………………………………………………… 53
止血 …………………………… 40, 55, 64, 76
自己血貯血 ……………………………………… 92
持針器 ……………………………………………… 33
下平式高周波切除器 ………………………… 92
樹枝状血管 ……………………………………… 141
手術時間 ………………………………………… 66
出血量 ………………………………… 50, 67, 92
術野の確保 ……………………………………… 63
ショートテール ………………………………… 38
漿膜下筋腫 ……………………………………… 48
症例登録システム …………………………… 9
浸潤子宮頸癌 …………………………………… 181
靭帯内筋腫 ……………………………………… 56
深部子宮内膜症 ……………………………… 72, 79
診療報酬 ………………………………………… 221
水毒症 …………………………………………… 62
スクエアノット ………………………………… 38
スリップノット ………………………………… 39
生殖医療専門医 ……………………………… 214
生殖外科 ……………………………………………… 2
　——医 ………………………………… 206, 214
　——の未来 ………………………………… 226
　——の歴史 ………………………………… 4
生殖免疫 ………………………………………… 118
セカンドルック子宮鏡 …………………… 68, 151
切開モード ……………………………………… 86
切石位 ……………………………………………… 11
仙骨子宮靭帯 …………………………………… 80
穿刺針 …………………………………………… 114
先進医療 ………………………………………… 223
先天性子宮形態異常 ………………………… 129
臓器の圧排 ……………………………………… 25
存続絨毛症 ……………………… 161, 162, 166

た行

体位 ………………………………… 11, 183
ダグラス窩 ………………… 80, 112, 126
　──からの囊胞摘出 ………………… 174
　──癒着 ……………………………… 71, 74
ダグラス窩閉塞開放術 ………………… 79
多囊胞性卵巣症候群 ………… 99, 119, 177
　──の診断基準 ……………………… 119
　──の治療指針 ……………………… 120
　クロミフェン抵抗性── …………… 177
腟カフ …………………………………… 182
超音波凝固装置 ………………………… 26, 31
腸管子宮内膜症 ……………………… 71, 80
腸管損傷 ……………………………… 92, 112
通色素検査 ………… 6, 74, 102, 116, 126
帝王切開瘢痕症候群 ………………… 137, 144
　──の手術選択基準 ………………… 144
帝王切開瘢痕症候群修復術 …………… 144
帝王切開瘢痕部焼却術
　子宮鏡下── ………………………… 138
低ナトリウム血症 ……………………… 62
電気メス ………………………………… 84
　──の凝固モード …………………… 28, 88
　──の切開モード …………………… 28, 86
　バイポーラ型── …… 26, 27, 29, 40, 85
　モノポーラ型── …… 26, 27, 28, 40, 85
頭低位 ……………………………… 11, 25, 183
トラクション …………………………… 42, 52
　カウンター── ……………… 42, 52, 74
トロカー ……………………………… 14, 15, 19

な行

内視鏡技術認定医 ……………………… 206
内診 ……………………………………… 71
中隔子宮 …………………………… 129, 178
　──の分類基準 ……………………… 130
日本産科婦人科内視鏡学会 …………… 5, 206
　──技術認定医 ……………………… 206
　──技術認定制度 …………………… 7, 206
　──認定研修施設 …………………… 9
日本生殖医学会 ………………………… 214

尿管 ……………………………………… 82
　──損傷 ……………………………… 9, 92
　──トンネル ………………………… 185
妊孕性温存療法 ………………………… 194
粘膜下筋腫 …………………… 48, 58, 178
囊胞摘出 ………………………………… 174
囊胞壁剝離 ……………………………… 75

は行

ハーフノット …………………………… 39
バイポーラ …………… 26, 27, 29, 40, 85
剝離 ……………………………………… 40
バソプレシン ……………… 49, 75, 92, 163
針 ………………………………………… 34
　──の把持 …………………………… 35, 36
バルーンカテーテル …………………… 104
パワーソース ………………………… 26, 40
パンクチャーニードル ………………… 114
（カテーテルの）バンチング ………… 108
反復異所性妊娠 ………………………… 166
日帰り内視鏡下手術 …………………… 172
肥厚性瘢痕 ……………………………… 171
避妊リング ……………………………… 68
肥満 ……………………………………… 120
腹腔鏡
　──検査 ……………………………… 172
　細径── ……………………………… 172
　経腟── ………………………… 112, 125
腹腔鏡下
　──広汎子宮頸部切除術 …………… 181
　──子宮筋腫核出術 ………………… 48
　──子宮内膜症性囊胞摘出術 ……… 73
　──ダグラス窩閉塞開放術 ………… 79
　──帝王切開瘢痕症候群修復術 …… 144
　──卵管形成術 ………………… 100, 175
　──卵管切開術 ………………… 161, 162
　──卵管切除術 ………………… 161, 166
　──卵巣採取・凍結術 ……………… 198
　──卵巣多孔術 ………… 121, 122, 177
　──卵巣囊胞摘出術 ………………… 174
腹腔鏡補助下卵管鏡下卵管形成術 …… 108
腹腔内洗浄 ……………………………… 55
腹壁の挙上 ……………………………… 16

ブラインドエバージョン ……………………… 106
閉創 ………………………………………………… 172
ベッセルシーリングシステム ……… 26, 29, 30
縫合 ……………………………… 32, 53 54, 76
膀胱
　——損傷 ………………………………………… 9
　——剥離 …………………………………… 145
放射線治療 …………………………………… 194
ポート …………………………………………… 17
　——挿入 ……………………………………… 17
　——配置 ……………………………… 74, 183
　——抜去 ……………………………………… 19
ポートサイトヘルニア ………………………… 20
保険 ……………………………………… 6, 9, 220
ホルミウムレーザー ………………………… 126

ま行

末梢神経損傷 …………………………………… 11
水中毒 ………………………………………… 132
モノポーラ ………………… 26, 27, 28, 40, 85
モルセレータ …………………………………… 54
問診 …………………………………………… 70

や行

癒着防止剤 ……………… 55, 77, 124, 150, 164
溶血 …………………………………………… 62

ら行

卵管
　——温存 …………………………………… 162
　——開通操作 ……………………………… 107
　——間膜の切開 …………………………… 168
　——狭窄 ……………………………… 99, 104
　——周囲癒着 ……………………… 100, 173
　——水腫 ……………………………… 99, 100
　——穿孔 …………………………………… 107
　——通色素検査 …… 6, 74, 102, 116, 126
　——妊娠 ……………………………… 161, 162
　——閉塞 ……………………………… 99、104
卵管開口術 ………………… 100, 101, 175

卵管鏡下
　——子宮形成術 …………………… 101, 103
　——卵管形成術 …………………………… 176
　——卵管疎通術 …………………………… 176
卵管形成術 ………………………… 100, 175, 99
　子宮鏡補助下卵管鏡下—— …………… 108
　腹腔鏡下—— ……………………………… 100
　腹腔鏡補助下卵管鏡下—— …………… 108
　卵管鏡下—— ……………………………… 176
卵管采形成術 ………………………… 100, 175
卵管采周囲癒着 ……………………………… 100
卵巣採取・凍結術 …………………………… 198
卵管切開術 ……………………………… 161, 162
卵管切除術 ……………………………… 161, 166
卵管留水症 …………………………………… 175
卵巣
　——機能低下 ……… 70, 76, 78, 153, 156, 158
　——固有靭帯 …………………………… 168
　——周囲癒着 …………………………… 124
卵巣過剰刺激症候群 ………………………… 121
卵巣子宮内膜症性嚢胞 ……… 158, 156, 157, 174
卵巣組織
　——移植 …………………………………… 204
　——凍結 ……………………………… 196, 204
卵巣多孔術 ………………… 116, 121, 122, 177
　腹腔鏡下—— ……………………………… 121
　経腟腹腔鏡下—— ……………………… 125
卵巣動静脈 …………………………………… 167
卵巣嚢胞摘出術 ……………………………… 174
卵巣癒着剥離術 ……………………………… 116
卵巣予備能低下 ……………… 155, 157, 174
リークテスト（腸管の） …………………… 83
レゼクトスコープ ……………………… 60, 64
レトログレードイメージング ……………… 107
ロボット支援腹腔鏡下広汎子宮頸部摘出術 …… 181
ロボット手術 ………………………… 181, 183
　——でのドッキング方法 ……………… 184
ロングテール …………………………………… 38

わ行

ワーキングスペース ………………………… 12, 25

◆編者紹介

森田峰人　もりた みねと

1983 年	東邦大学医学部卒業（アメリカンフットボール部在籍）
	東邦大学医学部産科婦人科学第 1 講座入局
1985 年	社会福祉法人聖霊会聖霊病院産婦人科
1987 年	社会保険都南総合病院産婦人科
1991 年	博士（医学）
1991 年	東邦大学医学部産科婦人科学第 1 講座 助手
1996 年	同　産科婦人科学第 1 講座 講師
2004 年	同　産科婦人科学第 1 講座 助教授
2006 年	同　産科婦人科学講座 教授

日本産科婦人科学会認定産婦人科専門医・指導医、日本産科婦人科内視鏡学会技術認定医（腹腔鏡・子宮鏡）、日本生殖医学会生殖医療専門医、日本内視鏡外科学会技術認定医（産科婦人科）

●学会活動
日本産科婦人科学会代議員、日本産科婦人科内視鏡学会常務理事／技術認定制度審査委員、日本内視鏡外科学会評議員、日本自己血輸血学会理事、日本受精着床学会評議員、日本エンドメトリオーシス学会理事、日本子宮鏡研究会顧問、東京産科婦人科学会理事、東京産婦人科医会理事、東京都医師会学術委員会委員長、東邦大学医師会理事

太田邦明　おおた くにあき

2002 年	東邦大学医学部卒業（アメリカンフットボール部在籍）
	東邦大学医療センター大森病院産婦人科入局
2005 年	慶應義塾大学産婦人科・生殖内分泌研究室国内留学
2007 年	上尾中央総合病院産婦人科
2008 年	東邦大学大学院医学研究科修了
2009 年	メイヨークリニック内分泌研究所 リサーチフェロー
2011 年	ロザリンドフランクリン医科大学産婦人科 助教
2013 年	慶應義塾大学医学部産科婦人科学教室 助教
2015 年	那須赤十字病院産婦人科 副部長
2018 年	福島県立医科大学産婦人科学講座／ふくしま子ども・女性医療支援センター 講師

日本産科婦人科学会認定産婦人科専門医・指導医、日本内分泌学会認定内分泌専門医（産婦人科）・指導医、日本女性医学学会認定女性ヘルスケア専門医・指導医、日本産科婦人科内視鏡学会技術認定医（腹腔鏡）、日本内視鏡外科学会技術認定医（産科婦人科）

●学会活動
日本内分泌学会 評議員、日本女性医学学会評議員、日本産科婦人科内視鏡学会幹事、日本がん・生殖医療学会幹事、日本子宮鏡研究会幹事、日本受精着床学会評議員

手技が見える Web 動画 28 本 200 分付き

生殖外科のすべて
－妊孕性温存を目指した婦人科内視鏡手術と不妊診療

2018年 8 月10日発行　第 1 版第 1 刷

編　著　森田 峰人／太田 邦明

発行者　長谷川 素美

発行所　株式会社メディカ出版
　　　　〒532-8588
　　　　大阪市淀川区宮原 3－4－30
　　　　ニッセイ新大阪ビル16F
　　　　https://www.medica.co.jp/

編集担当　木村有希子

装　幀　市川 竜

本文イラスト　福井典子

印刷・製本　株式会社シナノ パブリッシング プレス

© Mineto MORITA, 2018

本書の複製権・翻訳権・翻案権・上映権・譲渡権・公衆送信権（送信可能化権を含む）は、（株）メディカ出版が保有します。

ISBN978-4-8404-6543-4　　　　　　　　　　　Printed and bound in Japan

当社出版物に関する各種お問い合わせ先（受付時間：平日 9：00 ～ 17：00）
●編集内容については、編集局 06-6398-5048
●ご注文・不良品（乱丁・落丁）については、お客様センター 0120-276-591
●付属の CD-ROM、DVD、ダウンロードの動作不具合などについては、デジタル助っ人サービス 0120-276-592